应对危及生命的紧急事件——

现场急救决策图鉴

原版 第4版

URGENCES VITALES

[法] 帕特里克·普莱森斯 主编
Patrick Plaisance

夏 婧 纳 娜 主译

中国出版集团有限公司

世界图书出版公司
上海 西安 北京 广州

图书在版编目(CIP)数据

应对危及生命的紧急事件：现场急救决策图鉴 /（法）帕特里克·普莱森斯主编；夏婧，纳娜译. —上海：上海世界图书出版公司，2024.4
ISBN 978-7-5232-1103-8

Ⅰ. ①应… Ⅱ. ①帕… ②夏… ③纳… Ⅲ. ①急救 Ⅳ. ①R459.7

中国国家版本馆CIP数据核字（2024）第042905号

URGENCES VITALES, 4e édition
La prise de décision adaptée aux exigences du terrain
under the direction of Pr. Patrick PLAISANCE
Illustrations:

Current Chinese translation rights arranged through Divas International, Paris
迪法国际版权代理 (www.divas-books.com)

书　　名	应对危及生命的紧急事件——现场急救决策图鉴 Yingdui Weiji Shengming de Jinji Shijian: Xianchang Jijiu Juece Tujian
主　　编	[法] 帕特里克·普莱森斯
主　　译	夏　婧　纳　娜
责任编辑	陈寅莹
装帧设计	南京展望文化发展有限公司
出版发行	上海世界图书出版公司
地　　址	上海市广中路 88 号 9–10 楼
邮　　编	200083
网　　址	http://www.wpcsh.com
经　　销	新华书店
印　　刷	杭州锦鸿数码印刷有限公司
开　　本	890 mm× 1240 mm　1/32
印　　张	16
字　　数	460 千字
版　　次	2024 年 4 月第 1 版　　2024 年 4 月第 1 次印刷
版权登记	图字 09–2021–0207 号
书　　号	ISBN 978–7–5232–1103–8 / R·725
定　　价	240.00 元

主译简介

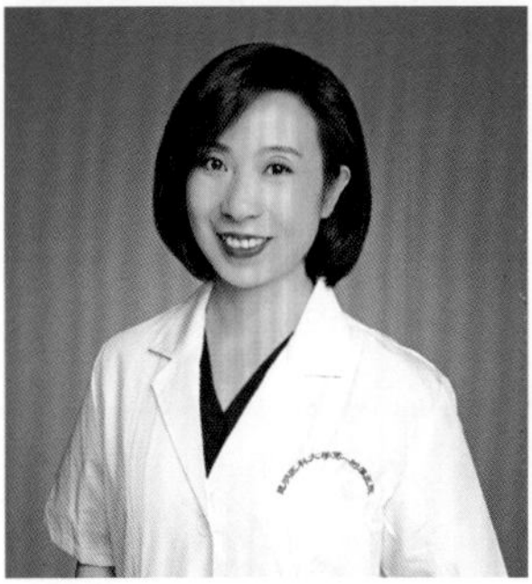

夏　婧

昆明医科大学第一附属医院急诊医学科副主任，副教授 / 副主任医师，博士，硕士生导师。

国家留学基金委员会“建设高水平大学研究生联合培养”奖学金获得者；法国巴黎索邦大学附属彼提–萨尔贝特医院（ICU Service de Réanimation Polyvalente de L’Hôpital Pitié-Salpêtière de la Faculte de Médecine Pierre Marie Curie）访问学者 / 联合培养博士；中华医学会重症医学分会青年委员；中国医师协会重症医学分会青年委员；法中医学协会云南合作处负责人；云南省预防接种异常反应调查诊断专家组成员；云南省高层次卫生后备人才培养出站；云南省医学会重症医学分会青年委员会秘书、急诊医学分会超声学组组长；云南省医学会急诊医学分会秘书；云南省急诊医疗质量控制中心秘书；急诊医学国家级临床重点专科核心成员；重症医学省级临床重点专科核心成员。

致力于急危重症患者器官功能支持治疗，主持省厅级科研项目 6 项；获省级科学技术进步奖 4 项；参加国际多中心临床科研项目 1 项、国内多中心临床研究项目 1 项；发表 SCI 及其他核心期刊文章 10 余篇。

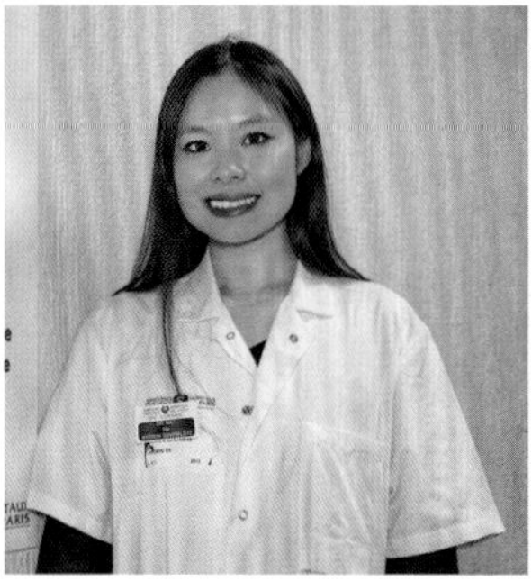

纳　娜

现任法国巴黎急救中心（Samu de Paris）院前重症及调度医生。

2008 年从昆明医科大学法语班毕业后，考入武汉大学医学院及法国巴黎六大医学院（现索邦大学医学院）合办的中法急诊硕士班，赴法留学。2013 年法国外籍医生医学博士（MD）选拔考试优胜者，主修急诊医学及全科医学，并成功注册法国执业医师协会，成为法国唯一一个具有中法两国行医资格的急诊科医生。2015 年在法国巴黎 13 区的世界知名医院：Pitié-Salpêtrière 创建巴黎助华医疗门诊 Consultation d'Interface Médicale Sino-Française，广受好评。

现任法中医学协会 (AMFC) 会长；法国驻中国大使馆领事协助医疗顾问；《欧洲时报》医学顾问及大众健康专栏作者；法国急诊医学协会 SFMU 会员。

译者名单

主译： 夏　婧（昆明医科大学第一附属医院急诊医学科副教授）

纳　娜（SAMU de Paris 院前重症及调度医生）

译者（按姓氏拼音排序）：

陈园菊（昆明医科大学第三附属医院乳腺外科住院医师）

李春立（云南省第一人民医院临床心理科住院医师）

马朝宇（昆明医科大学第二附属医院肝胆胰脾外科住院医师）

王艺璇（锦欣生殖云南院区生殖医学科住院医师）

徐　蕊（广州医科大学附属脑科医院精神科住院医师）

杨　莉（昆明医科大学第一附属医院急诊医学科主治医师）

杨　柳（四川大学华西医院核医学科住院医师）

杨苗苗（南方医科大学南方医院心血管内科住院医师）

杨　松（昆明医科大学第一附属医院急诊医学科住院医师）

杨　彤（University of Montpellier Biologie Santé 博士生）

张　倩（大理州人民医院甲乳外科住院医师）

周丹婷（云南省阜外心血管病医院心外科住院医师）

校对（按姓氏拼音排序）：

黄子苡　李茂然　李卓颖　马儒瑜（昆明医科大学法语班学生）

第 4 版作者名单

帕特里克·巴里奥特医生（Dr. Patrick BARRIOT）

巴黎欧洲卫生培训研究所

克莱门斯·鲍社因医生（Dr. Clémence BAUDOUIN）

巴黎拉里波西埃医院急诊科

萨维克·贝鲁西夫教授（Pr. Sadek BELOUCIF）

阿维森纳波比尼医院麻醉和重症监护科

文森特·布恩斯教授（Pr. Vincent BOUNES）

图卢兹大学医院急诊科

弗雷德里克·查尔斯医生（Dr. Frédérique CHARLES）

贝塞尔斯医院急救服务中心急诊科

安东尼·乔文医生（Dr. Anthony CHAUVIN）

巴黎拉波里西埃医院急诊科–急救服务中心

塔哈尔·乔赫德教授（Pr. Tahar CHOUIHED）

南希地区中心医院急诊医疗重症监护中心

吉劳姆·德巴蒂教授（Pr. Guillaume DEBATY）

格勒诺布尔阿尔卑斯地区中心医院紧急医疗急诊中心

弗雷德里克·德加丁医生（Dr. Frédéric DEGARDIN）

布洛涅–苏尔–梅尔中心医院急诊科–急救服务中心

莱昂内尔·德戈（Lionel DEGOMME）

巴黎拉里波西埃医院退休麻醉护士

让–吉劳姆·迪林格医生（Dr. Jean-Guillaume DILLINGER）

巴黎拉里波西埃医院心内科

塞西勒·杜兰–斯托克医生（Dr. Cécile DURAND-STOCCO）

巴黎拉里波西埃医院急诊科–急救服务中心

马蒂厄·格努伊尼医生（Dr. Mathieu GENUINI）

巴黎罗伯特·德雷布医院 75 号儿科急救服务中心点–儿科重症监护室 / 观察室

弗朗索瓦丝·海诺医生（Dr. Françoise HAINAULT）
巴黎珍妮·德阿尔克诊所妇产科
伊戈尔·朱尔西辛医生（Dr. Igor JURCISIN）
克利希博琼医院多功能外科重症监护室
埃尔万·勒赫教授（Pr. Erwan L'HER）
布列斯特大学医院重症医学与重症监护科
让-马克·拉博里医生（Dr. Jean-Marc LABORIE）
巴黎迪厄医院医疗司法部门
奥利维尔·拉穆尔医生（Dr. Olivier LAMOUR）
巴黎乔治蓬皮杜欧洲医院麻醉与重症监护科
克劳德·拉潘德里医生（Dr. Claude LAPANDRY）
博比尼阿维森纳医院塞纳圣丹尼斯医疗急救中心
弗雷德里克·拉波斯托勒医生（Dr. Frédéric LAPOSTOLLE）
巴黎阿维森纳医院 93 号医疗急救服务研究-教学中心
诺埃拉·洛德医生（Dr. Noëlla LODÉ）
巴黎罗伯特·德雷布医院 75 号儿科急救服务中心-儿科重症监护 / 监护室
帕特里斯·卢维尔医生（Dr. Patrice LOUVILLE）
巴黎大学医科教学及医疗中心精神病学和成瘾学大学医学部
多米尼克·马丁医生（Dr. Dominique MARTIN）
凡尔奈勒-苏尔-阿夫雷和伊顿中心医院急救服务中心 UHTCD 急诊
乔尼克·马特奥医生（Dr. Joaquim MATÉO）
巴黎拉里波西埃医院麻醉-重症监护科
布鲁诺·梅加巴内教授（Pr. Bruno MÉGABARNE）
巴黎拉里波西埃医院医学与毒理学重症监护室
帕特里克·普莱森斯教授（Pr. Patrick PLAISANCE）
巴黎拉里波西埃医院急救服务中心急诊联合会
佩吉·赖纳医生（Dr. Peggy REINER）
巴黎拉里波西埃医院神经科
多米尼克·萨瓦里医生（Dr. Dominique SAVARY）
安纳西中心医院急救服务中心急诊中心

弗朗索瓦·塔拉加诺医生（Dr. François TARRAGANO）
巴黎拉里波西埃医院心脏病科
卡里姆·塔扎鲁特医生（Pr. Karim TAZAROURTE）
里昂民事疗养院爱德华赫里奥特集团医院紧急服务和高压医学中心
让-皮埃尔·图尔蒂尔教授（Pr. Jean-Pierre TOURTIER）
圣曼德布金医院麻醉-重症监护科

第 3 版作者名单

帕特里克·巴里奥特医生（Dr. Patrick BARRIOT）
巴黎欧洲卫生培训研究所
萨德克·贝鲁西夫教授（Pr. Sadek BELOUCIF）
阿维森纳波比尼医院麻醉和重症监护科
拉明·贝奈萨医生（Dr. Lamine BENAISSA）
巴黎拉里波西埃医院医疗重症监护科
凯瑟琳·伯纳德医生（Dr. Catherine BERNARD）
克里姆林宫–比库特医院麻醉–重症监护科
洛林·布罗查教授（Pr. Laurent BROCHARD）
克里特岛亨利·蒙多医院内科重症监护科
让–保罗·甘迪诺医生（Dr. Jean-Paul CANTINEAU）
勒切斯奈安德烈米格诺特医院麻醉–重症监护科
让–玛丽·科萨纳尔医生（Dr. Jean-Marie CAUSSANEL）
勒切斯特奈凡尔赛中心医院医疗急救–急救服务中心
埃里克·赛赛雷医生（Dr. Éric CESAREO）
梅伦马克·杰奎特医院急诊中心
弗雷德里克·查尔斯医生（Dr. Frédérique CHARLES）
贝塞尔斯医院急救服务中心急诊科
奥里达·乔克里医生（Dr. Ourida CHOUAKRI）
巴黎内克医院医疗急救–急救服务中心麻醉–重症监护科
娜塔莉·克拉维尔医生（Dr. Nathalie CLAVIER）
瑟堡医院麻醉–复苏科
帕斯卡尔·克里斯托医生（Dr. Pascal CRISTOFINI）
巴黎乔治蓬皮杜欧洲医院医学心脏病学科
弗雷德里克·德加丁医生（Dr. Frédéric DEGARDIN）
布洛涅–苏尔–梅尔中心医院急救服务中心急诊科

赫维·德卡杰维医生（Dr. Hervé DEKADJEVI）
梅伦麦克·杰奎特医院医疗急救急诊中心
埃里克·德门特医生（Dr. Éric De MENTHIÈRE）
海瑞斯中心医院德鲁 28 号医疗急救服务中心洛朗·杜克罗斯医生重症监护-急诊科中心
帕帕·盖耶医生（Dr. Papa GUEYE）
巴黎拉里波西埃医院麻醉-重症监护科
弗朗索瓦·海纳乌特医生（Dr. Françoise HAINAUT）
巴黎珍妮·德阿尔克诊所妇产科
丹尼尔·詹尼埃医生（Dr. Daniel JANNIÈRE）
巴黎内彻医院医疗急救-急救服务中心麻醉-重症监护科
娜塔莉·科马雷克医生（Dr. Nathalie KERMARREC）
巴黎比查特医院麻醉-重症监护科
让-马克·拉勃利医生（Dr. Jean-Marc LABORIE）
勒切斯奈安德烈·米格诺特医院医疗急救-急救服务中心
伊夫·兰伯特医生（Dr. Yves LAMBERT）
勒切斯奈安德烈·米格诺特医院医疗急救-急救服务中心
奥利维尔·拉穆尔医生（Dr. Olivier LAMOUR）
巴黎乔治蓬皮杜欧洲医院麻醉与重症监护科
艾格尼斯·朗格拉德医生（Dr. Agnès LANGLADE）
巴黎泰农医院麻醉-重症监护科
克劳德·拉潘德里医生（Dr. Claude LAPANDRY）
博比尼阿维森纳医院塞纳圣丹尼斯医疗急救中心
弗雷德里克·拉波斯托勒医生（Dr. Frédéric LAPOSTOLLE）
巴黎阿维森纳医院 93 号医疗急救服务研究-教学中心
让-拉瓦德医生（Dr. Jean LAVAUD）
巴黎内彻医院医疗急救-急救服务中心麻醉-重症监护科
吉尔伯特·勒克莱克医生（Dr. Gilbert LECLERCQ）
博比尼阿维森纳医院医疗急救-急救服务中心麻醉-重症监护科

伊丽莎白・莱普雷斯勒医生（Dr. Élisabeth LEPRESLE）
克里姆林宫-比科特雷医院
菲利普・勒图姆林医生（Dr. Philippe Le TOUMELIN）
博比尼阿维森纳医院医疗急救-急救服务中心麻醉-重症监护科
诺埃拉・洛德医生（Dr. Noëlla LODÉ）
巴黎罗伯特・德布雷医院75号儿科急救服务中心重症监护及儿科监护室
帕特里斯・卢维尔医生（Dr. Patrice LOUVILLE）
巴黎大学医科教学及医疗中心精神病学和成瘾学大学医学部
多米尼克・马丁医生（Dr. Dominique MARTIN）
凡尔奈勒-苏尔-阿夫雷和伊顿中心医院急救服务中心UHTCD急诊部
让-塞巴斯蒂安・马克斯医生（Dr. Jean-Sébastien MARX）
巴黎内克医院医疗急救-急救服务中心
乔尼克・马特奥医生（Dr. Joaquim MATEO）
巴黎拉里波西埃医院麻醉-重症监护科
伊丽莎白・门松内医生（Dr. Élisabeth MENTHONNEX）
格勒诺布尔医院急救复苏中心
保罗・默克斯医生（Dr. Paul MERKCX）
克利希博琼医院麻醉-重症监护科
吉尔斯・奥利亚盖医生（Dr. Gilles ORLIAGUET）
巴黎内彻医院医疗急救-急救服务中心麻醉-重症监护科
弗洛伦斯-佩维尔医生（Dr. Florence PEVIRIERI）
邦迪让-维迪尔医院麻醉复苏科
帕特里克・普莱森斯教授（Pr. Patrick PLAISANCE）
巴黎拉里波西埃医院急救服务中心急诊联合会
斯文・里夫医生（Dr. Sven RIVIÈRE）
勒切斯奈凡尔赛中心医院医疗急救-急救服务中心
米歇尔・罗米尤医生（Dr. Michel ROMIEU）
贝塞尔医院急救服务中心急诊科
阿兰・罗森伯格医生（Dr. Alain ROZENBERG）
巴黎纳克医院医疗急救麻醉-重症监护科

帕特里克·索瓦尔医生（Dr. Patrick SAUVAL）
巴黎纳克医院医疗急救-急救服务中心麻醉-重症监护科
多米尼克·萨瓦里医生（Dr. Dominique SAVARY）
安纳西中心医院医疗急救急诊中心
克里斯蒂安·索莱医生（Dr. Christian SOLEIL）
巴黎拉里波西埃医院急救服务中心麻醉-重症监护科
弗朗索瓦·塔拉加诺医生（Dr. François TARRAGANO）
巴黎拉里波西埃医院心脏病科
卡里姆·塔扎鲁特医生（Dr. Karim TAZAROURTE）
里昂民事疗养院爱德华赫里奥特集团医院紧急服务和高压医学中心
弗朗斯·沃曼特医生（Dr. France WOIMANT）
巴黎拉里波西埃医院神经科

序

我们的老师和朋友迪迪埃·巴延教授在前几版的序言中写道："编写关于急诊的书很困难。作为一个该领域从业者，我在教学、阅读和写作时觉得这样一部有用的书籍就是一门艺术。"本书的架构是由帕特里克·普莱森斯设计的。全书旨在以精确、简洁、适合且有效的方式应对多种紧急情况。最终呈现的结果就是：这是一本方便易读、严谨且实用的书。这种品质也凝结了所有参与编著者的心血。

对于每个主题，编写框架都是相同的，且基于合理正确的专业态度：评估严重程度、立即稳定病情、严格的诊断方法、适合的治疗策略、最合适的护理方式，以及相关参数的监测。

这本书与其说是一个著作，不如说是一本工具书。有助于在时间紧迫的情况下迅速而公正地作出决策。在此过程中，作者强调阅读关键词、需要记住的要点、需要知道的技术操作、丰富的图像以及需要知道的急诊药物作者对此均做了出色的总结。

由于其易用性，我相信很多实习医生，初级和高级急诊医生，还有医疗急救（急救服务中心），以及其他面对紧急情况的专家都将根据他们的工作和当前的发展情况使用此新的更新版本，以便保证他们做出决策时保持冷静。

我找不到更合适的话来形容这本书的主要作者和协调人帕特里克·普莱森斯的勇气、镇定、冷静、智慧和慷慨大方。我钦佩他的正直、远见，他对治疗和教学的热情；他带领团队朝着正确方向前进的能力，最后以及他在急诊医学方面作出的杰出贡献。

谢谢您，帕特里克，让我有幸为这本书做序，感谢您的友谊和信任。

帕帕·盖耶医生

972急诊医学部负责人

法国堡垒马提尼克大学医院中心

前　言

《应对危及生命的紧急事件——现场急救决策图鉴》已经出版了第4版！感谢所有长期把这本书当作手册、工具书使用的急诊医生，尤其是那些阅读最多的院前医生读者。

快速浏览一下，你会发现这本书有趣的创新……

- 第一部分由诊断和治疗指南表组成。编写一本关于急诊的手册的目的是通过医疗常识、关键词、实用技术几个部分来帮助读者快速阅读。在本书中，所有主题都分为两页，以便一目了然地看到要查找的元素。这些章节的标题列出了无论是在急诊室还是在急救救援小组执行任务时需要医生干预的症状，对应着任何诊断之前要采取的相应措施（例如胸痛、腹痛、呼吸困难等）。在这类型的表中，我们介绍的方法都是每位医生在面对患者时应该采用的方法。在关心症状产生的原因之前，要判断的第一件事应是患者的严重程度，可能需要采取的紧急措施（面部青紫时给氧，昏迷时插管，静脉塌陷时开通较大的静脉通道和进行补液试验等）。一旦患者稳定下来，全面、细致和定性的检查将使我们可能获得针对病因诊断的关键点。然后，每个疑似的重要诊断也将分为两页。接下来的目的是提供精确的诊断要素，尤其是详细的治疗方法、转运策略（如果是在院前的情况下）、监测参数。

  诊断指导表和治疗策略的布局始终相同，以便读者快速熟悉简单的推理类型。它们的颜色是为了提高清晰度。
- 第二部分对应于在紧急情况下需要掌握的技术的描述。同样，这个编写框架也是相同的。本文有意简短，只保留要点。对于第4版，技术已经更新，尤其是在儿科方面。我相信在其他作品中很少见到100多张彩色照片，这些照片将增进对动作的理解。
- “记忆分数”是这部作品的第三个同样具有创新性的部分。它们提醒读者将一定数量的评分、严重性评分和分类汇总在一起，这是必不可少的，但全面了解始终存在困难。

❖ 最后，表中提到的药物可以在最后一章中更详细地找到。

因此，本书的格式与先前其他书类似，是完整、准确的，并且最重要的是在形式上和实质上都适应了该领域的要求。要做到这一点，不可能依靠某一个医生单独完成。这不仅需要有丰富的理论知识和临床实践，而且还需要是接受过专业训练并且日常从事这种高难度急救的医生。我们名单中的作者证实了这一点。

我们希望第 4 版能够与前 3 版取得同样的成功，并希望它可以帮助大多数关注急诊医学的初级和资深医生。

感谢并欢迎您对我们提出有建设性的意见，以便不断地帮助我们提高常规水平。我们将在下一版考虑到您的意见。

阅读愉快！

帕特里克·普莱森斯

致 谢

感谢所有热心参与本书第 4 版编辑的医生，无论是校对、更新还是撰写新文章：这是一项艰巨的任务！

感谢那些提出建设性意见为进一步改善内容和形式作出贡献的人。感谢读者的关注和信任。

感谢急救服务中心的长期伙伴帕帕·盖耶医生同意写序。

缩 写 词

ACFA：　房颤引起的完全性心律失常
ACR：　呼吸心搏骤停
AINS：　非甾体抗炎药
AIT：　短暂性脑缺血发作
AOMI：　短暂性脑缺血发作

AMM：　营销授权
ATCD：　既往史
AVC：　脑血管意外
AVK：　抗维生素 K
BAV：　房室传导阻滞
BDC：　心脏杂音
BPCO：　慢性阻塞性肺疾病
CEC：　体外循环
CEE：　体外除颤
CI：　禁忌证
CIV：　室间隔缺损
CIVD：　弥散性血管内凝血
CN：　氰化物
CO：　一氧化碳
CPAP：　持续气道正压通气
DEP：　呼气峰流量
DID：　1 型糖尿病
DNID：　2 型糖尿病
ECG：　心电图
EESE：　外部电收缩训练
ESA：　房性早搏

ESV：　室性早搏
$ETCO_2$：　呼末二氧化碳
FC：　心率
FID：　右髂窝
FIO_2：　吸氧流量
FR：　呼吸频率
FV：　室颤
GEU：　宫外妊娠
HAG：　左心房肥大
HbCO：　碳氧血红蛋白
HbO_2：　氧合血红蛋白
HCD：　右侧季肋部
HSHC：　半琥珀酸氢化可的松
HTA：　高血压
HTIC：　颅内高压
HVG：　左心室肥大
IA：　主动脉关闭不全
IDM：　心肌梗死
IM：　肌内注射或二尖瓣关闭不全（根据上下文）
IMAO：　单氨氧化酶抑制剂
IRM：　磁共振成像
IV：　静脉注射
IVD：　直接静脉注射或右心室衰竭（根据上下文）
IVG：　左心室衰竭
IVL：　缓慢静脉注射
IVSE：　静脉泵入
LSP：　留在现场（就地）
LP：　持续释放
MAP：　早产风险
MCE：　心外按压

MCG: 毫克
OAP: 急性肺水肿
O_2: 氧气
PA: 动脉血压
PAS: 收缩压
PC: 意识丧失
PEP: 呼气末正压
PFC: 新鲜冰冻血浆
PSE: 电动注射泵
QSP: 足量
RA: 主动脉狭窄
RAA: 急性风湿性关节炎
RAC: 钙化的主动脉瓣狭窄
RAI: 凝血功能异常
RCP: 心肺复苏
RM: 二尖瓣狭窄
ROT: 骨腱反射
SC: 皮下
SCA: 急性冠脉综合征
SDRA: 成人急性呼吸窘迫综合征

SIDA: 获得性免疫缺陷综合征
SNC: 中枢神经系统
SpO_2: 血氧饱和度
Tc: 经皮
TDC: 传导障碍
TDR: 节律异常
TNT: 硝酸甘油
TR: 直肠指检
TSV: 室上性心动过速

TV：　室性心动过速或阴道触诊（根据上下文）
T°：　体温
USIC：　心脏重症监护病房
VAS：　上呼吸道
VG：　左室
VIH：　人类免疫缺陷病毒
VS-PEP：　呼气末正压自主通气

VVP：　外周静脉
VNI：　无创正压通气

目　录

第 1 部分　诊断和治疗策略

第 2 部分 技 术

第 3 部分 疾病严重性评分及量化

第 4 部分 急救药物-药理学

第 1 部分

诊断和治疗策略

非创伤性胸痛

不要忘记
- ✓ 氧气
- ✓ SpO_2
- ✓ 电动注射器
- ✓ 除颤仪
- ✓ 便携式超声

病危征象 → **紧急处理**
- ➤ 循环衰竭、休克征象 → ➤ 开通2条大静脉通路，容量反应试验（10分钟内250 m大分子液体j胶体液）
- ➤ 呼吸窘迫、意识障碍 → ➤ O_2 ± 插管和控制性通气

经过急救处理患者没有出现严重情况或病情稳定

背景
- ➤ 既往史
- ➤ 常规治疗
- ➤ 诱发因素
- ➤ 心血管危险因素：糖尿病、高血压、吸烟、超重、久坐的生活方式、应激、高胆固醇、家族史

体征
- ➤ 疼痛：部位、放射、类型、持续时间、发作方式（突发或进行性）、诱发因素（用力）、随时间变化（持续性或阵发性）或取决于姿势
- ➤ 伴随症状：发热、干咳、恶心、呕吐、呼吸困难、痰、焦虑、心悸、晕厥、腹部或下肢疼痛

体格检查
- ➤ 胸廓扩大（对称或不对称）、发绀
- ➤ 呼吸频率、出汗、带状疱疹
- ➤ 双上肢动脉血压+++，胸部触痛、胸部按压、周围脉搏触诊
- ➤ 小腿和腹部触诊
- ➤ 肺泡呼吸音（是否对称、啰音、管状呼吸音、杂音）、血管杂音
- ➤ 左心衰或者右心衰征象

监测
- ➤ ECG：参考正常
- ➤ SpO_2：正常或↘
- ➤ 末梢血细胞比容、正常或↘（急性心包压塞、主动脉夹层）

上述4项特征性表现提示一个或多个下述病因学可能。

➤ 既往史：心绞痛、急性心肌梗死 ➤ 治疗诱发 ➤ 剧烈、压榨性、胸骨后疼痛、硝酸甘油 ± 缓解 ➤ ECG：去极化障碍	➤ 既往史：高血压 ➤ 背部放射痛 ➤ 张力和脉搏不对称 ➤ ↘ 股动脉波动、杂音 ➤ 下肢缺血 ➤ 主动脉关闭不全杂音 ➤ 脑血管意外	➤ 颈静脉充盈、肝颈静脉反流 ➤ T°,脉搏异常 ➤ ECG：低电压，右心功能障碍表现	➤（1）肺泡呼吸音不对称（鼓音或浊音）、语音震颤、ECG正常，皮下气肿 ➤（2）咳嗽、脓痰、发热、管状呼吸音、系统性肺病灶 ➤（3）深呼吸相关性疼痛	➤ 触痛、胸部或脊柱压痛、深呼吸相关疼痛 ➤ ECG=0 ➤ ATCD：水痘
↓	↓	↓	↓	↓
➤ 心绞痛 ➤ 先兆综合征 ➤ 心肌梗死	➤ 主动脉夹层	➤ 心包炎 ➤ 心包压塞 ➤ 心肌炎 ➤ 肺栓塞	➤（1）气胸 ➤（2）支气管肺炎 ➤（3）胸腔积液	➤ 肋间神经痛 ➤ 肋软骨痛（Tietze综合征） ➤ 肋间带状疱疹

重要提示

- 即使疼痛减轻并且没有心电图征象，也应将新发心绞痛的患者收住院治疗
- 如果有支气管肺炎而没有呼吸窘迫，留在原地或转移至急诊科
- 腹部问题引起的误导性胸痛（胆囊炎、肝绞痛、胃食管反流病、裂孔疝、膈下脓肿、急性胰腺炎、胃溃疡）
- V确保高质量的心电监测。在日期、时间上写是否疼痛、是否进行过治疗（Natispray®前或后，在电动注射器静脉注射硝酸甘油的情况下）

药物　备忘录　技术　策略

不稳定型心绞痛/ST-急性冠脉综合征

定义

✓ 胸痛反映出氧供不足（贫血、缺氧、冠状动脉狭窄或痉挛、钙化的主动脉瓣狭窄等）和O_2需求（增加：高血压危象、心动过速、用力……）之间的不平衡之后继发的心肌缺血。不稳定型心绞痛通常是由动脉粥样硬化斑块破裂引起非闭塞性血栓和相关血管痉挛形成

背景

- 危险因素：动脉高血压、糖尿病、血脂异常、烟草、遗传、压力、肥胖、久坐、代谢综合征
- 既往史：冠脉疾病、急性心肌梗死或血管疾病
- 诱发因素：传导障碍、休克状态贫血、低氧血症、钙的主动脉瓣狭窄、肥厚型心肌病
- 寻找既往心绞痛发作的病史
- 特殊案例：变异型心绞痛（年轻女性、烟草、偏头痛）

体征

- 典型疼痛：胸骨后、收缩性、正中、放射至下颌、手臂、手腕发生在劳累或休息时、突然开始、剧烈、< 15 min、舌下含服硝酸甘油敏感、和以前相同类型心绞痛发作
- 非典型疼痛：单纯胸闷、沉重感、灼烧感、刺痛、异位疼痛、单纯放射

体格检查

- 动脉血压正常对称
- 心肺听诊正常
- 脉搏对称
- 寻找诱因素（贫血、FdR，肺部疾病等）

辅助检查

- 给硝酸甘油后的ECG（频率、节律、复极障碍）与之前的相比+++
- SpO_2正常

联合上述4项特征性表现应高度怀疑诊断。

严重程度的诊断

无心绞痛既往史（初发型心绞痛）→ 劳力性心绞痛 / 自发性心绞痛

既往心绞痛 → 劳力性心绞痛 / 自发性心绞痛

判读每个ECG：
- 总是异常：如果是急性冠脉综合征，相应冠状动脉供血区域的导联T波倒置或ST段下移（至少2个导联）/18

判读之后的ECG：
- 无变化
- 不改变或单个冠脉供血区域 → 自发性心绞痛 → 肌钙蛋白含量（如果阳性：严重的标志）→ 初发型劳力性心绞痛
- 与之前的图比较：最近相应冠状动脉供血区域T波变化的值

不稳定型心绞痛：
- 习惯性劳累或劳累
- ↗ 发生频繁
- 初发型心绞痛、进行性心绞痛

严重表现：
- 第一自发发作和（或）长时间的静息痛和（或）对硝酸甘油敏感
- 肌钙蛋白 ↗
- ST段下移

治疗

➤ 休息 ➤ Kardegic®：160 mg 口服	➤ 休息 ➤ Aspégic®：250 mg 口服或静脉注射	➤ 休息 ➤ Aspégic®：250 mg 口服或静脉注射 ➤ HBPM 皮下注射（依诺肝素：100 UI/kg）	➤ 外周静脉通路：5% 葡萄糖 ➤ Aspégic®：250 mg 口服或静脉注射 ➤ 如果需要，硝酸甘油喷雾（一喷） ➤ 无禁忌证，β 受体阻滞剂 ➤ 依诺肝素：1 mg/kg 皮下注射（100 UI/g/皮下注射）或肝素：50 UI/kg 最大 5 000 UI ➤ 如果心绞痛复发，动脉高血压不受控或心力衰竭迹象，硝酸甘油静脉内使用

转运策略

➤ 用简易救护车进行心脏病检查	➤ 转运至心脏 ICU，* 如果 ECG 异常或胸痛持续存在则进行医疗干预	➤ 转运至心脏 ICU，* 如果 ECG 异常或胸痛持续存在则进行医疗干预	➤ 胸痛持续存在转运至 * 心脏 ICU

转运监测：疼痛进展、意识、心率、动脉血压、心电监护（心电图变化明显），SpO_2。

重要提示

- *特别是如果存在肌钙蛋白升高（公认的预后不良因素）
- 即使到达时患者疼痛消失、心电图恢复正常，也要毫不犹豫地让描述为典型心绞痛的患者住院
- 只有 30% 的缺血性发作伴有疼痛
- 在超过 50% 的病例中，心肌梗死在之前被低估为不稳定型心绞痛并且未被收进医院
- 不稳定型心绞痛危象后心电图可能正常→问诊的价值
- 注意冠心病患者通常使用硝酸甘油进行自我药物治疗：检查动脉血压 ++
- 自发性心绞痛总是不稳定的
- 在不稳定型心绞痛中，肌钙蛋白是正常的；在急性冠脉综合征中是升高的
- ECG 需要重复评估，硝酸甘油可以重复使用
- 变异性心绞痛是一种单纯的痉挛性心绞痛，表现为一过性的急性冠状动脉闭塞综合征，最常见的是硝酸甘油敏感（诊断只能通过对比观察健康者的冠状动脉来确定）
- 稳定型心绞痛和不稳定型心绞痛都有可能是非 ST 段抬高的急性冠脉综合征的一部分

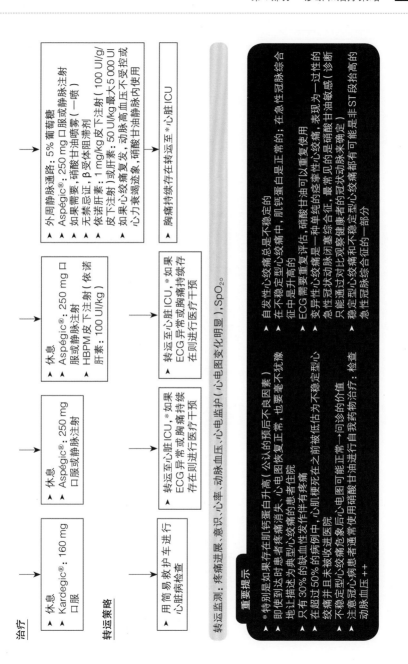

心肌梗死

定义

✓ 纤维蛋白血凝块造成的心肌缺血性坏死
✓ ST段抬高的急性冠脉综合征

背景

- 通常为>40岁的男性
- 在50%的病例中不稳定型心绞痛为先兆
- 危险因素：动脉高血压、糖尿病、血脂异常、烟草、压力、遗传、肥胖、代谢综合征
- 冠心病既往史、心肌梗死既往史

体征

- 记录上次疼痛/持续疼痛的开始时间
- 典型疼痛：自发性胸骨后疼痛、缩窄性疼痛、正中或前部放射至下颌、手臂、背部、肩膀、手腕。突然发作、剧烈、长时间>30 min、舌下含服硝酸甘油几乎没有改变（如果PAS>100 mmHg），与以前的心绞痛或心肌梗死发作类型相同
- 非典型性疼痛：单纯胸闷、沉重感、灼痛、刺痛、异位疼痛、单纯放射
- 伴随症状：+/－焦虑、恶心、呕吐、嗳气

临床检查

- 苍白、出汗
- 动脉压正常对称或降低（心源性休克）
- 正常心肺听诊最常见
- 脉搏对称
- 寻找杂音（二尖瓣关闭不全、室间隔穿孔）左心功能不全或者右心功能不全
- 寻找心力衰竭的征象（严重的征象）

监测

- 心电图：（一直采用13导联）心率、心律不齐、与之前的心电图对比+++
- SpO_2正常

诊断流程

心电图 →

1.
   - ST段抬高：D2、D3、VF ± V7、V8、V9 ± V3r、V4r

   ↓

   - 下壁 ± 基底部 ± 延伸至右心室

2.
   - ST段抬高：
   - V1到V4=前间壁
   - V1到V4 ± D1，VL ± V5，V6=广泛前壁
   - V4到V6，D1，VL=侧壁（镜像有时会不见）
   - V1到V3，D2，D3，VF=高侧壁

3.
   - 巨大对称T波=超早期：15 min后重复ECG+之后重复

4.
   - 左束支传导阻滞
   - 起搏器

   ↓

   - 没有标准心电图参考+++
   - 肌钙蛋白优势
   - 直接考虑冠脉造影

镜像（ST段降低）在心肌梗死相反位置的重要性。

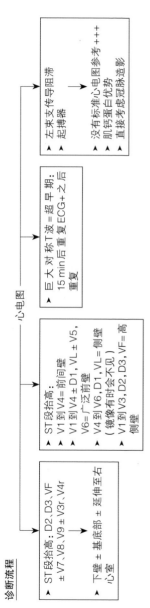

治疗：如果在到达急救服务中心前已经舌下含服过硝酸甘油，注意动脉压

对症治疗

不严重

- 外周静脉输液（G5%）
- 下壁心肌梗死＋动脉血压↘：5 cp 500 mL～1 L液体复苏，如果存在休克+/–多巴酚丁胺

早期并发症

- 氧饱和度下降→面罩或鼻导管吸氧+/–无创辅助通气
- 迷走综合征（通常在下壁心肌梗死中）：心动过缓、出汗、面色苍白、恶心、呕吐→阿托品®（0.5～1 mg静脉推注），如果休克，给予多巴酚丁胺
- 室性期前收缩，室速→利多卡因®1 mg/kg静脉推注然后每小时1 mg/kg维持；胺碘酮2安瓿静脉注射/30 min或利多卡因®
- 室颤→体外电除颤（参见P218）；急性肺水肿（参见P42）

一般治疗

- 阿司匹林®250～500 mg静脉注射或口服
- 肝素®：50 UI/kg（最大5 000 UI）或依诺肝素50 UI/kg/静脉注射
- 替卡格雷180 mg口服或普拉格雷60 g口服或氯吡格雷300 mg口服（如果有禁忌证或者溶栓）
- 如果持续疼痛：在SpO_2检测下，纳布啡®10～20 mg缓慢静脉注射或吗啡®2～4 mg静脉注射，如有需要每5 min重复一次（总剂量<0.2 mg/kg）或芬太尼®50或100 μg静脉注射
- 溶栓（参考P274）或Ⅰ期血管成形术

转运策略：
- 医疗运输至心脏病重症监护室。如果溶栓需在冠状动脉造影室进行，休息，半坐位。
- 如果进行Ⅰ期血管成形术（非常广泛的心肌梗死、溶栓禁忌证、急性肺水肿或心源性休克）则应直接转运至导管室。

转运监测：
- 心脏节律风险+++（早期监测）。
- 疼痛、意识、心率、动脉压的恶化，监测（RIVA）+除颤仪，标出心电图最轻微的变化。持续监测ST段抬高、并发症的出现（心律失常、急性肺水肿、二尖瓣关闭不全或室间传导阻滞的杂音、休克）。

重要提示

- 50%的死亡发生在前2 h内
- 对于任何非典型的胸腹痛，心电图非常重要
- 如果诊断不确定，不做溶栓
- 50%的病例中除颤非常重要，在FV前没有心律失常的预示
- 当V1、V2T波<0或V1、V2 ST段下降或V2R波＞S波，考虑做V7、V8、V9导联
- 在所有下壁坏死（D2、D3、VF）前，考虑做V3R、V4R导联
- 在舌下含服硝酸甘油后、治疗开始后、疼痛减轻后重复心电图
- RIVA（室性心率加快）：无特殊处理
- 从患者就诊到球囊扩张的时间期限的重要性
- 寻找促进因素：急性冠脉综合征（胸痛）、药物等

主动脉夹层

定义

✓ 高死亡率的外科医疗紧急事件（40%发生于前48 h内）

✓ 主动脉内膜退行性病变或外伤致主动脉壁纵向裂开，血从入口进入壁腔内。这个假通道或多或少的延伸至主动脉及其侧支上，并且可以通过一个或多个出口与主动脉腔交通

诊断依据

背景

- 既往史：高血压+++，血管结缔组织疾病、心脏外科性疾病、动脉造影史、胸部外伤史
- 先天性心脏病（心房间或心室间缺损、二尖瓣或主动脉瓣缩窄）
- 怀孕第3个月（1/2的女性）

体征

- 从胸骨后前胸起点或肩胛背内侧开始疼痛，突发、剧烈、能向下放射（背部、腰部、腹部）、可收缩、止痛药抵抗、无止痛姿势
- 相关症状：呼吸困难、出汗、晕厥、一个或多个肢体麻痹

体格检查

- 苍白、发绀。注意呼吸频率
- 最常见的是动脉高血压或以舒张压低压为特征的低血压（如果主动脉瓣关闭不全）、心动过速
- 脉搏不对称或消失、动脉压不对称
- 寻找最近出现的心脏和（或）血管杂音、心包摩擦音或伴有颈静脉怒张的减弱心音（心包积血）
- 寻找不对称的肺泡呼吸音（通常是在左侧血胸）
- 急性下肢缺血的症状
- 神经系统症状：脑血管意外、偏瘫或截瘫

监测

- ECG：与之前心电图对比；可能正常或有系统或弥散的复极障碍、HVG
- SpO_2可能↘
- 毛细血管血红蛋白（是否有内出血的临床表现）

联合上述4项特征性表现应高度怀疑诊断并进行血管造影。

诊断流程

Ⅰ型

- （胸主动脉升段、弓、降段）
- 前胸痛放射至背，然后至腰部的疼痛
- 脉搏和上肢动脉压不对称

Ⅱ型

- （头臂干之前的升主动脉）
- 无放射的前胸痛
- 脉搏和上肢动脉压不对称

Ⅲ型

- （左锁骨下动脉后的降主动脉）
- 后胸痛向下放射
- 股动脉不对称或消失

夹层在整个全长上都像剥开橘皮一样撕裂，并且可以从近端到远端：

- 血管杂音 ↘ + 左胸瘀伤（左侧胸膜破裂）
- 紧缩性胸痛、心电图常见复极障碍再循环障碍（冠状动脉口撕裂）
- 脑血管意外，颈动脉杂音中（颈动脉起始撕裂）
- 充血性左心心力衰竭的症状
- 舒张期杂音以前未知的主动脉功能不全（主动脉撕裂）
- 右心功能不全征象，心脏杂音 ↘，ECG显示低电压，弥漫性缺血……（心包破裂）
- 休克状态、腹泻、相关腹痛（肠系膜梗死）
- 下肢急性缺血的症状

治疗

对症治疗

严重＝休克状态

- 心源性休克的治疗（参见P62），出血性休克的治疗（参见P56）心包压塞的治疗（参见P10）
- 开通2条大静脉通路
- 0.9%氯化钠充盈试验，如果阳性→继续至动脉收缩压达80 mmHg

不严重

- 0.9%氯化钠注入两大预留的静脉通路
- 如果高血压：血管扩张药可将收缩压限制到120 mmHg
  - 消心痛®电动注射器静脉注射2～3 mg/h或艾司洛尔®或硝普钠®起始每分钟0.5 μg/kg

一般治疗

- 基于SpO_2的氧气疗法
- 镇痛：吗啡滴定（如果<60 kg，每5 min，2 mg直接静脉注射或3 mg直接静脉注射）

转运策略：• 疑似诊断通常需要医疗转运到设有心脏外科中心（心脏病重症监护室）中，以进行胸腔或经食道超声心动图、CT扫描或动脉造影以确诊。

转运监测：• 意识、心率、动脉压、心肺听诊、心电监护、SpO_2。

重要提示

- 不同类型的夹层之间的症状可能混杂
- 注意可能显示心肌梗死的临床体征和心电图：不溶栓，准确临床检查的重要性
- 注意有血管疾患的患者的任何休克状态++，可能导致误认为主动脉夹层（胸腹痛、下肢缺血、股动脉杂音或不对称）这些征象在充盈后会减少
- 不要使用防休克长裤
- 只有在严重呼吸窘迫情况下才引流血胸（自体输血参见P264）
- 无脉搏不对称不能排除诊断

急性心包压塞

定义

✓ 液体或空气渗出导致心脏急性受压

诊断依据

背景
- 既往史（最近的心血管外科手术，高血压，癌症、系统性疾病、急性或慢性心包炎、免疫抑制）
- 抗凝治疗
- 创伤（公共交通事故、枪械伤、刀伤）
- 近期流行性感冒综合征

体征
- 胸痛：胸骨后或左心前区；休息时剧烈，长时间（几小时）；深呼吸、咳嗽、体位改变时↗；放射至肩膀、颈部；前倾位↘；压迫感或心绞痛
- 半坐位
- 伴随症状：呼吸困难、发热、干咳、呃逆、恶心、呕吐

体格检查
- 右心功能不全：颈静脉怒张、肝颈静脉反流、疼痛性肝肿大、搏动性肝、Harzer
- 上腔静脉区发绀
- 心音↘、隆隆样杂音、心动过速
- 动脉压正常最常见或略微↘
- 呼吸急促（注意呼吸频率）
- 正常肺泡呼吸音或一侧↘
- ± 单侧浊音
- 快速超声检查

监测
- ECG：窦性心动过速、电交替（QRS振幅随呼吸运动变化，吸气时↗，呼气时↘）
- 微电压、弥散性复极障碍（ST段向下凹陷型抬高、T波平坦或负性T波）
- PR或PQ下降
- 毛细血管血红蛋白↘

联合上述4项特征性表现应高度怀疑诊断，并积极寻找病因。

病因诊断

易于回忆的一般情况
- 创伤
- 心脏手术后
- 在体内起搏或中央导管插入期间

- 胸痛放射至背部和腰部
- 主动脉瓣关闭不全的杂音
- 脉搏和血压不对称
- ↘毛细血管血红蛋白
- 结膜苍白

- 近期流行性感冒综合征
- 发热
- 血红蛋白正常或↘

- 结膜染色
- ECG显示心肌梗死表现
- 既往史：心绞痛

- （1）窒息性气胸
- （2）发热、呕吐、胸痛+++

- Ⅰ型主动脉夹层
- 化脓性心包炎或抗凝治疗
- IDM后的心室破裂
- （1）纵隔气肿
- （2）食道破裂

治疗

对症治疗

严重

- 循环衰竭：
  - 0.9%氯化钠补液；
  - 如果无效，血管收缩药（肾上腺素0.25 mg/h，去甲肾上腺素0.25 mg/h）；
  - 如果无效，则心包穿刺30 mL（参见P279）。
- 意识障碍、呼吸窘迫：
  - 局部麻醉下清醒半坐位插管。依托咪酯0.3 mg/kg或仅用氯胺酮1～2 mg/kg；
  - 保持自主通气，否则保持球囊辅助通气（高频率、低潮气量）。

不严重

- 开放2条大静脉通路
- 容量反应性试验（250 mL 0.9%氯化钠10 min内→动脉压↗）

一般治疗

- 氧疗以维持SpO_2>90%
- 镇痛：丙帕他莫® 2 g IVL或吗啡®IV，取决于疼痛的程度
- 半坐位

转运策略：• 疑似诊断通常需要医疗转运至特殊环境中，以进行经胸或经食道超声心动图检查，穿刺/引流。
转运监测：• 意识、心率、动脉血压、心肺听诊、心电监护、SpO_2、半坐位。

重要提示

- 系统的准备一些耗材进行插管、穿刺（参见P271）
- 心包穿刺应系统的进行，以防心包压塞停止循环
- 控制性通气减少静脉回流：缓解风险（预先充盈的重要性+++）
- 注意：填塞物可能是气体（纵隔气肿、气胸）或是压迫性胸腔积液，特别是在创伤情况下。仔细权衡心包穿刺的适应证
- 心动过速可以由反常性心动过缓所代替，这表示较大的中心性血容量不足，其唯一的治疗方法是快速充盈

肺栓塞

定义

✓ 梗阻 ± 来自深静脉或右心室的纤维蛋白凝块严重阻塞肺血管

诊断

背景

- 诱发因素：长期固定（石膏、卧床休息、术后、产后）、心律失常、肥胖、静脉曲张、癌症、妊娠、避孕激素
- 既往史：静脉炎、肺栓塞、血栓形成
- 常规治疗：口服避孕药、抗凝药（恢复PT，INR）

体征

- 侧胸或胸骨后剧烈疼痛、深吸气时加重
- 剧烈的浅表性呼吸困难（注意呼吸频率）、干咳或伴有咳血痰
- 焦虑+++
- 轻度晕厥甚至昏厥
- 烦躁不安或迟钝

体格检查

- 发绀、右心室衰竭征象（颈静脉怒张、肝颈静脉反流、疼痛性肝肿大、Harzer征、右心奔马律）
- 少见，与对侧肢体或骨盆比较有腓肠肌静脉炎的症状（Homans征，硬化性静脉曲张，凹陷性水肿，小腿发热、肿胀↘）
- 动脉压正常或降低（心源性休克）
- 心肺听诊正常（罕见三尖瓣关闭不全的舒张期杂音，有时有胸膜摩擦音）
- 心动过速+++
- 计算Wells或评分或日内瓦评分分数
- 心脏超声检查：右室扩张、三尖瓣功能不全、下腔静脉扩张

检测

- ECG：通常正常，或者窦性心动过速 ± 右束支传导阻滞，S1–Q3没有Q2也没有QVF，QRS轴右偏，新出现的肺性P波（和之前的ECG比较），在V1，V2，V3出现T<0
- SpO_2正常或下降
- 发热

治疗

对症治疗

严重

- 充盈血管
- 补液后持续休克：多巴酚丁胺[5～15 μg/(kg·min)电动注射器静脉注射]
- 意识障碍：镇静、插管+控制性通气
- 无禁忌证的溶栓治疗（爱立通10 mg推注然后2 h内90 mg电动注射器静脉注射）

不严重

- 预留的大外周静脉通路（生理盐水）
- 如果存在大量诊断证据且没有抗凝禁忌：抽取血常规血样后肝素80 UI/kg静脉注射然后400～500 UI/kg/j IVSE

一般治疗

- 氧疗SpO_2>95%

转运策略：• 患者静息，不得行走，半坐位、医疗转运至特殊部门以确认诊断（静脉炎-血管造影），并迅速治疗重症（溶栓、取栓）。
转运监测：• 意识、心率、血压、心电监护、SpO_2。

重要提示

- 心动过速和焦虑是2个重要症状，有时是唯一症状
- 肺栓塞的诊断没有特异性。在任何非典型胸痛、呼吸困难的情况下都必须考虑到这一点→重要性+++
- 没有频繁出现静脉炎并不排除诊断
- 一旦怀疑诊断为肺栓塞，就必须完善检查（可以做肺血管造影或血管灌注成像的专科）
- 临床症状的出现通常等于梗阻50%

气 胸

定义

✓ 胸膜腔内有空气或气体

诊断依据

背景

- 气胸、哮喘、肺部疾病、肺气肿、慢性呼吸衰竭病史
- 胸外伤、成人急性呼吸窘迫综合征、肺孢子虫病、机械通气或年轻、瘦弱无肺病既往史
- 诱发因素：急剧的胸内压 ↗（喷嚏、Valsalva 试验、咳嗽）

临床症状

- 剧烈的撕裂痛，咳嗽时加剧、放射至肩部、肩胛骨、侧胸壁；深呼吸限制、触诊时不加剧
- 呼吸浅快（注意呼吸频率）
- 伴随症状：干咳、焦虑、烦躁不安

临床检查

- 患者坐位
- 出汗、发绀，同侧胸部呼吸活动度 ↘，穿透性伤口产生气泡，皮下肺气肿
- 气体填塞征（颈静脉充盈、异常搏动、心音消失）
- 同侧语音和肺泡呼吸音消失（患者坐位锁骨上听诊 +++）、鼓音
- 寻找积液相关征象（粘连的索带断裂引起的反应或出血）
- 动脉血压正常或 ↘（存在压迫），心动过速，心音 ↘ ± 偏向另一侧
- 前胸急诊超声：肺点（胸膜分离区）的存在证实了气胸存在，胸膜滑移和 B 线消失的出现 100% 是气胸

监测

- ECG：大部分正常，偶尔出现窦性心动过速、节律障碍
- SpO_2 正常或 ↘
- T°

联合上述 4 项特征性表现应高度怀疑诊断，并积极寻找病因。

病因诊断

- 年轻男性、身材瘦长、吸烟
- 一般耐受良好
- 不发热

- 慢性呼吸系统疾病既往史（慢阻肺、先天性黏液稠厚症、弥漫性间质纤维化、肺梗死、癌症）、获得性免疫缺陷综合征
- 急性哮喘发作
- 感染综合征（结核、肺孢子虫病、葡萄球菌性肺炎）

- 年轻女性、月经来潮以后 48 h

- 闭合性胸部外伤、穿透伤、爆震伤

- 胸腔穿刺或活检
- 经支气管活检
- 肝穿刺或活检
- 经胸壁穿刺
- 纵隔镜
- 机械通气 ± PEEP
- 锁骨下、颈内静脉导管
- 肋间阻滞、腋窝阻滞
- 针灸

严重征象

- 心率 ≥ 120 次 / 分
- 呼吸 ≥ 30 次 / 分
- 发绀
- 喘息
- 右心力衰竭
- 心血管功能衰竭
- 躁动

➤ 自发性气胸

➤ 继发性气胸

➤ 月经性气胸，异常的胸膜下子宫内膜异位征

➤ 创伤性气胸

➤ 医源性气胸

治疗

对症治疗

严重（心肺功能下降）

- ➤ 开通大的外周静脉通道 +
- ➤ 给氧（SpO_2>95%）
- ➤ 排气 ± 胸腔引流（参见P264）
- ➤ ± 麻醉下控制性通气或者至少单纯排气，最好引流

不严重

- ➤ 开通静脉通路
- ➤ 休息

一般治疗

- ➤ 面罩吸氧
- ➤ 止痛：如果EVA > 6，对乙酰氨基酚1 g缓慢静脉注射，利多卡因局部麻醉、吗啡滴定
- ➤ 半坐位

转运策略：• 如果有呼吸窘迫或血流动力学不稳定征象，则在良好的医疗支持下（胸片）常规专业医疗转运至急诊室或直接复苏室。

转运监测：• 意识、心率、动脉血压、呼吸频率、心肺听诊、心电监护、SpO_2、引流管或呼吸导管。

重要提示

- ➤ 在进行机械通气前，一定要检查气胸并将其排出（机器致气胸窒息的风险）
- ➤ 如果必须留置中心静脉导管，则应将其放在气胸同侧，否则应安装骨内通路
- ➤ 注意创伤性膈疝能够呈现相同的症状
- ➤ 切勿在任何穿透性胸部伤口导致的继发性气胸前使用加压绷带
- ➤ 疑似在严重哮喘发作期间发生的气胸并不能通过适当的治疗而改善（消除肺泡呼吸音、不对称听诊）
- ➤ 关注在控制通气情况出现的气胸：呼吸机不协调、吸气压力、心律不齐、心动过速、氧合下降、胸廓不对称、皮下气肿、虚脱
- ➤ 如果气胸持续数小时，缓慢排出（有复张性急性肺水肿风险）

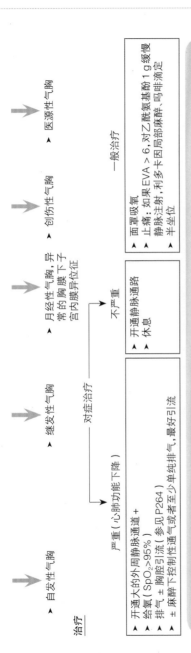

支气管肺炎

定义

✓ 感染发生在支气管及肺实质

诊断依据

背景

- 危险因素：糖尿病、COPD、吸烟、哮喘、心肾功能不全、HIV、肿瘤、免疫下降、营养不良、激素治疗、慢性肝病、脾切除术后
- 健康人群也可感染
- 近期气道感染病毒、空气污染近期气道感染病毒、空气污染

临床症状

- 呼吸困难、干咳、咳痰或脓痰
- 胸壁疼痛
- 寒战
- 伴随症状：腹泻、腹痛、头痛、肌痛、关节炎、恶心、呕吐

临床检查

- 气促（注意呼吸频率）
- 捻发音、鼾音、啰音、支气管呼吸音
- 胸腔积液
- 紫癜，脑膜炎征象
- 加重征象：R>30次/分、过度通气、发绀、心率>140次/分、收缩压<90 mmHg、脉压差增大、易激惹、皮肤花斑、烦躁、精神错乱、意识障碍

监测

- SpO_2 下降
- 发热

存在上述4项急性情况应充分怀疑阳性的诊断（在易感人群中出现发热性呼吸困难，无急性肺水肿或肺栓塞的依据），重型肺炎评价指标（评分），可寻找病因。

病因诊断

➤ 无症状感染 ➤ 干咳或咳痰、非化脓性咳痰 ➤ 近期上呼吸道感染 ➤ 局灶神经体征	➤ 发热+++、寒战 ➤ 特别是饮酒过度、脾切除术后、HIV ➤ 骤起起病（24～48 h） ➤ 口唇疱疹	➤（1）虚弱++、咳痰++、特别是饮酒过度 ➤（2）COPD	➤ 进展性加重、干咳、发热与脉率不符 ➤ 伴随体征：腹痛、腹泻、头痛、意识模糊、肌痛、关节痛 ➤ 过度饮酒、吸烟、污染水、气候	➤ 逐渐起病 ➤ 尤其是年轻人 ➤ 干咳、发热 ➤ 伴随症状：咽炎、恶心、呕吐、腹泻、皮疹 ➤ ±心包炎、心肌炎、脑膜炎	➤ 逐渐起病 ➤ 干咳、发热、肌痛、皮疹 ➤ 其他：接触鹦鹉、鸽子	➤ 虚弱++ ➤ 恶臭呼吸、胸腔积液、支气管呼吸音 ➤ 尤其过度饮酒、牙齿不好、吞咽困难、食管癌、胃食管反流

- 急性气管炎
- 链球菌性肺炎
- （1）克雷伯杆菌肺炎（致死率20%）
- （2）流血嗜血杆菌肺炎
- 军团菌肺炎
- 支原体肺炎
- 衣原体肺炎
- 厌氧菌性肺炎

治疗

对症治疗

严重

- 脓毒性休克：
  - 胶体液扩容
  - 经验性抗生素治疗
  - 如果仍然休克：血管收缩剂（去甲肾上腺素微量泵泵入：0.25 mg/h）
- 意识障碍和呼吸衰竭：
  - 麻醉诱导下气管插管
  - 支气管吸引

不严重

- 开放静脉通道
- O_2维持$SpO_2>90\%$
- 坐位

一般治疗

- 根据疼痛评分进行镇痛（OMS分级）

转运策略：・无加重迹象，专业医疗转运至急诊室（生物学检查/胸片）；有加重迹象，准备心肺复苏。
转运监测：・意识障碍、心率、动脉血压、心电监护、SpO_2、呼吸频率、$ETCO_2$。

重要提示

- 易被忽视的老年人症状：无发热或呼吸困难、上肢功能受限、跌倒、尿失禁。
- 化脓性痰并不一定意味着细菌感染
- 急性社区获得性肺炎（或者院外获得性肺炎）= 传染病死亡的第一位原因
- 30%的肺病病例中没有爆发的迹象
- 地域在病因学诊断中的重要性，通常具有相关性

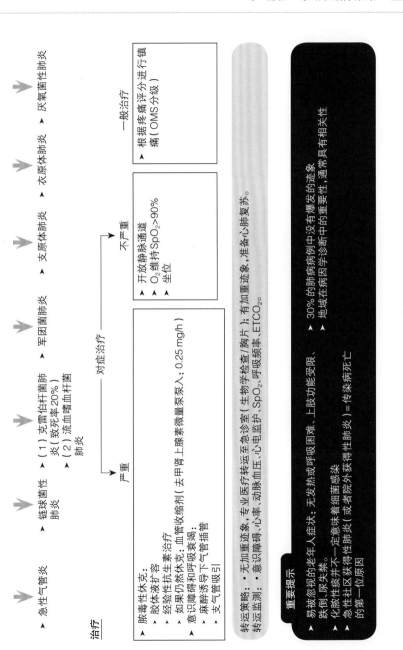

非创伤性盆腹腔疼痛

严重征象 +++

- 环系统：晕厥、脉搏急促微弱、脸色苍白 ——→ 平躺、抬高下肢、开通2条外周静脉、快速补液、吸氧
- 呼吸窘迫、意识紊乱 ——→ O_2，± 开放上气道，简易呼吸气囊预给氧，麻醉（+/–）下插管通气（参见P201），气管插管下呼吸及辅助通气。留置胃管 ± Blackmore 管
- 痉挛 ——→ 躺下，双下肢屈曲

急诊处理 +++

不要忘记

- ✓ 吸氧
- ✓ 心电监护（ECG）
- ✓ 血红蛋白（红细胞比容）
- ✓ 末梢血糖
- ✓ 尿试纸

急诊处理后没有严重迹象
或者患者状态稳定

背景

- 性别，年龄
- 近期感染，药物中毒，饮食，旅行史
- 既往史：手术史（腹壁瘢痕），月经史（末次月经），泌尿道疾病，酒精中毒，糖尿病，消化道疾病，动脉炎，高血压
- 近期日常治疗（胃肠道毒性药物）

临床症状

- 腹痛：位置、放射、性质、持续时间、起病方式（突发或缓慢进展）、加重诱发因素、随时间变化（持续或发作性）、体位影响
- 伴随症状：
  - 头痛、焦虑、烦躁、木僵、胸痛
  - 口渴、发热、寒战
  - 呼吸困难类型（呼吸减慢或呼吸急促）。注意呼吸频率
  - 恶心、呕吐、移动困难、嗳气、烧心
  - 泌尿道和生殖器症状

临床检查

- 腹部：蠕动减少或无、隆起或凹陷、脐突出
- 肠梗阻、侧支循环、腹腔瘢痕
- 压痛 ↗、反跳痛、肌卫、痉挛、放射痛
- 肝脾肿大、疝气（先天疝、切口疝）、Mc Bueney、墨菲征、腰部疼痛、直肠指检 ± 子宫触诊（可触及包块、指套染血、疼痛）
- 气过水声、血管杂音
- 脐周、周围或肝周胀气；四周的浊音或移动性浊音
- 一般检查：
  - 动脉血压、心率、脉搏，搏动性包块（腹主动脉瘤）、脱水
  - 厌食、消瘦、虚弱

监测

- T°
- ECG（后壁心肌梗死）
- SpO_2
- 末梢血糖
- 尿试纸
- 血红蛋白

联合上述4项特征性表现（位置，有无挛缩，肠道运动消失，显性或隐性出血的征兆，盆腔触诊）寻找出可能的病因。

腹痛+休克和（或）痉挛

- 急性胰腺炎（肠道停止蠕动/脐周疼痛）
- 动脉瘤破裂或主动脉夹层、腹主动脉搏动（脐周搏动性包块、股动脉搏动↘）
- 异位妊娠破裂（子宫触诊、直肠指检）
- 肠系膜梗死（动脉粥样硬化）
- 消化道出血（胃管、直肠指检）
- 急性肠阻塞（呕吐、肠蠕动消失、直肠指检）
- 局部或全腹腹膜炎（直肠指检++）
- 糖尿病酮症酸中毒

腹痛+发热

- 急性阑尾炎（转移性右下腹疼痛）
- 乙状结肠炎（左侧腹）
- 胆囊炎（右侧腹、黄疸）
- 血管炎/肝炎
- 胃肠炎（呕吐、腹泻）
- 胆绞痛（右侧季肋部放射到右肩部疼痛）
- 附件炎（输卵管炎、卵巢炎）子宫触诊++，侧腹疼痛
- 子宫内膜炎症
- 前列腺炎（直肠指检++）

放射性疼痛

- 后壁心肌梗死
- 肾绞痛
- 肾盂肾炎
- 腹膜后血肿
- 腹膜炎
- 肺炎

局限性疼痛

- 脐上：
  - 消化道溃疡
  - 膈下脓肿
  - 急性胃扩张
  - 胃炎
  - 急性肾上腺功能不全
- 右季肋部：
  - 肺栓塞或心包压塞导致的心脏和肝脏表现
- 下腹部：
  - 急性尿潴留
  - 膀胱炎

重要提示

- 首先需要排除有手术指征的急腹症
- 禁食
- 必须转运到医院进行详细的检查
- 注意表现为腹部症状的腹部以外的疼痛

急性胰腺炎

定义

✓ 继发于胰酶激活后胰腺自身消化的急性炎症反应

诊断依据

背景
- 饮酒++
- 胆石症++
- 高钙血症、高三酰甘油血症、2型糖尿病
- 术后（胃切除、胆道手术）和Oddi括约肌切除术后
- 如果年龄>55岁、症状加重++

临床表现
- 腹痛：剧烈、突发、胀痛、餐后上腹痛、向后腰部放射
- 恶心、呕吐

临床检查
- 腹胀和黄疸
- 腹痛拒按（上腹、右肋下或全腹）
- 轻度肌卫
- 休克体征（脉搏细速、动脉血压↘、脉压差、皮肤黏膜苍白、四肢冰冷、烦躁、焦虑、多尿、口渴、出汗）
- 肺底、肺泡呼吸音↘（胸腔积液）
- 严重程度评分：SIRS（T<36℃或>38℃，心率>90次/分，呼吸频率>20次/分，白细胞减少或白细胞增多）

监测
- T° 正常或轻度发热38.5℃
- 末梢血糖升高（严重：非糖尿病患者血糖>11 mmol/L）
- SpO_2↘
- 动脉血压正常或↘
- 心率<40次/分或>150次/分
- 呼吸频率>35

联合上述4项特征性表现应高度怀疑诊断，并积极寻找病因。

病因诊断

诱发因素
- 术后或操作后

- 休克表现
- 突然发作的剧烈的餐后上腹痛

→ 坏死–出血性胰腺炎

- 突发的剧烈上腹痛
- 恶心和呕吐
- 轻度发热38.5℃
- 没有休克表现

→ 水肿性胰腺炎、胰腺脓肿、胰腺假性囊肿

治疗

对症治疗

严重

- 循环衰竭：
  - 晶体液扩容：乳酸林格溶液（每小时5～10 mL/kg）
  - 儿茶酚胺：去甲肾上腺素（最大2 mg/h）
- 呼吸困难和（或）意识障碍：
  - 依托咪酯（0.2～0.4 mg/kg）、氯胺酮（2～3 mg/kg）和西罗库林®（1 mg/kg）诱导后插管或气管切开
  - 机械通气，FiO_2=1

不严重

- 抬高下肢
- 开通两条静脉通道（14或16G）
- 乳酸林格溶液或生理盐水水化（最多5 L/24 h）
- 血型鉴定，血常规，凝血功能血电解质，交叉配血，血细胞压积

一般治疗

- 根据SpO_2进行氧疗
- 保温
- 止痛药无效，仍恶心呕吐，胃肠减压
- 静脉注射对乙酰氨基酚：1 g，15 min内

转运策略：• 通常转运到有专科（普通外科、胃肠科、急诊科）的中心医院，伴有休克的胰腺炎送至抢救室。
转运监测：• 意识、心率、动脉血压、呼吸频率、心电监护、SpO_2、胃管。

重要提示

- 循环低血容量后应出现的心动过速可能被矛盾的心动过缓掩盖，唯一的治疗方法是尽快补液
- 病因治疗为二线治疗
- 注意心电图的变化（警惕心绞痛、心包炎，肺栓塞）
- 不使用吗啡，因为吗啡会收缩Oddi括约肌

腹主动脉瘤(撕裂或破裂)

定义

✓ 腹主动脉局部扩张,最常见于肾平面下,继发内膜损伤,死亡率非常高

诊断依据

背景

- ➤ 既往史:诊断动脉瘤、冠心病、动脉粥样硬化(少见:腹部外伤、马方综合征)
- ➤ 心血管危险因素(高血压>40%;吸烟+++;糖尿病>20%)
- ➤ 常规治疗:降压治疗
- ➤ 年龄>60岁
- ➤ 注意少尿

临床症状

- ➤ 突发剧烈、从前向后穿通性疼痛、绞痛
- ➤ 急性腰背部疼痛
- ➤ 呼吸短促(注意呼吸频率)
- ➤ 伴随症状:恶心、呕吐、频繁晕厥、躁动、意识不清
- ➤ 注意:呕鲜血 ± 黑便(如果撕裂至消化道供血动脉水平)

临床检查

- ➤ 脐周搏动性包块,腹膜后血肿、花斑、苍白
- ➤ 腹部痉挛性胀气、搏动性肿块增大
- ➤ ↘ voire abolition,股动脉搏动不对称
- ➤ Douleur lombaire augmentée à la palpation
- ➤ 直肠触痛
- ➤ 腰椎旁,脐周、股动脉处杂音
- ➤ 急性下肢缺血(局部:疼痛+++、发绀、花斑、感觉障碍、肢体温度下降)
- ➤ 出血征象(脸色苍白,按压皮肤恢复时间↗,动脉血压正常或衰竭,还有下述2种情况:脉压差减小、心动过速或矛盾性心动过缓)

监测

- ➤ ECG:心动过速、心肌缺血
- ➤ SpO_2正常或↘
- ➤ 低热
- ➤ 血红蛋白或红细胞比容↘
- ➤ 动脉血压正常或↘

联合上述4项特征性表现应高度怀疑诊断。会出现下述2种情况。

- ➤ 休克征象
- ➤ 由前向后穿通性撕裂样疼痛
- ➤ 腹部痉挛
- ➤ 恶心,呕吐
- ➤ 动脉瘤

- ➤ 腹痛
- ➤ 腹部大理石样花斑
- ➤ 不对称的股动脉搏动
- ➤ 搏动性腹部肿块、杂音、疼痛
- ➤ 破裂的动脉瘤

治疗

对症治疗

破裂

- 循环衰竭：
  - 患者取仰卧位、抬高双腿、Trendelenbourg体位（头低脚高位）
  - 开放两条静脉通道、补充晶体、维持收缩压为80～90 mmHg
  - 开放中心静脉：粗的中央导管和髓内导管
  - 1输血泵
  - 采血进行血常规检查
  - 儿茶酚胺：去甲肾上腺素，最大2 mg/h
  - 高龄孕产妇准备输注的O型阳性或阴性血
- 呼吸困难和（或）意识障碍：
  - 依托咪酯（0.2～0.4 mg/kg）、氯胺酮（2～3 mg/kg）和西罗库林®（1 mg/kg）诱导后插管＋机械控制通气，FiO_2=1

撕裂综合征

- 开放2条外周静脉通道（14～16G）＋生理盐水
- 血压正常、高血压（用尼卡地平静脉泵入控制血压）

一般治疗

- 面罩给氧
- 镇痛：扑热息痛1 g静脉注射或吗啡注射
- 保温

转运策略：
- 使用倾斜担架。
- 怀疑有血流动力学不稳定者应规范转至有专科（血管外科，超声、CT、主动脉造影）的医院，如果有急腹症（撕裂综合征）送至急诊；如果血压进一步下降送至手术室进行主动脉夹闭。

转运监测：
- 意识、心率、呼吸频率、动脉血压、皮肤黏膜颜色、股动脉搏动、腹部体征、心电监护、SpO_2、红细胞压积或血红蛋白。

重要提示

- 不要尝试在现场恢复血压正常低限值，要尽快送入抢救室
- 剖腹手术的重要性在于辨别腹部综合征类型（鉴别诊断：弥漫性腹膜炎、急性胰腺炎、肠系膜梗死）
- 标志着大循环衰竭的心动过速可能被矛盾的心动过缓掩盖，唯一的方法是快速补液

异位妊娠破裂

✓ 妊娠前3个月的主要死因

定义

✓ 受精卵着床在子宫腔外（输卵管、卵巢和腹腔内）

诊断依据

背景
- 育龄期女性
- 既往史：输卵管炎症、结核、输卵管成形术后、异位妊娠
- 宫内节孕器、没有避孕措施
- 随诊
- 末次月经
- 已知或未知的妊娠

临床症状
- 盆腔疼痛、间歇性、单侧、突发进行性加重
- 血崩
- 体征

  伴随向左肩部放射的疼痛、轻度晕厥、眩晕

临床检查
- 休克征象（脉搏细速、动脉血压↘、脉压差减小、皮肤黏膜苍白、四肢冰凉，焦虑、烦躁、少尿、口渴、出汗）
- 腹胀 ± 腹部凹陷 ± 髂窝拒按（自发或排便时），腹部局部痉挛
- 阴道触诊：Douglas处疼痛、子宫侧壁触痛、指退见血、子宫不增大
- 子宫痉挛
- 注意呼吸频率

监测
- 心电监护，ECG：QRS波波幅是否随运动变化，呼吸（吸气时↘，呼气时↗），心动过速
- 血红蛋白和血细胞比容正常或↘
- SpO_2正常或↘
- 动脉血压正常或↘
- 快速超声：腹腔积液

联合上述4项特征性表现应高度怀疑诊断。

↓

治疗

对症治疗

严重（循环衰竭）	不严重（血流动力学稳定）	一般治疗
➤ 循环衰竭： ‣ 患者取仰卧位、抬高双腿；Trendelenbourg体位（头低脚高位） ‣ 开放两条外周静脉通道（14～16G），开放中心静脉或髓内导管 ‣ 补充晶体：生理盐水 ‣ 儿茶酚胺：去甲肾上腺素，最大2 mg/h ‣ 输注的O型阴性、Kelly阴性悬浮红细胞 ➤ 意识障碍–呼吸困难： ‣ 依托咪酯（0.2～0.4 mg/kg）、氯胺酮（2～3 mg/kg）和西罗库林®（1 mg/kg）诱导后插管 ‣ 机械通气维持FiO_2=1	➤ 抬高下肢 ➤ 开通2条粗的外周静脉通道（14～16G） ➤ 交叉配血、血常规、凝血功能、血细胞比容	➤ 根据SpO_2氧疗 ➤ 保持体温 ➤ 镇痛：注射对乙酰氨基酚：1 g，或吗啡静脉注射

转运策略：• 仰卧在倾斜担架上。怀疑此诊断须要运送至具有超声检查能力和可行手术的医院。
转运监测：• 意识、心率、动脉血压、呼吸频率、心电监护、SpO_2、黏膜颜色、腹部体征、血红蛋白和血细胞比容。

重要提示

- 育龄期的女性有腹痛症状都因怀疑宫外妊娠，直至找到相反证据
- 标志着大循环衰竭的心动过速有可能被矛盾的心动过缓掩盖，唯一的治疗方法就是快速补液
- 要尝试恢复血压正常值低限，70～80 mmHg的收缩压已经足够。关键是尽快运送到抢救室

肠系膜梗死（IM）

✓ 死亡率非常高

定义

✓ 由于肠系膜动脉或静脉血栓形成或栓塞导致的肠壁缺血，心输出量下降引起的肠道梗阻和轻度腹膜炎

诊断依据

背景

- 老年人、冠心病、心血管疾病、血栓性疾病
- 既往史：慢性肠系膜缺血（餐后腹痛、腹泻）
- 血管收缩剂、洋地黄、利尿剂使用

临床症状

- 脐周或右下腹突发急性腹痛
- 呕吐、血性腹泻、便血、恶心

临床检查

- 初期不适：腹胀、肠鸣音↘
- 急性期：腹膜炎（肌卫、弥漫性腹痛、Douglas腔触痛）
- 低血容量休克（第三级）、脓毒血症

监测

- 心电监护
- 血红蛋白/血细胞比容
- 发热或低体温

病因诊断

- 心律不齐
- 心脏瓣膜病
- 下肢动脉炎
- 血管手术史

→ 病源于动脉栓塞（40%肠梗阻）

- 缺血性心肌病、下肢阻塞性血管疾病
- 心绞痛或心肌梗死病史
- 血管收缩治疗（升压治疗）
- 低血容量休克

→ 源于缺血（50%肠梗阻）

- 血液高凝状态
- 癌症
- 小肠扭转
- 近期有枪伤或刀伤

→ 源于静脉血栓

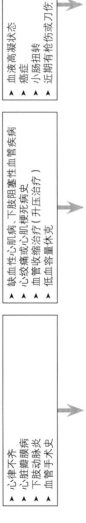

治疗

对症治疗

- 开通2条外周静脉通道（口径14～16G）
- 如果循环衰竭，用胶体液扩容

一般治疗

- 根据SpO_2氧疗
- 经鼻置入胃管
- 必要时镇痛
- 脓毒性休克管理

转运策略：•高度怀疑诊断者专业医疗转至进行动脉造影，必要时手术治疗的专科中心。

转运监测：•心率、动脉血压、呼吸频率、意识、心电监护、SpO_2、腹部体征、腹部CT、利尿剂、动脉/静脉/门静脉扫描、动脉造影及手术。

重要提示

- 老年患者伴有多发血管病变合并休克者应考虑该诊断
- 纯肠系膜梗死预后较好，困难的是在缺血征象出现伊始进行诊断
- 尽可能减少对血管收缩剂的使用（增加缺血的可能性）

急性肠梗阻

定义

✓ 完全自发停止的肠道活动

诊断依据

背景

- ➤ 肠梗阻既往史，突发蠕动困难、黑便、血便、腹部手术史
- ➤ 放疗中

临床症状

- ➤ ± 一般情况变化
- ➤ 腹痛：突发、间歇性、部位不定绞痛（寻找疼痛初发位置）穿插钝痛
- ➤ 功能性体征：蠕动停止（停止排气+++）、呕吐胆汁或粪便样物质

临床检查

- ➤ 寻找腹壁瘢痕
- ➤ 腹部突然减压引起疼痛
- ➤ 有（低位梗阻）或无弥漫性腹胀（高位梗阻）
- ➤ 疝环：可能是绞窄性疝
- ➤ 直肠检查：Douglas处检查，直肠壶腹空虚（排除粪便嵌塞或肿瘤）
- ➤ Matité déclive des flancs（不稳定）
- ➤ 突发绞窄：剧烈的穿透性痛，伴心血管系统衰竭、腹胀、鼓音、局部拒按
- ➤ 突发闭塞：阵发腹痛伴腹泻和无痛性腹胀
- ➤ ± 肠鸣音
- ➤ 脱水的风险（第三期）
- ➤ 寻找可触及的肿块（癌症）

监测

- ➤ 体温
- ➤ 末梢血糖
- ➤ SpO_2正常或↘
- ➤ PA正常或↘

联合上述4项特征性表现症状应高度怀疑诊断，并积极寻找病因。

病因诊断

➤ 骤然起病 ➤ 脐周或弥漫性锐痛 ➤ 早期反复呕吐、粪便样气味 ➤ 晚期蠕动停止（远端结肠排空） ➤ 无腹胀或脐周腹胀	➤ 渐进性加剧 ➤ 先恶心、后呕吐 ➤ 停止排气排便 ➤ 弥漫性或局部腹胀、呕吐 ➤ 蠕动减慢 ➤ 肠鸣音减弱	➤ 腹部肠外病变、创伤后腹膜血肿、低钾血症、神经抑制剂使用…… ➤ 中度疼痛 ➤ 肠蠕动减少或者停止 ➤ 腹胀 ➤ 听诊无肠鸣音

- 小肠梗阻（尤其是粘连+++、小肠扭转、胆道梗阻、小肠肿瘤等）
- 梗阻性绞痛（尤其是癌性绞痛+++、乙状结肠憩室、结肠扭转等）
- 麻痹性肠梗阻（阑尾炎、胆囊炎、肾炎）
- 肠系膜急性缺血、腹膜炎、急性胰腺炎
- 克罗恩病术后急性结肠扩张、出血、Ogilvie综合征、功能性梗阻等

治疗

对症治疗

严重

- 循环衰竭：
  - 晶体液扩容
- 意识障碍–呼吸困难：
  - 依托咪酯（0.2～0.4 mg/kg）、氯胺酮（2～3 mg/kg）和西罗库林®（1 mg/kg）诱导后插管
  - 机械通气，FiO_2=1

不严重

- 开放外周静脉通道（口径14～16G）
- 镇痛：利多卡因或吗啡
- 水合葡萄糖或电解质溶液（500～1 000 mL）

一般治疗

- 根据SpO_2氧疗
- 胃管置入
- 维持体温
- 仰卧位

转运策略：•专业医疗送至中心医院行开腹手术，有休克的急性肠梗阻应转入重症监护室。
转运监测：•意识、心率、动脉血压、呼吸频率、心电监护、SpO_2。

重要提示

- 警惕假性绞窄性疝气（真正的堵塞在下段）：咳嗽时出现，有可能回纳
- 注意ECG

急性腹膜炎

定义

✓ 局部或全腹膜炎症所致，最常继发于腹腔内感染，常常威胁生命

诊断依据

背景
- 饮酒（腹水、肝硬化）、腹膜透析
- 既往史：十二指肠溃疡、憩室病、阑尾炎、开腹手术
- 腹部手术后
- 未经治疗的腹部伤口

临床症状
- 腹痛（突发或逐渐加重，可以明确定位）
- 伴随症状：
  - 恶心、呕吐
  - 蠕动停止、腹泻

临床检查
- 腹式呼吸消失
- 腹部拒按，全腹持续痉挛
- 局部或全腹部疼痛
- 直肠检查：Douglas 处疼痛
- ± 休克体征、动脉血压↘、脉压差下降（第三期）或者肠管扩张（败血症性血管麻痹）、花斑、四肢冰冷、焦虑、烦躁、呼吸急促（注意呼吸频率）、口渴、出汗
- 脱水（面容改变、声音嘶哑、低血压、心动过速、少尿）= 第三期
- 无肠鸣音
- 腹部鼓音或浊音

监测
- 发热
- SpO_2
- ECG：排除心肌梗死
- 动脉血压
- 心率
- 呼吸频率

如联合上述 4 项急性症状应高度怀疑诊断。应积极寻找病因。

病因诊断

背景和诱因
- （1）发热、疼痛 + 拒按↗、胃液引流、少尿、呼吸衰竭
- （2）感染，未经治疗或治疗延误的腹部伤口

↓

- 急性起病
- 休克征象
- 全腹痉挛
- 腹式呼吸消失
- Douglas 处疼痛

- 进展性、散在腹痛伴恶心
- 肠蠕动存在、腹泻
- 直肠检查正常
- 深压痛且固定
- 局部肌卫

- 疼痛定位模糊
- 轻微腹抵抗
- 轻度发热，最高 38.5℃
- 酗酒史（存在腹水）或肾衰竭有腹膜透析史

- 继发性腹膜炎
  - （1）术后
  - （2）近期开放性腹部伤口
- 继发穿孔性腹膜炎（溃疡、肠道、脓肿……）
- 继发弥漫性腹膜炎（急性阑尾炎、膀胱炎、生殖器炎症）
- 原发性腹膜炎（罕见）：感染、腹水感染、腹膜透析导管感染

治疗

对症治疗

严重

- 循环衰竭：
  - 晶体扩容
  - 效果不佳：肾上腺素或去甲肾上腺素，最大2 mg/h
- 意识障碍–呼吸困难：
  - 依托咪酯（0.2～0.4 mg/kg）、氯胺酮（2～3 mg/kg）和西罗库林®（1 mg/kg）诱导后插管
  - 机械通气，FiO_2=1

不严重

- 开放外周静脉通道（口径14～16G）
- 镇痛：吗啡
- 水化：乳酸钠林格，500～1 000 mL

一般治疗

- 根据 SpO_2 氧疗
- 置入胃管引流
- 保温
- 仰卧，弯曲下肢

转运策略：• 所有腹膜炎都应经快送入复苏室。
转运监测：• 意识、心率、动脉血压、呼吸频率、心电监护、SpO_2。

重要提示

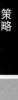

- 怀疑腹膜炎应尽快送至医院就诊
- 标志着大循环衰竭的心动过速有可能被矛盾的心动过缓掩盖，唯一的治疗方法是快速补液
- 病因治疗为二线治疗

急性肾上腺功能不全

定义

✓ 急性肾上腺功能不全是由于肾上腺皮质激素，尤其是皮质醇的分泌突然全部或部分不足而引起的临床综合征

理解

✓ 醛固酮不足会导致尿钠流失，由于水向细胞内转运导致细胞外脱水和细胞内水过多以及高钾血症（肾脏中的Na^+/K^+交换）

✓ 皮质醇不足会导致虚弱和低血糖趋势（肝脏和肌肉中糖原储备减少）

✓ 肾上腺雄激素不足没有已知的后果

诊断依据

背景

- 慢性肾上腺功能不全
- 长期糖皮质激素治疗
- 败血性休克（脑膜炎、肺炎球菌病）
- HIV感染
- 创伤/肿瘤/脑神经外科
- 产后

临床检查

- 严重的细胞外脱水，伴有心血管衰竭和皮肤褶皱
- 消化系统疾病：恶心、呕吐、腹泻、腹痛、可能会产生假手术假象
- 中枢性发热或由于感染加剧（可能是诱发因素）
- 弥漫性肌肉疼痛
- 神经精神症状：神志不清、谵妄、昏睡、昏迷

监测

- 脉搏
- 动脉血压
- 体温
- ECG

诱发因素

- 激素治疗的中断
- 异常疲劳，损伤，尤其是病毒感染，手术，分娩
- 无盐饮食或造成失水的药物：利尿剂，泻药

治疗

- 补充水、糖和盐：
  - 在最初的2 h内补充2～3 L等渗葡萄糖，并补充0.9% NaCl（由于需要添加葡萄糖，因此首选等渗盐水），而无需添加KCl。在最初的24 h内添加的液体量为6～8 L。
  - 如果严重脱水，用血液替代品和加压素。
- 肠外激素治疗：氢化可的松静脉推注100 mg，然后400 mg IVSE/24 h。在这些剂量下，氢化可的松具有盐皮质激素的功能，无需结合使用。
- 诱发因素的研究和治疗，尤其是感染性因素。

转运策略：• 专业医疗转运至ICU。

重要提示

- 急性肾上腺皮质功能不全是治疗上的紧急情况
- 首次就诊急性肾上腺功能不全：要考虑此诊断，特别是接受长期糖皮质激素治疗或抗凝剂（维生素K和低分子肝素）治疗的患者以及自身免疫病和结核病患者
- 已知激素治疗中断期间的急性肾上腺功能不全：确定失代偿因素
- 若症状加重，可能出现心源性/脓毒性休克
- 肾上腺功能不全的肠胃炎是急性功能不全

呼吸困难

定义

✓ 在呼吸时感觉到喘息、急性窒息。它与呼吸急促或PaO_2变化没有一致相关性

不要忘记

✓ 氧气，脉搏血氧仪
✓ 吸痰器、呼吸机
✓ 电动注射器（微量泵）
✓ 除颤仪
✓ 气管插管耗材
✓ 正压通气
✓ 雾化器
✓ 峰流速监测
✓ 困难插管套件
✓ 便携式超声

严重征象 → **急救措施**

- 呼吸窘迫：呼吸频率>30次/分、抽搐、反常呼吸、辅助呼吸肌受累表现出浅快呼吸、呼吸暂停、SpO_2 ↘ ↘，出汗、发绀 → 检查是否有上呼吸道梗阻物+++（海姆立克操作参见P245，用手指或Magill钳清除异物）
  - 如果有意识：坐位，高流量吸氧，维持SpO_2>95%（若怀疑COPD，维持SpO_2在90%～92%），开通静脉通道
- 神经症状：意识障碍、抽搐、昏迷、躁动 → 如果昏迷：开放上呼吸道、用呼吸球囊给氧、快速插管，先用呼吸球囊通气，然后用呼吸机通气。静脉输注0.9% NaCl注射液
- 循环障碍：休克状态、右心衰、节律障碍 → 补液实验；给氧后抗心律失常治疗

↓ 经抢救后无严重表现或病情稳定

背景

- 既往史：哮喘、慢性呼吸衰竭、高血压、心脏病、艾滋病
- 诱发因素：发病情况（卧床休息、药物中毒）
- 近期常规治疗

临床症状

- 呼吸困难：发作（突然或进行性）、类型（呼气、吸气、2个阶段）、浅表或无、呼吸缓慢或呼吸急促、端坐呼吸、Cheyne-Stokes呼吸、Kussmaul呼吸
- 相关体征：发热、角膜炎、言语障碍、吞咽困难、口水过多、胸痛（部位、放射痛、类型、持续时间）、咳嗽、咳痰（贫血、黏液性尿液）、皮疹、瘙痒
- 喘息

临床检查

- 口咽梗阻、胸骨畸形、发绀、出汗、胸廓增大、皮下气肿、颈静脉充盈
- 触诊颈部肿块、静脉炎迹象、肝区肿大疼痛、肝颈静脉回流征
- 听诊：水泡杂音（对称、静默、啰音、管状呼吸音）、奔马律、心脏杂音、动脉压、心率
- 叩诊：鼓音、浊音
- 神经系统查体

监测

- ECG（与既往对比）：窦性心动过速、传导阻滞、心律不齐、系统性或弥漫性复极障碍
- SpO_2正常或 ↘
- 吸气峰流速或呼气流量
- T°

联合上述4项特征性表现应高度怀疑该诊断，并积极寻找病因。

↓

病因诊断

梗阻	代谢因素	急性肺心病		神经系统疾病	心理疾病
➤（1）吸气性呼吸短促、胸骨上凹陷、喘息、发声困难 ➤（2）呼气性呼吸困难、皮疹、面部水肿、发声困难、吞咽困难 ➤（3）毛细血管渗漏综合征、轻度喘息	➤（1）既往糖尿病、胰岛素治疗 ➤（2）高血糖 ➤ 动脉血压↘	➤（1）既往史：哮喘、慢性呼吸衰竭、静脉炎、右心衰竭 ➤（2）冠状动脉或心脏病史、激动剂治疗、啰音	➤ 不对称的湿啰音、鼓音或浊音	➤（1）昏迷和（或）中枢神经功能受损 ➤（2）昏迷=0 ➤ 周围神经功能缺损	➤ 既往心理疾病、焦虑、感觉异常
↓	↓	↓	↓	↓	↓
➤（1）喉炎、咽炎、异物、耳鼻喉癌、气管压迫 ➤（2）血管炎性水肿 ➤（3）吸入异物	➤（1）糖尿病酮症酸中毒 ➤（2）水杨酸中毒 ➤（3）贫血、休克	➤（1）急性哮喘、肺栓塞、代偿失调、心包炎、心包压塞 ➤（2）急性肺水肿	➤ 气胸、支气管肺病、胸腔积液、肺挫伤	➤（1）进行性颅内高压 ➤（2）重症肌无力、脊髓灰质炎、格林-巴利综合征、肌病、脊髓压迫>C4	➤ 破伤风、痉挛、装病

重要提示

- ➤ 呼吸困难+喘息音=哮喘，肺水肿（心脏病），COPD，肺栓塞
- ➤ 如果CO中毒或贫血，则不会出发绀
- ➤ 警告：神经肌肉源性呼吸困难=呼吸快速衰竭（无肌肉储备），而SpO_2可能仅轻微降低
- ➤ 中枢性发绀和周围性发绀之间的区别=无血管收缩或四肢冷却
- ➤ 呼气性呼吸困难+喘息+cornage=喉部呼吸困难
- ➤ 湿热（高碳酸血症）或干冷（休克状态）时，请务必检查血糖
- ➤ 如果有诊断疑问，除非进展至急性窒息，否则在进行额外检查之前，尤其是胸部X线检查之前，不要采取任何不当措施（例如：辅助呼吸）

急性会厌炎

定义

✓ 表现为危及生命的吸气性呼吸困难，波及喉及会厌上部的急性感染导致会厌肿胀

诊断依据

背景
- 无任何既往史
- 年龄：1～4岁
- 儿童未接种流感嗜血杆菌B疫苗
- 数小时内：最初的疼痛性吞咽困难，皮质类固醇激素导致的呼吸困难加重

临床症状
- 咽喉呼吸困难
- 吸气性呼吸困难
- 儿童中的凶险表现
- 无咳嗽
- 声音低沉
- 晚期：流涎

临床检查
- 被迫的坐姿
- 颈及上颌下淋巴结肿大
- 心动过速，高血压倾向
- 苍白，肤色苍白，四肢发绀
- 胸骨上和肋间凹陷
- 流汗
- 肺听诊正常

监测
- SpO_2 下降
- 心脏监护
- 动脉脉搏监测
- T°：39.5～40℃

联合上述4项特征性表现应高度怀疑诊断。

鉴别诊断

诱发因素
- 除非另有证据，否则声门上咽喉炎即称为急性会厌炎

切勿与其他喉部呼吸困难混淆

- T°=38℃，一般情况良好
- 嘶哑性咳嗽，阵发性喘息
- 辅助呼吸肌运动
- 声音清晰，肢端红润

→ 声门下病毒感染性喉炎

- 无发热
- 主要为痉挛性沙哑咳嗽
- 一般状况良好

→ 变应性或免疫性喉炎

- T°=39～40℃
- 吞咽困难
- 流涎
- 没有咳嗽
- 头后仰

→ 咽后壁脓肿

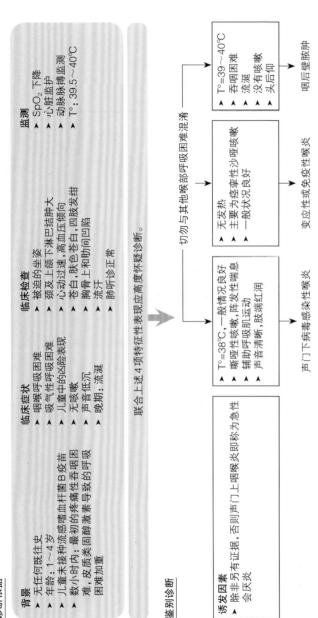

治疗

对症治疗

- Position assise stricte à conserver+++
- 被动的坐姿保持+++
- 不检查喉
- 给氧让 SpO_2>94%，高浓度或普通面罩 ± 肾上腺素雾化0.5 mg/kg（最大5 mg）
- 外周静脉通路建立：导管或帽状腱膜
- 头孢噻肟®50 mg/kg静脉注射，或罗氏芬®50 mg/kg静脉或肌内注射
- 如果存在转运风险（↘ ↘ SpO_2，呼吸暂停，心动过缓）→半卧位插管，氯胺酮2 mg/kg，气管导管直径比建议的年龄小0.5～1 mm
- 准备环甲膜切开术材料

一般治疗

- 如果可能的话，父母在场，以便采取更好的心理安慰，缓解焦虑和呼吸窘迫

转运策略：
- 坐位转运+++。
- 怀疑诊断时需要医疗转移至手术室，可能的话耳鼻喉科协诊，以确保在插管过程中明确诊断，确保插管过程安全；最大的程度镇静麻醉，需要经验丰富者预备进行困难气管插管和呼吸骤停时心脏复苏。
- 只有紧急情况时（严重的生命威胁和濒临死亡、喘息或呼吸暂停、意识丧失），才能授权自己当场为患者插管，并采取所有必要的预防措施：准备好心肺复苏药物，用药前（氯胺酮2 mg/kg 缓慢静脉注射）、半坐位气管插管。

转运监测：
- 意识、呼吸频率、心率、动脉血压、心电监护、SpO_2、四肢状态、插管和吸痰物料备用状态。

重要提示

- 在法国，90%的急性会厌炎是由乙型流感嗜血杆菌引起的；其余的是由于肺炎链球菌、葡萄球菌、克雷伯菌和肠杆菌引起的
- 自1992年以来，抗流感嗜血杆菌b疫苗的开发这种疾病就很少遇到发病。目前，它与D+T+脊髓灰质炎+无细胞百日咳疫苗（以Pentavac®或InfanrixQuinta®的名称）相结合，将从2个月大始进行疫苗接种
- 像成年人一样，大一点的孩子会患有急性会厌炎，但很少
- 如果气管插管失败，我们可以用1根14G的导管和3根Cobb穿刺环甲膜，以使用手动复苏器Ambu®或Laerdal®或Quickkit®进行通气，儿童可用Mini-trach®
- 致命因素：
  - 切勿平躺
  - 切勿用压舌板检查喉咙

恶性哮喘

诊断依据

背景

- 既往史：哮喘，变应性过敏，特定的某些治疗
- 既往哮喘史：过敏或特异性哮喘，特殊治疗
- 诱发因素：感染（气管支气管感染、鼻窦炎、病毒感染），药物（β受体阻滞剂、非甾体抗炎药、抗生素、阿司匹林）、胃食管反流、应激、运动、停用基础治疗
- 哮喘风险（↗死亡率）：既往严重的发作史，1年中（尤其是上个月）反复住院，环境不利，既往哮喘发作的插管史，治疗依从性差，男性，吸烟，滥用镇静剂，催眠药或麻醉药，长期糖皮质激素治疗，呼吸困难的迟钝感

临床症状

- 呼气性呼吸困难 ± 呼吸暂停
- 咳嗽困难、发音困难
- 意识障碍

临床检查

- 查体：桶状胸、出汗、发绀、喘息
- 听诊：双侧咝咝声 ± 哮鸣音、静默
- 心动过速、注意心率
- 右心体征（颈静脉充盈）

监测

- SpO_2
- ECG
- 呼气流量与理论最大值的比较
- T°

严重程度判断

- 呼吸暂停
- 意识障碍
- 循环衰竭、心动过缓
- 听诊：静默
- SpO_2<90%
- $PaCO_2 \geq 50$ mmHg

↓ 超急性哮喘

- 呼吸困难，呼气峰流量<理论最大值的30%
- 反常呼吸，呼吸频率>30次/分，喘息
- 心动过速>120次/分、心律不齐
- 发绀、躁动不安、大量出汗、发音障碍、“异常”状态
- 治疗失败、正常或高碳酸血症

↓ 恶性哮喘发作

- 在2个以上听诊区域闻及粗重哨笛样呼吸
- 呼气峰流量>理论值的50%
- 心动过速<120次/分，呼吸频率<20次/分
- 发绀=0

↓ 中度哮喘发作

治疗

对症治疗

超急性哮喘

- 插管/通气
- 循环衰竭者，微量泵注射肾上腺素®（0.5 mg/h起泵）
- 扩容

恶性哮喘

- O_2：调节氧流量≥6～8 L/min，雾化器面罩，半坐位，SpO_2在94%～98%
- 雾化吸入β_2受体激动剂（即使在早期意识障碍患者中）：成人沙丁胺醇单次剂量5 mg或特布他林单次剂量5 mg+异丙托溴铵0.5 mg（仅在第一次雾化期间）（6岁以下儿童为0.25 mg），戴雾化器面罩，在第一个小时内以6～8 L/min的流量连续流动
- 如果失败：SO_4Mg 1～2 g微量泵静脉注射20 min以上
- 失败或合并循环衰竭：肾上腺素®（0.5 mg/h起泵）微量泵静脉注射
- 如果失败：沙丁胺醇微量泵静脉注射的起始剂量为0.25～0.5 mg/h（剂量<5 mg/h），儿童剂量从0.5 μg/（kg・min）开始以0.2 μg/（kg・min）的剂量递增［特布他林为0.1 μg/（kg・min）的剂量］

哮喘发作

- β_2受体激动剂吸入气雾剂或雾化
- 口服或静脉注射糖皮质激素
- 皮下注射沙丁胺醇或特布他林（0.5 mg），必要时等待静脉途径
- 气雾剂吸入：成年2～4口，每次100 μg沙丁胺醇，必要时5～10 min。在儿童中，应重复5～10次100 μg沙丁胺醇的抽吸

一般治疗

- 严重的超急性或急性哮喘：
- 甲泼尼龙：成人IVD 1 mg/kg（儿童2 mg/kg）。在所有情况下：最高80 mg
- 若进行插管：氯胺酮1～3mg/kg或依托咪酯0.3～0.5 mg/kg+琥珀酰胆碱1 mg/kg静脉注射
- 允许性高碳酸血症的控制通气（Vt 6～8 mL/kg，呼吸频率6～10次/分PEP=0），高吸气流量，尽可能让平台压<30 cmH_2O
- 根据血流动力学维持深度镇静：咪达唑仑0.05～0.1 mg/（kg・h）和舒芬太尼1～2 μg/（kg・h）微量泵泵入+/–箭毒类麻醉剂
- 补液：0.9% NaCl

病因治疗

- 继发性支气管感染时的抗生素治疗

转运策略：
- 急性发作缓解（最大呼气流量>80%，喘息=0，呼吸频率正常）→平躺（联系主治医师）如果情况加重则拨打急救电话（中国120，法国15）。
- 适度改善（60%<最大呼吸流量<80%）→吸入β_2受体激动剂的新型雾化：由急救中心运送到急诊室。
- 无改善（最大呼气流量<50%，混乱，喘息）→急救中心直接转运至重症监护病房。

转运监测：
- 呼吸音的改变、呼吸频率、SpO_2、动脉血压、心率、意识水平、雾化质量、运输结束时测量最大呼气量。

重要提示

- 皮质类固醇激素是紧急用药，但仅能维持几小时的作用
- 异丙托溴铵仅在第一次雾化期间给药，然后每8 h给药一次（因此在院前仅给药一次）
- 最佳的呼气峰值流速因人而异（根据个人基础），否则由计算决定
- 可以使用气雾剂（同时吸入2～3次β_2）而不是雾化
- 情况恶化不是使用无创通气的指征
- 儿童：0.5%沙丁胺醇：0.03 mL/kg+0.9% NaCl+异丙托溴铵0.25 mg或0.2～0.3 bouffée/kg吸入室中的沙丁胺醇

慢性呼吸衰竭的急性失代偿

诊断依据

背景
- 年龄>50岁最常见
- 吸烟
- 慢性支气管炎（>3个月/年，>2年）
- 胸廓畸形
- 肺结核后遗症（或医源性气胸）
- 慢性不可逆性呼吸困难
- 除了：病态肥胖+睡眠呼吸暂停综合征

临床症状
- 咳嗽、痰多、脓痰、呼吸困难加重
- 呼吸功能受限加重、端坐呼吸
- 查看神经系统体征：意识模糊、脑病、意识障碍

临床检查
- 扑翼性震颤
- 发绀（嘴唇、手指）
- 桶状胸征象，嘴唇撅起
- 肋间肌，颈部辅助肌肉辅助呼吸
- 下肢或全身水肿
- 支气管啰音，喘息
- 高血压（高碳酸血症）伴出汗，或低血压伴意识障碍、脑病（败血症、心力衰竭）
- 呼吸频率（>30次/分=严重）
- 神经状态、意识：严重程度的最佳标志
- 体温

监测
- SpO_2（>75%=严重；治疗目标：90%～94%）
- ECG：心率、心律失常、心肌缺血
- 心脏超声：肺心病表现、左心衰竭？
- 诊断所需的血气分析（低氧血症、高碳酸血症、伴有高碳酸氢盐的失代偿性呼吸性酸中毒）和严重程度（pH<7.35=无创通气的指征；<7.25=插管的高风险）、乳酸升高

联合上述4项特征性表现应高度怀疑诊断，需要评估严重程度：找准病因。

病因诊断

感染因素
- 化脓性支气管炎：T°=38℃，脓痰（常为病毒性）
- 肺炎：T°=39℃、爆发、寒战、脓毒症

心脏因素
- 肺栓塞：静脉炎、卧床休息、二氧化碳没有增加、休克？诊断：CT血管造影
- 相关的左心衰竭：占25%的病例；喘息甚至噼啪声、既往史、ECG特征、心脏超声

其他因素
- 气胸：罕见但可能（不要与肺气肿混淆）
- 过度镇静
- 相关的消化问题，有时是外科手术（出血、闭塞、缺血性结肠炎、胰腺炎等）

- 未找到原因（区别于疾病的进行性恶化或寻找全身状况恶化的另一个原因：癌症等）

治疗

对症治疗

严重	不严重	一般治疗
➤ 从7～8 cmH_2O开始无创正压通气（标准治疗）：吸气支持和呼气正压3～4 cmH_2O。呼吸频率>25，pH<7.35 ➤ 如果意识障碍或休克：补液后插管（如果休克，500 mL生理盐水或更多）	➤ 氧气（注意SpO_2目标为90%～92%，不用更多）戴面罩 ➤ 无创通气（标准治疗）：吸气压力支持10 cmH_2O和呼气正压3～4 cmH_2O	➤ 支气管扩张剂治疗（β_2受体激动剂） ➤ 皮质类固醇 ➤ 抗生素不是急诊常规用药（除非呼吸困难加重、分泌物量增加、脓性分泌物），血培养后感染性休克除外 ➤ 怀疑左心衰竭时使用利尿剂、高血压时甚至使用硝酸盐（静脉推注1～4 mg） ➤ 抗凝剂

转运策略：• 轻度：转诊至急诊科或监护病房或呼吸科；完善诊断和判断严重程度所需的动脉血气。
• 严重：多学科复苏。
转运监测：• 意识、呼吸频率、SpO_2、心电监护。

重要提示

➤ 注意合并左心衰竭（诊断困难），利尿治疗可以快速见效
➤ 注意过度氧合的风险（监测SpO_2目标）
➤ 在诊断和引流肺气肿患者的气胸之前要小心

血流动力学性急性肺水肿

定义

✓ 继发于左心室衰竭导致的肺毛细血管压力 ↗ 引起的急性肺泡内和间质性肺渗出的急性呼吸困难。临床诊断

诊断依据

背景
- 冠状动脉粥样硬化、瓣膜病、急性肺
- 水肿、心肌梗死、心功能不全
- 心血管危险因素（高血压+++）
- 日常治疗诱发
- 触发因素：劳累、情绪、饮食和（或）治疗的偏差、支气管重复感染、平卧、肾透析当天、心悸

临床症状
- 呼吸暂停（注意呼吸频率+++），突发或快速进展；2种表现（哮喘样呼气性呼吸困难），端坐呼吸（发现患者坐着）夜间憋醒
- 伴随症状：焦虑、烦躁、剧烈咳嗽、胸痛或胸闷、心悸

临床检查
- 发绀 ± 花斑、出汗
- 胸骨上、肋间、锁骨上内陷、矛盾呼吸
- 泡沫状、粉红色痰
- 高血压最常见，如果血压下降=心源性休克（参见第62页）
- 喉部呼吸音
- 双侧细啰音（ ± 下肺细啰音，吹笛音）；听诊静默=加重。 ± 如果支气管继发感染，则出现集中的支气管啰音
- 低沉的心音、心动过速、左心奔马律、注意杂音
- 寻找右心衰竭的迹象：右奔马律、疼痛性肝肿大、肝颈静脉反流、颈静脉膨隆、Harzer征

监测
- ECG（节律障碍、传导障碍、心肌梗死、左心室肥大、左心房肥大、复极障碍）之后进行心电监护
- 吸空气下SpO_2（<90%）
- ET CO_2：严重状态：低碳酸血症然后高碳酸血症
- T°，BNP

联合上述4项特征性表现高度怀疑该诊断，评估严重程度：寻找病因。

诊断依据

- 冠心病相关的胸痛
- 复极化相关的表现

→ 心绞痛、心肌梗死（50%的病例）

→
- （1）可闻及心脏杂音（二尖瓣或主动脉）
- （2）发热、近期咳嗽、弥漫性支气管啰音
- （3）既往未被发现的心脏杂音

→
- （1）瓣膜功能失代偿（特别是三尖瓣）
- （2）肺部感染
- （3）心内膜炎

- 高血压+++

→ 高血压危象

- 背景

→
- 饮食问题（盐）
- 治疗中断。负性肌力药
- 循环超负荷（透析时慢性肾功能衰竭、补液过快）
- 心肌病

- 节律紊乱（心房颤动、心房扑动、室性心动过速）

治疗

急救车到来之前的急救措施（利尿剂、硝酸盐类药物舌下含服）

对症治疗

危急

- 循环衰竭：补液测试*
- 如果临床症状恶化且血压测不出：多巴酚丁胺[5～15 μg/（kg·min）]
- 呼吸困难、高流量O_2下SpO_2≥90%持续正压通气（参见P222）
- 呼吸窘迫、发绀、意识障碍：插管、控制通气+呼气末正压**（参见P201）

严重

- 开放外周静脉+G 5% 250 mL
- 急性高血压肺水肿（无已知的慢性心力衰竭，通常抗高血压治疗，尤其是利尿剂）：
  - 如果呼吸频率>25次/分且吸入空气SpO_2<90%，则从一开始就使用持续正压通气（ 参见P222 ）
  - 如果初始收缩压>90 mmHg，硝酸盐+++（Risordan® 2 mg/2～3 min直接静脉注射+/-然后微量泵2～3 mg/h）。保持收缩压>110 mmHg
- 慢性心力衰竭引起的急性肺水肿（下肢水肿，最近几周体重增加）：
  - CPAP
  - 硝酸盐（见上文）
  - 利尿剂+++：1 mg/kg IV或更多

一般治疗

- 面罩高流量吸O_2（保持SpO_2>90%）
- 悬垂腿坐姿

对因治疗

- 心律失常
  - 透析
- 心肌梗死时肌纤维坏死

转运策略：通畅医疗转运住院治疗：
- 在紧急情况下，如果有明显的临床无改善，确保在抢救室中提供床位；
- 最常在收住ICU（有心脏外科手术条件，如果怀疑有新发或加重的瓣膜疾病、急性心肌梗死的并发症）；
- 在重症监护中，如果因慢性肾功能衰竭导致盐和水超负荷时需透析。

转运监测：
- 心率、动脉血压、发绀、呼吸频率、SpO_2、意识、心电监护。

重要提示

- *补液试验：250 mL胶体液10 min内输注
- **即使有意识障碍，在准备插管材料时尝试启动持续气道正压通气。通常患者可以在准备结束前醒来！
- 任何近期哮喘发作和高龄的“哮喘”患者伴有哮喘性呼吸困难都是急性肺水肿，除非另有证据（心源性哮喘）
- 避免使用林格乳酸或生理盐水，以免加重水钠负荷
- 呋塞米早期可以诱导肺动脉扩张（5 min），然后产生利尿作用（20 min）
- 心肌梗死引起的急性肺水肿是指：左心室衰竭、左心室壁瘤、二尖瓣功能不全、心室或室间隔破裂
- 如果患者有肾功能不全：↗↗剂量的利尿剂（120～500 mg呋塞米）
- 咳嗽后急性肺水肿的啰音一过性消失，不是一直存在

破伤风/痉挛

诊断依据

背景
- 明确的既往史
- 精神焦虑
- 早晨或下午结束
- 经常社交，很少独处
- 急救中心经常接到“昏迷”报警或“呼吸困难”或“抽搐”的急救呼叫

临床症状
- 过度通气最常见
- 有时胸痛（左侧乳头下紧绷）或颈痛、心悸
- 肢体双侧感觉异常
- 焦虑、神志模糊
- 平滑肌痉挛（呕吐、吞咽困难、神经性咳嗽、尿潴留）
- 横纹肌挛缩

临床检查
- FR>20次/分
- 血管收缩
- 四肢僵硬
- Chvostek征/圆锥形
- 骨肌腱反射亢进
- 眼睑闭合假性昏迷、颤抖、难以睁眼
- 跌倒时未发现外伤

监测
- 末梢血糖正常
- ECG正常

联合上述4项特征性表现应高度怀疑该诊断。我们必须寻找病因。

病因诊断

- 精神问题/引起焦虑的情况
- 心因性过度换气导致通气性碱中毒，从而导致可用离子钙减少。这又容易诱发抽搐和感觉异常。类似于惊恐发作或急性焦虑的情况

- 过度换气（碱中毒）可能会减少脑血流量，加重昏迷

- 与“厌食”相关的低血糖/低热量饮食
- 低血糖导致儿茶酚胺的分泌促进焦虑和换气过度

治疗

对症治疗
- 在袋子中呼吸。呼出的气体可以恢复正常的pH值并减少由于Ca^{++}下降引起的现象：诱导高碳酸血症

一般治疗
- 隔离患者，安抚家属
- 解释现象
- 解释治疗
- 保险

一般治疗
- 测量和治疗低血糖
- 静脉注射或舌下含服苯二氮䓬（1/2 Lexomil®，1 Xanax®）

- 只有在长时间再通气和心理治疗失败的情况下，才可以开具口服苯二氮䓬镇静剂的处方。
- 不需要运送患者，不需要住院。

重要提示

- ➤ 不要混淆手足抽搐和癫痫：情绪发作，没有真正的意识丧失，没有咬舌或漏尿，没有痉挛期
- ➤ 不要忽视清晨低血糖
- ➤ 不要混淆手足抽搐和歇斯底里
- ➤ 不要忽视男性频繁胸痛（左侧疼痛＋左上肢感觉异常）

毛细支气管炎

定义

✓ 呼吸道合胞病毒（70%的情况下），腺病毒或副流感病毒感染
✓ 病原微生物的诊断基于气管-支气管分泌物的免疫荧光检查
✓ 病原微生物引起的小支气管过度分泌→阻塞呼吸道风险+++

诊断依据

背景
- 流行季节：秋冬季
- 新生儿及12个月以下婴幼儿
- 48 h以内出现鼻炎及发热
- 加重因素：
  - 小于36周的早产儿
  - 校正年龄<2个月
  - 社会经济不佳
  - 既往有肺透明膜病，支气管-肺部发育异常
  - 出生时低体重，先天性心脏病

24小时内出现临床症状
- 咳嗽，呼吸困难：呼吸急促或呼吸过缓，呼吸暂停
- 纳差

临床检查
- 呼吸困难体征（肋间肌辅助呼吸、鼻翼翕动、剑突凹陷、胸腹呼吸不一致）
- 啰音和（或）爆裂音，哮鸣音
- 气道过度分泌致堵塞
- 出汗，高血压（严重状态）

监测
- 心电监护：
  - 呼吸频率
  - 心率
  - 血压
  - PCO_2/SpO_2

鉴别诊断

由其他原因引起的呼吸窘迫：
- 新生儿：迟发性新生儿细菌感染
- 心功能不全、心肌病、心脏畸形
- 如果第二次发病在<12个月有家族过敏史或第三次发作>12个月，可诱发婴儿哮喘

严重程度评估（HAS 2019）

临床表现	轻度	中度	重度
一般状态改变（行为举止）	无	无	有
呼吸频率（推荐测量1 min）	<60次/分	60～69次/分	≥70次/分或<30次/分或呼吸浅快或呼吸过缓（<30次/分）或呼吸暂停
心率（>180次/分或<80次/分）	无	无	有
辅助呼吸肌的使用	无或轻度出现	中度	强烈
吸空气状态下的SpO_2%	>92%	90%<SpO_2≤92%	≤90%
进食	>50%	连续3次进食<50%	进食严重减少或拒绝进食

治疗

- 轻症：普通护理以及社区网络管理（HAS 2019）
- 有诱发因素导致的轻症发作→UHCD 或者普通儿科
- 重症发作
  →急救中心
  住院，ICU或者复苏室
- ICU：呼吸暂停，呼吸衰竭，FiO_2和二氧化碳↗，二氧化碳分压>50 mmHg，pH<7.30

治疗策略

- 去除鼻咽部梗阻
- 少量分餐
- 氧疗→$SpO_2 \geq 94\%$临床监测，SpO_2，FiO_2
- 如果迅速恶化，氧合衰竭 ↗ $AFiO_2/SpO_2$：
  - 停止静脉营养，补充Na（低钠血症、惊厥，SIADH风险）或者鼻饲
  - 无创辅助通气：
    - 高流量鼻导管氧疗=2 L/（kg·min）
    - 如果失败：CPAP+7（由专科门诊→ICU）
    - 如果是新生儿需要调整使用小儿流量
- 如果无创通气失败：气管插管/机械辅助通气
  - 术前用药：丙泊酚（2 mg/kg）± 阿托品（20 μg/kg）或者舒芬太尼（0.1～0.2 μg/kg）西罗库林（2 mg/kg<18个月，1 mg/kg>18个月）± 阿托品或者氯胺酮（1～2 mg/kg）+ 西罗库林 + 阿托品
  - 镇静：舒芬太尼[1～2 μg/（kg·h）± 米达唑仑[30～50 μg/（kg·h）]
- 6个月以内不推荐用支气管扩张剂除非是支气管增生
- 激素、抗炎症药物不推荐
- 生理盐水，肾上腺素雾化不推荐
- 推荐Kinénon，在合并症的情况下讨论
- 不推荐使用抗生素，除非有感染证据
- 禁忌证：化痰剂，止咳剂，乙酰半胱氨酸

监测

- 呼吸频率，心率，SpO_2，PCO_2，动脉血压
- 矛盾呼吸运动
- 意识状态，意识障碍表现
- FiO_2/SpO_2：$SpO_2 \geq 94\%$
- 重症患者监测GDS

转运策略：
- 中度：DRP，氧疗
- 重度：无创机械通气下转运儿科ICU

转运监测：
- 呼吸频率、心率、SpO_2、PCO_2、动脉血压、矛盾呼吸运动
- FiO_2/SpO_2；$SpO_2 \geq 94\%$

重要提示

- 毛细支气管炎发生在<1个月的婴儿提示危重
- 住院指针：<2个月，有呼吸骤停和死亡风险
- 严重状态需要无创机械通气治疗，能减少气管内插管发生。极个别情况下需要ECMO进行挽救

高血压危象

定义

✓ 短时间内血压突然 ↗（>210/120 mmHg）伴危及生命的临床症

不要忘记

✓ O_2
✓ 脉搏血氧饱和度
✓ 电子输液泵

严重情况

➤ 呼吸窘迫或神经系统病变 ⟶

急救处理

➤ 面罩给 O_2+ 镇静、插管给予CPAP（如果发生急性肺水肿）切勿采取使血压值急剧下降的治疗，应寻找病因

背景

➤ 高血压明确：高血压患病年限、严重程度、治疗方法、现存并发症（出血性或缺血性脑血管意外、短暂性脑缺血发作、左心室功能不全、心绞痛、肾功能不全）
➤ 高血压未明确、由某项并发症提示高血压
➤ 诱因（治疗或饮食不当）
➤ 加重因素：饮酒、三环类药物、厌食、非甾体抗炎药物，糖皮质激素，口服避孕药

临床症状

➤ 头痛、耳鸣、复视
偏瘫、惊厥
➤ 恶心、呕吐
➤ 胸痛、呼吸困难

临床检查

➤ ▸ 舒张压 >120 mmHg
▸ 双上肢血压（平卧位及直立位）（嗜铬细胞瘤）
▸ 休息 15 min 后再次测量
▸ 一侧肢体 > 另一侧肢体 <（主动脉缩窄）
➤ 眼底检查 +++，神经系统检查、心脏、血管检查（外周血管搏动、杂音、动脉瘤）

监测

➤ 心电监测
➤ SpO_2
➤ ECG（左心室肥厚，心功能不全/心肌梗死）
➤ 尿试纸检测（蛋白尿、血尿）

联合上述 4 项特征性表现应高度怀疑诊断。

急性高血压

使动脉血压 ↘ 数分钟内 20～30 mmHg

➤ 晨起头痛、视野模糊
➤ 消瘦、口渴、消化不良
➤ 夜间多尿、蛋白尿
➤ 眼底Ⅳ期病变（出血、渗出、视乳头水肿）
➤ 常发生于未治疗及治疗不当高血压患者
➤ 收缩压 ≥ 130 mmHg

➤ 头痛，恶心、呕吐
➤ 神经病变：谵妄、嗜睡、昏迷、惊厥
➤ 没有神经系统局灶性表现
➤ 舒张压 ↗
➤ 眼底病变 +++

➤ 妊娠 20 周以上妇女高血压（>140/90 mmHg），伴无尿、水肿、惊厥
➤ 35 岁以上初产妇或经产妇（尤其有肾脏病变、高血压、糖尿病既往史）

➤ 肾脏情况
➤ 存在血尿和蛋白尿

➤ 摄入毒物：可卡因、苯丙胺、LSD
➤ 或药物引起（停用抗高血压药物，三环类药物中毒，与单胺氧化酶抑制剂相互作用）

➤ 阵发性高血压，出汗，心悸
➤ 直立性低血压

恶性高血压（罕见）
→ 寻找预后不佳的征象（脑病或其他中枢神经系统病变，心室功能不全，心肌缺血）

高血压脑病
→ 鉴别诊断：代谢性昏迷、脑出血、脑血管意外、颅脑创伤、颅高压

子痫–子痫前期

急性肾小球肾炎

药物性高血压

嗜铬细胞瘤

急症合并高血压（不能针对高血压降压而应积极寻找病因）

- 昏迷
- 局部体征
- 心动过缓（库欣反应？）

→ 出血/缺血性脑血管意外脑–脑膜疾病

- 突发急性背部疼痛
- 上肢脉搏不对称
- 神经系统体征（如合并颈动脉夹层）
- 心电图心肌缺血体征（如合并冠脉夹层）
- 主动脉功能不全、心包压塞（心包破裂）

→ 主动脉夹层（高血压危象的结果）

- 左心室功能不全/急性肺水肿

→ 复杂性高血压（全身血管阻力↗=左心室后负荷↗→心功能失代偿）

- 急性冠脉功能不全/心肌梗死

→ 复杂性高血压（后负荷和心肌耗氧量↗导致心肌灌注↘，可伴有缺血）

- 颅脑创伤

→ 高血压=脑灌注保护性反应

重要提示

- 区分急性高血压（伴随器官靶损害）和急症合并高血压
- 除上文提及情况外：高血压危象常常合并低血容量发生。不适当的利尿剂治疗可能会使全身血管收缩引发高血压危象
- 正确治疗，动脉血压↘同时保证器官灌注
- 由于高血压患者脑血流量的自我调节，动脉血压最初应保持为>160/110 mmHg，以避免脑血流量减少
- 在降压治疗前寻找引起高血压的原因（疼痛，烦躁不安……）
- 使患者平卧，安静状态下重复测量血压

基于病因学的高血压危象治疗

病因学	急救措施	静脉用降压药	备注
无症状重型高血压	➤ 恢复常规治疗 ➤ 休息、镇静 ➤ 数天内逐渐降低血压	➤ 无	➤ 静脉注射治疗的风险是心肌、大脑或肾脏灌注不足，特别是高血压患者，其自我调节极限高于正常血压患者
恶性高血压	➤ 平均动脉压下降20～30 mmHg	➤ 尼卡地坪静脉泵入 ➤ 或Trandate®静脉推注或静脉泵入 ➤ 或Loxen®静脉泵入	➤ Le Loxen®能够加重脑水肿（脑血管扩张）
高血压脑病	➤ 同“恶性高血压”		
脑血管意外	➤ 缺血性脑血管意外：舒张压>140 mmHg开始降压 ➤ 出血性脑血管意外：不做降压治疗	➤ 尼卡地坪静脉泵入 ➤ 或Trandate®静脉推注或静脉泵入IVSE	➤ 抗高血压治疗的风险=脑血管低灌注或脑血管痉挛加重脑缺血
惊厥	➤ 参见P52	➤ Trandate®静脉推注或静脉泵入 ➤ 或Loxen®静脉泵入 ➤ 或Népressol®静脉泵入 ➤ 或Catapressan®静脉泵入	➤ 紧急人工分娩有助于产妇高血压的治疗
急性肺水肿	➤ 参见P42 ➤ 降低血压直至临床症状消失	➤ 硝酸甘油2 mg/2 min静脉注射，之后静脉泵入 ➤ 或尼卡地平静脉泵入 ➤ +Lasilix®	
急性冠脉功能不全/急性心肌梗死	➤ 降低血压直至临床症状消失	➤ 硝酸甘油舌下含服之后静脉泵入 ➤ 或Nipride®静脉泵入 ➤ Brévibloc®静脉泵入	

病因学	急救措施	静脉用降压药	备注
急性戒断综合征（Catapressan®，短效β受体阻断剂）	➤ 恢复既往治疗 ➤ 必要时抗高血压药物静脉注射治疗	➤ Nipride®静脉泵入 ➤ 或者Trandate®静脉推注或静脉泵入	
药物性高血压		➤ Nipride®静脉泵入 ➤ 或Trandate®静脉推注或静脉泵入 ➤ 或Brévibloc®静脉泵入	
嗜铬细胞瘤主动脉夹层	➤ 同上述高血压用药 ➤ 缓慢降低收缩压（<120 mmHg）和心率（<60/min） ➤ 不要用力+++	➤ Risordan®静脉推注（2 mg/2～3 min）之后以2 mg/h的速度静脉泵入 ➤ Brévibloc®静脉泵入 ➤ 或Trandate®静脉推注或静脉泵入	
机械通气患者	➤ 加深麻醉程度 ➤ 必要时抗高血压药物静脉注射治疗	➤ Loxen®静脉注射 ➤ 或Catapressan®静脉泵入	➤ Catapressan®有镇静和增强麻醉剂、吗啡作用的优点

转运策略：·在高血压紧急情况下，患者可以口服降压药物治疗，联系家庭医生，在家中等候。
·如果无法联系到家庭医生，休息后血压仍然升高，则转运到急诊，继续监测血压。
·如果出现高血压危象，则医疗转至专科或重症监护室进行治疗。

转运监测：·临床症状、心电监护、心率、动脉血压（短时间内不需要连续监测）。

重要提示

- 高血压危象（血压>210/120 mmHg）时用降压药治疗：
  - 休息超过15 min之后重新测量血压
  - 仅在高血压出现恶性临床症状时
  - 重新思考病因而不是仅仅关注血压数值（HTA可能是临床结果有时是有益的，而不是病因）
- 接诊时总是给予降压药物

子痫/子痫前期

定义

✓ 子痫是在怀孕第三周期、产程中或产后发生的以惊厥为特点的临床危象

诊断依据

背景
- 妊娠 > 24 周，产前或产后即刻发生
- 既往史（妊娠子痫）、高血压、癫痫以及相关损害
- 未规范进行产检
- 短期内体重猛增
- 治疗相关

临床症状
- 先兆：头痛、视力障碍、假光感、耳鸣、头晕、恶心、呕吐，barre épigastrique，鼻出血
- 少尿
- 神经系统：焦虑、躁动、行为障碍、惊厥

临床检查
- 心动过速，间隔 10～15 min 测量双上肢血压妊娠妇女左侧卧位（若妊娠 > 30 周）或坐位（≥ 160/110 mmHg）
- 反射亢进，双侧巴宾斯基征（不一定），昏迷
- 呼吸急促，静水压性急性左心衰
- 颜面部，手、腰部、脚踝水肿
- 子宫出血
- 严重程度：急性呼吸窘迫、意识障碍、惊厥（子痫）、虚脱、休克、呼吸心搏骤停
- 频率 2 MHz 胎儿多普勒发现心脏杂音
- 胎儿运动增强

监测
- ECG：窦性过速，局限性或弥漫性心内膜下缺血
- 血细胞比容正常或 ↗
- 末梢血糖
- 尿拭子：蛋白尿

联合上述 4 项特征性表现应高度怀疑诊断，并积极寻找病因。

病因诊断

- 高血压
- 既往高血压病史

→ 慢性高血压

- 高血压
- 水肿
- 怀孕晚期
- 没有高血压既往史

→ 妊娠子痫

治疗

对症治疗

子痫

- 惊厥危象：
  - 硫酸镁：20 min内4～8 g，然后2 g/h
  - 注射用苯二氮䓬类或硫喷妥钠®100 mg静脉注射+气管插管
- 扩容：
  - 乳酸林格液：300～500 mL
- 意识障碍-呼吸窘迫：
  - 依托咪酯（0.2～0.4 mg/kg静脉注射）或氯胺酮（2 mg/kg静脉注射）和西罗库林诱导1 mg/kg后的经口气管插管
- 机械通气，FiO_2=1

子痫前期

- 开通外周静脉（14～16G）
- 降压药：
  - 硫酸镁：20 min内4～8 g，然后2 g/h
  - 如果平均动脉压>140 mmHg，尼卡地平：0.5～1 mg推注，然后在30 min内使用4～7 mg。维持：尼卡地平1～6 mg/h或拉贝洛尔5～20 mg/h维持平均血压为100～120 mmHg
- 抽血进行血型鉴定，RAI，电解质，血常规和血细胞比容
- 胎儿皮质醇治疗，34周前

一般治疗

- 根SpO_2进行氧疗
- 保温
- 左侧卧位
- 休息

对因治疗

- 降压治疗：收缩压≥120～130 mmHg

转运策略：• 任何有临床症状的严重妊娠高血压都需要住院治疗，因为子痫的发生是不可预测的。
转运监测：• 意识、心率、动脉血压、呼吸频率、心电监护、SpO_2、插管后进行二氧化碳分压监测。

重要提示

- 妊娠妇女的高血压和惊厥通常发生在严重的子痫前期
- 血压的下降必须缓慢，以免损害子宫-胎盘循环（子痫前期降低）
- 院前给予适量的补液（300～500 mL晶体液）
- 注意：由于妊娠子宫压迫主动脉，左臂血压会偏高（右臂的血压更可靠）

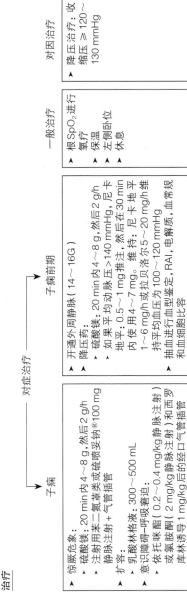

休克状态

不要忘记
- ✓ 氧气，指脉氧饱和度
- ✓ 吸痰器、呼吸机
- ✓ 电子微量泵
- ✓ 监护-除颤仪
- ✓ 血红蛋白
- ✓ 雾化器
- ✓ Rh（－）血

严重表现	急救措施
➤ 呼吸浅快，呼吸暂停，发绀，SpO_2 ↘ ➤ 意识、抽搐障碍、昏迷、躁动、衰竭、严重的颅脑外伤或脊髓损伤	➤ 开放气道、简易呼吸气囊预给氧 ± 麻醉（参见P194），气管插管用简易呼吸球囊给氧、气管插管和呼吸机辅助通气*
➤ 严重低血压、全身花斑	➤ 平卧位、抬高双腿、开通2两条大的外周静脉，补液实验（10 min内250 mL胶体液），如果没有出现心力衰竭迹象，继续快速补液，直至收缩压75～80 mmHg，如果有意识则面罩给氧（SpO_2>94%）
➤ 显性出血	➤ 敷料加压包扎
➤ 心电监护：节律异常或传导障碍	➤ 如果出现室速或室颤给予体外电除颤，如果出现Ⅲ度房室传导组织处理期前收缩

急救后没有危重状态

（休克代偿：血压轻度 ↘，心动过速）或者患者处于稳定

背景
- 创伤、烧伤、近期感染
- 药物中毒（寻找空药瓶）
- 既往史：乙醇中毒、血友病、糖尿病、免疫抑制、近期手术、消化道疾病、心血管疾病（高血压、血栓性静脉炎），哮喘，特应性反应
- 近期常规治疗（抗凝药、抗血小板聚集药、抗炎药、抗高血压药）

临床症状
- 自发性疼痛（头痛、腹痛、胸痛）
- 口渴、发热、寒战
- 呼吸困难类型（呼吸急促或呼吸缓慢）
- 焦虑、躁动、木僵
- 恶心、呕吐、消化道症状

临床检查
- 颈内静脉塌陷，出汗，结膜、肢端苍白或发绀，毛细血管充盈时间，皮疹，花斑，静脉炎表现，年末感染，细胞内/外脱水
- 皮肤湿冷，脉搏细速 ± 双侧对称 ± 消失
- 神经功能障碍
- 动脉血压降低、动脉压微弱（须测量双侧血压）、心动过速或心动过缓、左心/右心功能不全
- 双肺呼吸音清、啰音、对称
- 腹部：疼痛、痉挛、搏动性包块、血管杂音、盆腔触诊

监测
- ECG（和既往比较）：窦性心动过速、TDR、TDC、节律异常复极异常
- SpO_2正常或 ↘
- 末梢血血红蛋白降低
- T°

联合上述4项特征性表现情况应高度怀疑诊断，并积极寻找病因。

脉压差（<30 mmHg）

- ➤ 静脉塌陷
- ➤（1）外部/内部出血征象：
- ➤ 末梢血血红蛋白正常或降低
- ➤（2）脱水征象：末梢血血红蛋白升高

→ ➤（1）出血 ➤（2）低血容量（肠道缺血，第三期，脱水）

- ➤ 左心/右心心功能不全、节律异常
- ➤ 末梢血血红蛋白正常
- ➤ 胸痛、呼吸困难

→ ➤ 心源性休克 ➤ 肺栓塞 ➤ 心包压塞 ➤ 主动脉夹层 ➤ 药物中毒 ➤ COPD，张力性气胸

脉压差（≥40 mmHg）

- ➤（1）抗原的接触、血管源性水肿、血管性皮疹、皮肤瘙痒、腹痛
- ➤（2）自杀倾向、药物过量

→ ➤（1）过敏性休克 ➤（2）血管扩张药

- ➤ 低热或高热
- ➤ 感染性征象（皮肤炎症、心内膜炎、泌尿道炎症、肺炎、血栓性静脉炎）

→ ➤ 感染性休克

- ➤ 外伤
- ➤ 脑干损伤
- ➤ 心动过缓
- ➤ 四肢瘫痪

→ ➤ 脊髓外伤

- ➤ 高心输出量性休克

→ ➤ 甲亢危象 ➤ 脚气病 ➤ 佩吉特病 ➤ 左右分流

重要提示

- ➤ *注意：严重休克时谨慎控制性机械通气的实用（机械通气会使血压进一步下降，静脉回流↘）
- ➤ **补液试验可用于心源性休克的区分（血压无改善，出现左心/右心功能不全）其他类型休克（血压↗，临床症状改善）
- ➤ 伴有心动过缓，恶心，呕吐，出汗的一过性休克=迷走神经性休克（扩容，阿托品0.5 mg静脉推注之后皮下注射）。不要与失血性休克+反常性心动过缓相混淆（不能使用阿托品，有室颤风险）++
- ➤ SpO_2通常会因为外周血管收缩而测不到
- ➤ 注意：在紧急情况下，应首先让患者平躺在地面上避免移动以保持血压低限（失血性休克+++）而不是进行快速转运

失血性休克

诊断依据

背景
- 既往史：消化性疾病（溃疡、食管静脉曲张、痔疮、消化道肿瘤、憩室）、血友病、肝衰竭、紫癜、酒精中毒、血液病、肺病、静脉炎或肺栓塞
- 创伤、显性出血、近期旅居史、早孕
- 常用和（或）近期治疗（抗凝药、抗炎药、抗血小板聚集药）

临床症状
- 口渴
- 过度通气（注意呼吸频率）
- 伴随症状：眩晕、出汗，胃肠道症状，恶心，呕吐，疼痛（特别是腹盆腔）

临床检查
- 皮肤黏膜苍白（结膜+++），毛细血管充盈时间>2 s，肢端湿冷、静脉塌陷、花斑、挫伤、血肿（如果有创伤史）、瘀痕尤其是腹部瘀痕
- 血压正常或↘、脉压差减小、心动过速或反常性心动过缓*，脉搏微弱
- 腹部触诊（肌卫、痉挛、肝脾肿大）
- 直肠指检和阴道指检（指套染血、道格拉斯腔或骨盆触痛）

监测
- 末梢血血红蛋白正常或降低（近期血红蛋白水平）
- ECG：窦性心动过速、复极障碍（缺血）
- 胃管（血性液?）
- T°

联合上述4项特征性表现应高度怀疑诊断，并积极寻找病因。

病因诊断

简单

显性出血
- 呕血，直肠炎，黑便
- 咯血，鼻衄
- 血管损伤
- 头皮损伤
- 血崩

非显性出血
- （1）血肿（腰部，腹膜后，股部……）
- （2）消化道或直肠出血
- （3）胸腹部挫伤，面色苍白，外周血血红蛋白↘
- （4）月经推迟、阴道指检疼痛+指套染血、道格拉斯腔疼痛

困难

- 全身瘀斑瘀点、巨脾
- 肝细胞功能不全表现

- （1）脐上杂音，逐渐增大的搏动性包块、下肢急性缺血
- （2）注意酒精中毒、胆结石、上腹痛、恶心、呕吐

- （1）右心功能不全表现、心脏杂音↘
- （2）脉搏、血压对称

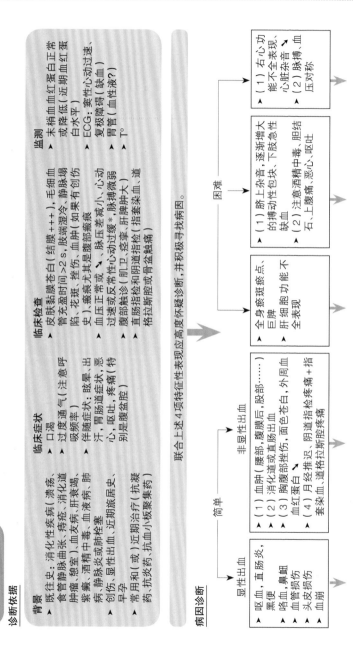

- 溃疡，消化道肿瘤
- 肺栓塞
- 宫外孕……

- （1）腹膜后血肿
- （2）消化道溃疡，食道–胃底静脉曲张
- （3）血胸，肝、脾破裂
- （4）宫外孕破裂

- 血小板减少
- 凝血复合物缺乏

- （1）主动脉瘤破裂
- （2）急性出血性胰腺炎

- （1）心包压塞
- （2）主动脉夹层

治疗

对症治疗

- 去除衣物使患者全身暴露
- 平躺，抬高下肢
- 倾斜体位
- 建立2个大的输液通道（14或者16G）
- Rh阴性血浆输注

不严重（血压可维持＝休克代偿）

- 生理盐水备用

严重

- 快速用生理盐水扩容
- 仅在扩容无法维持耐受手术的最低血压时或者外周血血红蛋白急剧下降时持续泵入去甲肾上腺素（从0.25 mg/h起）**
- 出现意识障碍或手术前给予机械通气
- ± 自体血回输（参见P264）

病因诊断

- 无菌敷料覆盖压迫损伤部位
- 头皮缝合
- 浅表静脉的阻断
- 鼻衄纱条
- 放置Blackmore导管

一般治疗

- 氧疗
- 生存毯

转运策略：• 通常医疗转运至复苏室或手术室。使用半卧位担架+++。平稳驾驶（小心心脏停跳）。
转运监测：• 意识、心率、动脉血压、呼吸频率、心电监护、SpO_2、敷料包扎、到达医院时的外周血血红蛋白水平、使用生理盐水的总量。

重要提示

- *反常性心动过缓只能通过快速充盈治疗（不使用阿托品，否则有室颤的风险）
- ** 目标：没有颅脑损伤动脉收缩压维持到80 mmHg；有颅脑损伤维持平均动脉压到80 mmHg
- 在补液前必须测量血红蛋白水平以做参考
- 通常，止血最终的方法是外科手术。因此，不要在现场浪费时间。最好是这样：即使测不出无创血压也要尽快进行转运，虽然给予了扩容治疗也不应该耽误。在心搏骤停的情况下，你必须边按压边运送到手术室，而不是徒劳地试图在现场进行复苏（心脏伤口+++）
- 使用加压输液时需要小心空气栓塞

消化道出血

✓ 10% 的死亡率

诊断依据

背景
- 既往史：溃疡、消化道肿瘤、食管静脉曲张、慢性酒精中毒、肝硬化、门静脉高压症
- 药物：阿司匹林和非甾体抗炎药、抗凝剂、β受体阻滞剂、糖皮质激素
- 易感因素：高龄、体质虚弱、卒中、严重感染
- 已知的消化系统疾病

临床症状
- 呕血、便血、黑便
- 上腹部疼痛
- 肝性脑病：痴呆、锥体外系综合征、昏迷

临床检查
- 休克体征（脉搏细速、血压↘、脉压差减小、皮肤黏膜苍白、四肢冰冷、焦虑、躁动、呼吸急促、口渴、出汗）
- 直肠指检：黑色血液、痔疮
- 肝硬化的征象：侧支静脉循环、蛇头征、脾大、肝大、腹水、皮肤黏膜黄染、下肢水肿
- 注意呼吸频率
- 肝性脑病：扑翼样震颤、胎儿肝
- 胃管（诊断和引流）
- 计算Rockail评分

监测
- 心电监护：如果休克、QRS振幅随呼吸运动的变化（吸气时下降、呼气时升高）
- 脉率加快或心动过缓
- 动脉血压正常或↘
- 血细胞比容↘

联合上述4项特征性表现应高度怀疑诊断，并积极寻找病因。

病因诊断

- 既往已知溃疡
- 药物服用（抗凝药物，糖皮质激素）
- 胃管中红色或黑色引流物
- 黑便，如果大量出血形成血便

- 没有溃疡病史
- 阿司匹林、抗炎药服用史

- 已知的食管静脉曲张
- 肝硬化门脉高压
- 慢性酒精中毒
- 胃管内鲜红血液或凝血块
- 20%的病例出现肝性脑病

- 胃管内没有血
- 直肠炎

- 十二指肠溃疡（30%～50%）
- 急性浅表性病变（食管炎、胃炎、门静脉高压性胃炎……）（10%～25%）
- 食管静脉曲张破裂（10%～30%）
- 炎性疾病：憩室、息肉、结肠肿瘤

症状

对症治疗

严重

- 建立2条外周静脉通路14G
- 循环衰竭：
  - 适当晶体液补液使平均动脉压达到80 mmHg
  - 儿茶酚胺类药物：去甲肾上腺素，最大剂量可以2 mg/h
  - Hb<8 g时，输注阳性O性红细胞（生育期女性输注阴性O型红细胞）
- 意识–呼吸障碍：
  - 依托米脂（0.2～0.4 mg/kg静脉注射）或氯胺酮（2～3 mg/kg静脉注射）诱导下经口气管插管
  - 机械通气，FiO_2=1

不严重

- 抬高下肢
- 建立2条粗大外周静脉通路（14～16G）
- 抽血进行血型鉴定，血常规和血细胞比容检测
- 食管静脉曲张破裂：Sandostatine® 600 μg/24 h 微量泵泵入＋抗生素（头孢噻肟＋红霉素）
- 溃疡：奥美拉唑200 mg/24 h微量泵泵入＋抗生素（红霉素）

一般治疗

- 根据SpO_2氧疗
- 留置胃管
- 半坐位
- 保温

对因治疗

- 溃疡：冷的生理盐水灌洗胃部（可选择）

转运监测：• 怀疑诊断的患者通常需要转运到ICU进行内镜硬化治疗或手术治疗。
转运监测：• 意识、胃管、心率、动脉血压、呼吸频率、心电监护、SpO_2、扩容液体总量。

重要提示

- 频繁且不可预测的复发
- 心动过速可被反常性心动过缓取代，这意味着大循环低血容量，唯一的治疗方法是快速扩容
- 注意：pas d'inducteur enzymatique en cas d'encéphalopathie（神经安定药、苯二氮䓬类药物，Equanil®）
- 胃管中没有血液，不排除十二指肠来源的疾病
- 直肠出炎高位病变，血便提示低位病变
- 既往史本身就提示了诊断

药物 备忘录 技术 策略

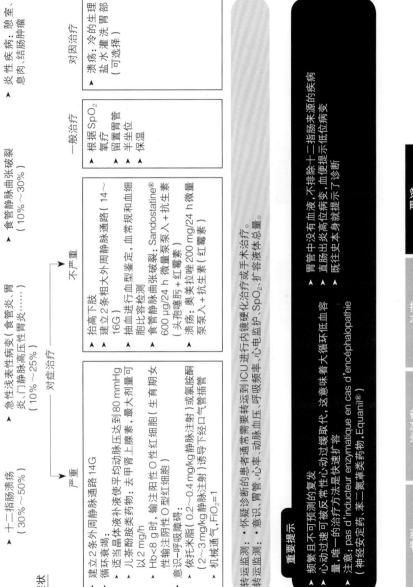

孕妇出血

诊断依据

背景
- 已知或未知的妊娠
- 孕分期
- 产科看诊病史
- 最后一次超声结果
- 随访治疗
- 症状开始和特征
- 是否是显性出血

临床症状
- 疼痛：自发性疼痛
- 伴随症状：宫缩
- 子宫出血

临床检查
- 休克征象（脉搏细速、血压↘脉压差减小、皮肤黏膜苍白、四肢冰冷、焦虑、躁动、呼吸急促、少尿、口渴、出汗）
- 阴道指检：道格拉斯腔触痛、子宫触痛性包块、指套染血
- 宫缩、呼吸、频率

监测
- 心电监护：如果休克，QRS振幅随呼吸运动的变化（吸气时下降、呼气时上升）
- 脉率加快或心动过缓
- 红细胞比容正常或↘
- 血压正常或↘

联合上述4项特征性表现高度怀疑诊断，并积极寻找病因。

病因诊断

- 早孕期
- 失血性休克
- 育龄期
- 单侧盆腔疼痛
- 阴道指检：子宫体积未增大＋道格拉斯腔触痛

→ 宫外妊娠

- 早孕期
- 下腹痛
- 子宫出血
- 宫口打开
- 子宫增大

→ 出血性自然流产
→ 葡萄胎

- 妊娠晚期
- 持续性宫缩
- 突发性疼痛
- 产妇休克状态与出血症状不相符

→ 胎盘早剥

- 妊娠晚期
- 阴道流出鲜红色血液
- 子宫柔软且无痛
- 超声异常表现

→ 前置胎盘

- 产后24 h出血
- 突发呈持续性
- 子宫增大且软

→ 产后出血

治疗

对症治疗

严重

- 循环衰竭：
  - 乳酸林格液或生理盐水扩容
  - 输注O型阴性红细胞
- 意识–呼吸障碍：
  - 依托米脂（0.2～0.4 mg/kg静脉注射）或氯胺酮（2～3 mg/kg静脉注射）诱导下经口气管插管Célocurine® 1 mg/kg静脉注射
  - 机械通气，FiO_2=1

不严重

- 抬高下肢
- 建立两条粗大外周静脉通路（14～16G）
- 抽血进行血型鉴定、交叉配血、血常规、血细胞比容

一般治疗

- 根据SpO_2进行氧疗
- 保温
- 仰卧位

对因治疗

- 产后活动性出血：Syntocinon® 5 UI静脉推注，然后10 UI输注
- 如果失败：Nalador® 100 μg 15 min静脉推注，然后4 h内给200 μg

转运策略：• 怀疑诊断者通常立即转运至专科进行超声检查和手术。
转运监测：• 意识、皮肤颜色、心率、血压、呼吸频率、心电监护、SpO_2、血肿、外周血红细胞压积。

重要提示

- 怀孕期间发生的任何出血都需要住院治疗
- 心动过速可以被反常性心动过缓掩盖，这意味着大循环的低血容量。唯一的治疗方法是快速补液

心源性休克

诊断依据

背景
- 既往史：心绞痛、心肌梗死、心力衰竭、急性肺水肿、心脏瓣膜疾病、酒精、毒瘾
- 心脏疾病的常规治疗
- 心源性呼吸困难
- 注意药物中毒（误服或故意）
- 发热、流感症状
  心血管的危险因素

临床症状
- 呼吸困难＋端坐呼吸（关注呼吸频率）
- 胸痛
- 疼痛 ± 泡沫痰（左心衰）
- 出汗、焦虑、濒死感

临床检查
- 发绀、花斑（去除衣物＋＋＋）
- 肢端冰冷
- 血压↘（收缩压<90 mmHg或舒张压、平均动脉压与基线相比下降>30 mmHg），脉压差减小、脉搏细数或极度心动过缓
- 心律不齐
- 左心衰：杂音（比较肺部啰音在肺野分布的范围＝Killip分级）、笛音样杂音、左心室奔马律
- 右心衰：肺部叩诊清音、右心室奔马律、Harzer征、颈静脉怒张、因肝肿大疼痛、肝颈静脉回流征阳性、下肢水肿

监测
- 动脉血压
- 呼吸频率
- SpO_2↘
- ECG
- T°

联合上述4项特征性表现高度怀疑诊断，并积极寻找病因。

病因诊断

左心衰为主
- 心绞痛病史 ± 心衰；胸痛合并呼吸困难；ECG典型表现：ST段抬高、Q波
- 近期流感综合征；发热
- 心衰病史 ± 慢性酒精中毒；触发因素（节律或传导障碍）
- 药物中毒
- 心脏瓣膜病史，瓣膜成形术；已有杂音或近期出现的心脏杂音增多

右心衰为主
- 右心衰体征＋＋＋；奇脉

心肌梗死

- 典型ECG表现
  - 广泛心肌梗死
- 近期出现的心脏杂音
- 左心衰 ± 右心衰
  - 室间隔缺损（心脏中部杂音）
  - 二尖瓣腱索断裂
  - 缺血性二尖瓣关闭不全（心尖部杂音）

- 病毒性心肌炎
- （左心衰＋右心衰）
- 急性心内膜炎
- （左心衰＋右心衰，近期出现的主动脉瓣关闭不全/二尖瓣关闭不全杂音，系统性栓塞）

- 心肌病失代偿

- β受体阻滞剂
- 钙通道阻滞剂
- 氨基甲酸酯
- 三环类药物

- 心脏瓣膜或瓣膜或瓣膜成形术后功能失调
- 主动脉夹层导致主动脉瓣功能不全
- 急性心内膜炎

- 右心室心肌梗死
- 肺栓塞（参见P12）
- Ⅰ型主动脉夹层（参见P8）
- 心包压塞（参见P10）
- 三尖瓣心内膜炎（吸毒者）
- 病毒性心包炎（右心衰，心脏杂音）

治疗

对症治疗

- 建立2条外周静脉通路（如果给儿茶酚胺，1条16或18G外周通路 ± 1条中央导管）
- O_2（鼻导管或面罩高浓度给氧）维持 $SpO_2>90\%$
- 如果有意识障碍和（或）呼吸窘迫则行气管插管＋控制通气（参见P194）

左心衰为主
- 多巴酚丁胺：从5μg/（kg・min）开始，增加5μg/10 min但不超过15μg/（kg・min）
- 若作用不明显则加用去甲肾上腺素
- CPAP（参见P222）；从5 cmH_2O 开始迅速上升至10 cmH_2O

- 右心衰为主
- 补液试验：10 min内输注250 mL胶体
- 肾上腺素：开始时0.5 mg/h然后每10 min增加0.5 mg

病因治疗

- 心律不齐：抗心律失常
- 传导障碍：期前收缩
- 心肌梗死溶栓（参见P274）
- 心包穿刺（参见P271）

转运监测：・通常医疗转运直接送至心脏重症监护室。如果患者能自主呼吸，半卧位＋＋＋。平稳驾驶车辆（血流动力学不稳定）。
转运监测：・意识、心率、动脉血压、呼吸频率、心电监护、SpO_2。

重要提示

- 持续气道正压通气在心源性休克中不是禁忌。它减轻了左心室的后负荷。它在单纯右心衰或右心衰为主的情况下是禁忌
- 目标是使平均动脉压（PAM）≥ 60 mmHg

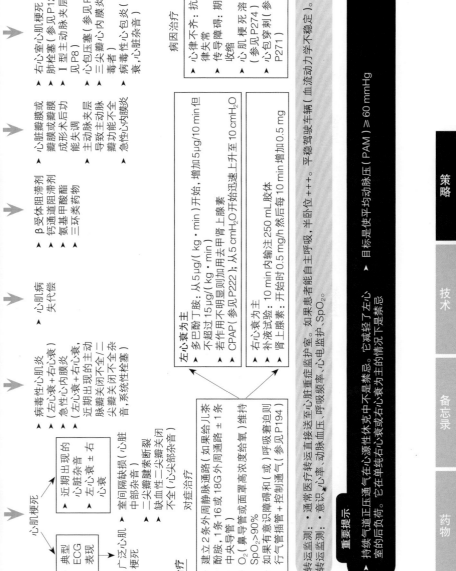

过敏性休克

定义

✓ 免疫-过敏反应诱导介质释放→血管舒张，血管通透性↗→循环衰竭＋水肿，支气管痉挛（呼吸困难）

✓ 如果不及时治疗，短时间内会有生命危险

诊断依据

背景

- 既往史：过敏、过敏性休克、湿疹
- 近期的常规治疗
- 诱发因素：
  - 肠外因素：药物（抗生素、抗炎药）、碘剂、输血、全麻药（硫喷妥钠、异丙酚……）、膜翅目昆虫毒（蜂毒、蚁毒）、蛇毒、输注的液体
  - 肠内因素：食物（牛奶、鸡蛋、草莓、牡蛎）
  - 呼吸道：过敏源吸入

临床症状

- 呼吸困难伴吸气性呼吸减慢（喉头水肿）或呼气性呼吸减慢（支气管痉挛）
- 干咳
- 躁动++，全身不适、意识丧失
- 恶心、呕吐、腹泻、弥漫性腹痛
- 瘙痒
- 头痛、痉挛

临床检查

- 皮肤红斑、全身荨麻疹、血管性水肿/Quincke水肿（面部、舌头、悬雍垂、颈部、手）、鼻腔和泪腺分泌过多、出汗、吸气相延长
- 皮肤发热
- 血压↘，脉压差增大、心动过速
- 无右心衰或左心衰征象
- 肺部吹哨（痉挛）、支气管呼吸音（分泌过多）
- 神经系统：Glasgow评分

监测

- SpO_2
- ECG：窦性心动过速、心律不齐
- T°

联合上述4项特征性表现高度怀疑诊断。

↓

治疗

对症治疗	对因治疗	一般治疗
➤ 建立2条外周静脉通路 ➤ 生理盐水扩容 ➤ 静脉注射肾上腺素（支气管扩张剂＋血管收缩剂）：在10 mL生理盐水中加1 mg；0.1 mg/min直到临床体征↘ ➤ 如果持续存在循环衰竭则用泵入肾上腺素：从0.5 mg/h开始，根据患者反应每10 min增加一次 ➤ 如果意识障碍：镇静、气管插管＋控制通气（参见P194）	➤ 清除过敏原（停止输液或输血……）	➤ 如果没有呼吸困难，则取仰卧位、双腿抬高，否则取“吊床”位（半卧位、双腿抬高） ➤ 根据SpO_2氧疗 ➤ 支气管痉挛：雾化吸入沙丁胺醇（5 mg）或博利康尼（5 mg）或肾上腺素（3 mL 0.9% NaCl中加2 mg）与O_2（6～8 L/min） ➤ 肾上腺皮质激素：甲泼尼龙1 mg/kg IVD（直接静脉注射）或氢化可的松琥珀酸酯200～400 mg静脉注射 ➤ 如果轻度休克→抗组胺药：右氨苯那敏（2安瓿静脉注射），Atarax®

转运策略：• 通常医疗转运至抢救室，取“吊床”位。
转运监测：• 意识、心率、血压、心电监护、呼吸困难、呼吸频率、SpO_2。

重要提示

➤ 如果难以建立静脉通路：肾上腺素皮下注射（0.25 mg）或肌注

脓毒性休克

定义

✓ 脓毒症：继发于感染的器官功能障碍

✓ 严重脓毒症：器官功能障碍（至少符合以下两点）或序贯器官衰竭评分SOFA ≥ 2（或升高 ≥ 2）：
- 呼吸频率 ≥ 22次/分
- 精神状态改变（GCS ≤ 13）
- 动脉收缩压 ≤ 100 mmHg

✓ 感染性休克（符合以下所有标准）：
- 充分的血管活性药物维持下平均动脉压（PAM）≥ 65 mmHg
- 血乳酸 >2 mmol/L（18 mg/dL）
- 尽管已经纠正了低血容量

诊断依据

背景
- 近期病史：外科手术、分娩
- 已知的感染状态、体温过高或过低
- 体质：免疫力低下、患糖尿病、肝硬化、体内移植物、血液透析……

临床症状
- 寒战
- 呼吸急促（>20次/分）
- 麻木、烦躁不安、意识混乱、谵妄、昏迷

临床检查
- 毛细血管充盈时间、皮肤花斑（膝部、四肢）
- 检查紫癜
- 检查脑膜刺激征
- 心率 >90次/分
- 低血压<90 mmHg或收缩压较平常 ↘ >40 mmHg 有时为高血压
- 无左心衰或右心衰
- 与感染灶相关+++的其他征象（肺炎、肾盂肾炎、蜂窝织炎、腹膜炎、血栓性静脉炎……）

监测
- T>38℃或<36℃
- SpO_2
- ECG：窦性心动过速，室上性心动过速
- 尿试纸
- 建立2条粗大的外周静脉通路

联合上述4项特征性表现并且没有导致休克的其他原因（ECG，无心脏扩大，无出血综合征，无过敏）应高度怀疑诊断。
必须找到病因。
任何延迟处理都会导致预后不良。
迅速管理患者，立即开始循环扩容（抗生素）。
必须找到病因。

病因诊断

- 休克表现
- 瘀点、瘀斑、弥漫性紫癜
- 脑膜刺激征或昏迷

→
- 暴发性紫癜
- 脑膜炎球菌、肺炎球菌

- 休克表现
- 类猩红热疹分布在全身或掌跖部
- 心肌炎型心力衰竭表现
- 金黄色葡萄球菌或链球菌病灶（生殖器）

→
- 中毒性休克综合征

- 泌尿道症状

→
- 肾盂肾炎

- 腹部体征
- 荒诞

→
- 腹膜炎
- 胆道感染

- 血管内病变征象

→
- 中心静脉导管
- 动静脉瘘
- 心内膜炎

- 会阴部伤口处有皮下捻发感

→
- 筋膜炎和（或）气性坏疽

- 咳嗽+咳痰
- 听诊异常

→
- 肺炎

治疗

对症治疗

- 建立2条外周静脉通路
- 等渗晶体液扩容：15 min内500 mL。在无肺水肿的前提下重复给予补液直至平均动脉压PAM>65 mmHg。如果没有达到平均动脉压的目标值，则适当使用去甲肾上腺素（32 mL中加入4 mg，从2 mL/h开始微量泵泵入）
- 如果休克未控制、意识障碍、呼吸窘迫：麻醉+控制通气（参见P194）

对因治疗

- 暴发性紫癜：症状治疗+抗生素2 g阿莫西林静脉注射
- “集束化”治疗+根据手术和复苏时取样培养的结果的抗生素治疗

一般治疗

- 氧疗
- 半卧位，双下肢抬高

转运策略：• 通常医疗转运至抢救室或复苏室。
转运监测：• 意识、心率、动脉血压、呼吸频率、心电监护、SpO_2。

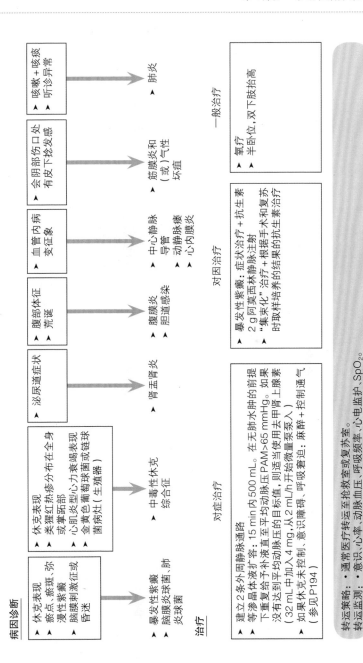

暴发性紫癜

定义

✓ 继发于脑膜炎球菌侵袭性感染性休克

✓ 在法国儿童中，每年有60例病例。死亡率为20%～25%

诊断依据

背景
- 没有任何既往史
- 有时患轻度流行性脑脊髓膜炎或其他脑膜炎
- 多见于5岁以下儿童

临床症状
- 症状有按时间顺序演变的特点
- 暴发早期：发热达39.5～40.5℃，一般状况改变
- 面色灰暗、黑眼圈
- 面色苍白
- 出现紫癜
- 意识状态改变：嗜睡、易激惹、意识混乱
- 抽搐（3个原因：发热、脑膜炎、低钙血症）

临床检查
- 坏死性紫癜或瘀斑性紫癜
- 病灶的重点：病灶的大小、数量和部位的变化
- 心血管功能
- 心动过速
- 低血压（平均动脉压低于该年龄段的平均水平）
- 大动脉及外周动脉搏动
- 外周灌注：毛细血管充盈时间≥3 s，肢体冰冷，花斑
- 前负荷：肝静脉、颈静脉怒张

监测
- SpO_2
- 心电监护仪
- 腋下电子体温计
- 数码照片（紫癜的扩大）
- 呼气末二氧化碳监测仪

联合上述4项特征性表现高度怀疑诊断。

严重程度的临床标准
- 紫癜病变快速进展
- 休克表现

- 在暴发性紫癜的情况下，腰椎穿刺是无意义的，也是危险的。其余检查的完善应在不延迟血流动力学管理和抗生素治疗的前提下进行
- 用PCR技术对病变皮肤进行组织学活检可以确定病菌

- 对与患儿共同生活的人取咽拭子
- 找到病菌（健康的携带者）。90%的病例为脑膜炎球菌B群或C群
- 可溶解抗原和PCR

治疗
- 在到达急救室前就需要实施紧急复苏治疗
- 社区医生→有暴发性紫癜表现，使用头孢曲松钠50 mg/kg，在大腿前外侧肌内注射

对症治疗

- 扩容：尽快给晶体液（生理盐水）20 mL/kg并且重复直至血流动力学和心力衰竭状况改善
- 使FiO_2尽可能高（高浓度面罩给氧，无创通气）
- 开始血流动力学管理后气管插管（适应证：格拉斯哥昏迷量表GCS<8，持续休克、低氧血症）、控制机械通气
- 快速序贯插管：氯胺酮2 mg/kg直接缓慢静脉注射、氯琥珀胆碱1 mg/kg，2岁后的患儿则2 mg/kg IVD直接静脉注射
- 维持镇静：吗啡50 g/（kg·h），咪达唑仑30 g/（kg·h）持续静脉泵入
- 去甲肾上腺素0.1 μg/（kg·min）静脉注射或微量泵奔入
- 一旦获得第二条通路，测定符合年龄的平均动脉压
- 观察四肢
- 如果有心力衰竭表现：肾上腺素0.3 μg/（kg·min）静脉注射，微量泵泵入

一般治疗

- 抽搐治疗：
- Ritrovil® 0.05 mg/kg直接静脉注射
- 如果状态不佳，苯妥英钠15～20 mg/kg 20 min内静脉缓慢注射
- 对乙酰氨基酚15 mg/kg静脉缓慢注射（发热—镇静）
- 限制饮水
- 芬太尼2 μg/kg静脉注射然后输注1 mg/（kg·h）或吗啡20 μg/（kg·h）

对因治疗

- 头孢噻肟钠100 mg/kg直接静脉注射或头孢曲松钠100 mg/kg静脉推注

转运策略：
- 患儿一般情况稳定，血流动力学良好，供氧良好，尽管给予初步治疗，但仍需在没有足够稳定的情况下转运。
- 在可以使用其他手段的情况下（动脉导管、血管扩张剂……），尽快复苏。
- 平稳快速行驶。摩托车、警车护送非常可取。

转运监测：
- 临床：紫癜蔓延、意识、抽搐、利尿、肺部听诊（急性肺水肿）、肝脏大小。
- 临床辅助：血压-脉搏，呼气末二氧化碳监测仪、呼吸机常数、SpO_2、心电监护仪、体温。

重要提示

- 早期抗生素治疗决定预后：一旦确诊，不应该延迟其使用
- 暴发性紫癜是一种从鼻咽部开始的败血症（佩戴外科口罩自我保护）
- 不要压迫孩子的四肢（适当固定但要松弛，中间用美式绷带和宽束缚带）
- 扩容治疗是必须的，决定了预后的发展

昏迷

不要忘记

- ✓ 氧气、脉搏血氧仪
- ✓ 吸痰器、呼吸机
- ✓ 电子微量泵
- ✓ 救生毯
- ✓ 除颤仪
- ✓ 血糖仪
- ✓ 低温温度计

严重表现

- ➤ 昏迷严重程度：深度（Glasgow评分：参见P333），共济失调、去脑强直、持续性昏迷（血肿压迫、体温过低）
  - ➤ 并发症：呼吸窘迫（吸入、肺通气不足）、循环衰竭
- ➤ 颅内高压，脑疝表现（屈肌、伸肌张力过高，高血压，心律不齐，瞳孔缩小或瞳孔扩大，嗜睡）
- ➤ 严重病因：低血糖、抽搐、药物过量、外伤

急救措施

- ➤ 保持气道通畅，面罩辅助通气＋人工呼吸气囊。如果没有苏醒（没有语言交流），呼吸窘迫→气管插管 ± 麻醉（参见P194）、控制通气、胃管、心电监护仪、SpO_2
  - ➤ 建立1或2条（如果虚脱）静脉通路，0.9% NaCl或乳酸林格液 ± 补液试验（10 min内250 mL）
- ➤ 抬高头部，速尿：20 mg静脉推注甚至使用20%甘露醇0.25～2 g/kg
- ➤ 末梢毛细血管血糖（纠正低血糖：20～40 mL 30%葡萄糖溶液静脉推注然后输注5%～10%葡萄糖溶液）；抗惊厥药静脉推注；纳洛酮。如果有外伤，注意头-颈-躯干轴＋颈托

急救后没有危重表现或患者病情稳定

背景（临床证据，处方……）

- ➤ 外伤，缺氧
- ➤ 既往史：酒精中毒性肝硬化、糖尿病、新旧头部外伤、精神病、栓塞性疾病、肿瘤、癫痫、心血管疾病（高血压、脑卒中）、脑病、药物中毒、心室分流
- ➤ 近期的日常治疗（抗凝药、抗抑郁药）

临床症状

- ➤ 昏迷状态，时而清醒
- ➤ 伴随症状或前兆：烦躁不安、头痛、抽搐、喷射性呕吐、呼吸困难（酸中毒呼吸急促、潮式呼吸、呼吸徐缓）

临床检查

- ➤ 皮肤：发绀、苍白、出汗、横纹肌溶解症、感染表现、紫癜
- ➤ 重复神经检查（感觉、运动、肌张力、反射）、瞳孔：反应性、对称性
- ➤ 脑膜刺激征、颅内高压表现
- ➤ 双臂血压、心率（节律）、心血管杂音
- ➤ 系统体检：呼吸节律、呼吸频率、头部血肿或伤口、腹部（疼痛、肝-脾肿大），如果有外伤：排除其他部位损伤

监测

- ➤ ECG（与既往资料相比）：心律不齐、传导障碍、弥漫性复极障碍
- ➤ SpO_2、心电监护
- ➤ T°
- ➤ 末梢血糖

联合上述4项特征性表现，常提示一个或多个可能的病因。

代谢因素	感染因素	神经系统原因	中毒	抽搐 （原发性或继发性）	创伤
➤（1）糖尿病病史、低血糖、出汗 ➤（2）血糖升高、呼吸节律、呼吸急促 ➤（3）乙醇中毒、肝硬化 ➤（4）腹痛、脱水 ➤（5）利尿治疗、无盐饮食 ➤（6）癌症、ECG ➤（7）T° ➤（8）心动过缓、皮肤黏膜通透性高	➤（1）发热，脑膜刺激征 ➤（2）近期旅行史 ➤（3）近期血管杂音	➤（1）病史：癌症 ➤（2）定位征象、脑膜刺激征 ➤（3）心血管问题（恶性高血压、虚脱、心律不齐、已知的心脏杂音） ➤（4）穿刺点出血、血肿、抗凝治疗、肝硬化	➤（1）空盒子 ➤（2）药物成瘾、静脉穿刺点 ➤（3）热水器、群体损害	➤（1）危重状态后昏迷、严重抽搐状态、舌咬伤、尿失禁 ➤（2）± 循环衰竭、± 呼吸窘迫、颅脑、已知病史	➤ 背景*，鼓室血栓，± 局灶性体征
➤（1）低血糖 ➤（2）酮症酸中毒（1型糖尿病）；高渗（2型糖尿病） ➤（3）肝性脑病、呼吸系统疾病 ➤（4）急性肾上腺功能不全 ➤（5）低钠血症 ➤（6）高钙血症 ➤（7）体温过低或发热 ➤（8）甲状腺功能减退、Gayet-Wernicke综合征	➤（1）脑膜脑炎、脓肿 ➤（2）疟疾 ➤（3）心内膜炎	➤（1）肿瘤 ➤（2）脑血管意外、休克 ➤（3）高血压脑病、脑膜出血、颅内动脉瘤、动静脉畸形 ➤（4）硬膜下血肿或颅内血肿	➤（1）试图自杀、神经安定药恶性综合征 ➤（2）药物过量 ➤（3）一氧化碳	➤（1）癫痫、癌症 ➤（2）药物、休克状态、低氧血症	➤ 硬膜外血肿、硬膜下血肿、挫伤

重要提示

- *系统地寻找可能造成于意识丧失的相关头部病变
- 所有昏迷患者都需要测量毛细血管（或者静脉血糖）要小心：低血糖的发生。同时低血糖会掩盖另外的病因
- 基础扩容 =0.9% NaCl或乳酸林格液（无葡萄糖，因为存在神经系统评分增加的护）
- 陷阱：感觉障碍，装病，精神病（排除性诊断），闭锁综合征
- 任何昏迷的危重和紧急情况都会继发循环障碍或呼吸窘迫

低血糖

定义：Whipple综合征

✓ 同时发现神经低血糖和低血糖表现
✓ 当血糖正常时症状可消失
✓ 诊断低血糖，通常血糖阈值是0.50 g/L（2.8 mmol/L），糖尿病除外
✓ 糖尿病患者低血糖阈值为0.60 g/L（3.3 mmol/L）

了解

✓ 正常血糖：空腹0.60～0.90 g/L（3.3～5 mmol）；餐后1.2～1.3 g/L（6.7～7.2 mmol）
✓ 长时间禁食时，血糖下降：大脑主要利用酮体
✓ 对血糖有显著影响的主要激素是：
- 胰岛素，主要降血糖因子
- 胰岛素样生长因子，IGF1和IGF2
- 具有升血糖作用的反调节激素：胰高血糖素，生长激素（GH），儿茶酚胺，皮质醇，次要的是生长抑素

✓ 低血糖可能是胰岛素分泌异常、反调节激素（GH，皮质醇）缺乏、糖异生（严重的肝肾损伤）不足或酶作用物缺乏（恶病质）的结果

诊断依据

神经葡萄糖减少表现
- 极度饥饿
- 疲劳、注意力不集中和咬字不清、行为异常、意识混乱、运动障碍、多动、协调障碍、震颤、偏瘫、复视、面瘫等
- 感觉障碍，肢体和口周感觉异常等
- 视觉障碍
- 局灶性或全身性抽搐
- 神经葡萄糖缺乏的昏迷程度不一、躁动不安、大汗、椎体刺激和低体温症状

肾上腺素能反应
- 焦虑、颤抖、发热感
- 恶心
- 出汗
- 苍白
- 心动过速、心悸

监测
- 末梢血糖
- T°

病因诊断

- 毒物接触：酒精、非洲或牙买加水果等
- 医源性：
  - 胰岛素或胰岛素类似物、磺胺类和瑞格列奈
  - β_2受体激动剂（突然停止静脉用药）
  - 奎宁及其衍生物
  - 戊烷脒（注射用）
  - 水杨酸（强剂量，主要见于儿童）
- 重度肝功能不全、先天性或获得性糖异生，包括肾功能不全和重度营养不良
- 负反馈调节激素缺乏：
  - 肾上腺或促肾上腺皮质功能不全=（特别是儿童）
  - 单纯生长激素缺乏症=（罕见，主要见于儿童）
  - 垂体前叶功能不全（特别是儿童）
  - 乳酸酸中毒
  - 恶性疟疾
- 肿瘤相关性低血糖：
  - 胰岛素分泌（胰岛素+++，非常罕见的胰腺外肿瘤）或IGF2分泌=（间质瘤，或更罕见的肝细胞癌）
  - 抗胰岛素抗体分泌（非常罕见的骨髓瘤）
- 罕见：非肿瘤性胰岛素分泌过多（胰岛细胞增殖症）和自身免疫性低血糖（抗胰岛素自身抗体）

治疗

有意识的患者	无意识的患者	使用磺胺类药物降糖的患者
➤ 摄入糖（15 g），含糖苏打水或糖棒	➤ 注射1 mg胰高血糖素（胰高血糖素试剂盒），肌内或皮下注射，因为对于烦躁不安的患者比IVD 1或2安瓿30%葡萄糖溶液更简单	➤ 注射胰高血糖素禁忌：静脉注射葡萄糖应该超过引起低血糖的物质的分子代谢半衰期的2～3倍

转运策略：
- 按医疗转运至持续监护室
- 在下列情况下留在家中：
  使用过量胰岛素治疗糖尿病
  没有循环衰竭且顺从的患者
  电话联系主治医生
  无重症表现
  快速处理，无后遗症
  毛细血管血糖控制到正常
  有立即进食糖类（碳水化合物）的可能性

重要提示

- 任何昏迷患者都应常规监测毛细血管血糖
- 低血糖见于用胰岛素、磺胺类降血糖药物或瑞格列奈治疗的糖尿病患
- 其他降血糖药物从来不是糖尿病患者低血糖的直接原因
- 5%或10%葡萄糖溶液可以口服给药

糖尿病酮症酸中毒

定义

✓ 由于机体内酮体蓄积而导致血中酸性物质含量增加
✓ 是胰岛素缺乏和升糖激素异常分泌所导致的并发症

了解

✓ 对血糖有显著影响的主要激素有：
- 胰岛素，主要的胰岛素样降血糖因子和生长因子、IGF 1和2
- 有升血糖作用的反调节激素[胰高血糖素、生长激素(GH)、儿茶酚胺、皮质醇，其次是生长抑素]

✓ 酮症酸中毒的原因：
- 胰岛素严重缺乏使葡萄糖进入细胞，而葡萄糖是唯一的抗脂肪分解激素
- 反调节激素分泌过多：胰高血糖素(胰岛素/胰高血糖素比值低→分解代谢)，皮质醇(脂肪分解)，儿茶酚胺(β升血糖效应和脂肪分解作用；α_2刺激酮体生成和胰岛素分泌作用)

✓ 后果：高血糖和酮症

诊断依据

背景
- ➤ 85%是1型糖尿病的并发症
- ➤ 15%继发于未经过胰岛素治疗的糖尿病：2型糖尿病或慢性1型糖尿病

前驱表现
- ➤ 数天内逐步形成
- ➤ 多饮，多尿，体重减轻，夜间痉挛，视力障碍，经常性散在呼吸困难和消化不良

临床检查
- ➤ 昏迷(10%)、意识正常(20%)、木僵、轻重不一的意识混乱(70%)
- ➤ 呼吸急促(90%～100%)
- ➤ 呼出特殊的丙酮气味(呼出烂苹果味)
- ➤ 全身脱水：皮肤褶皱、眼眶凹陷、低血压、口渴、口干
- ➤ 重度脱水+++心血管循环障碍，甚至革兰阴性菌导致的败血症
- ➤ 常见的体温过低
- ➤ 恶心或呕吐(见于80%的情况)
- ➤ 腹痛[见于40%的情况(严重酸中毒+++)]
- ➤ 没有神经系统病灶，也没有相关脏器损伤

监测
- ➤ 血糖和末梢血酮体
- ➤ 血气分析
- ➤ ECG

诱发因素

- ➤ 感染(35%)
- ➤ 器质性病变[15%(糖尿病并发症+++，特别是血管)]
- ➤ 停止胰岛素治疗(10%)
- ➤ 妊娠期未监测或监测不良[5%(孕中期+++)]
- ➤ 其他：医源性(肾上腺皮质激素、外科手术)；心血管意外(心绞痛/ACS、急性冠脉综合征、脑卒中、下肢动脉闭塞症等)、外伤等

治疗

- 补液：生理盐水1 h内1 000 mL，只要HGT（血糖测试）<11 mmol/L就用5%葡萄糖溶液+4 g NaCl/500 mL
- 只要用注射泵注射胰岛素就常规补钾除非急性肾功能不全和（或）严重高血钾（>5.5 mmol/L）：4 h内3 g静脉泵入
- 补充硫酸镁：如果低血钾，15 min内用1.5 g
- 脉注射泵快速折射胰岛素速度恒定在0.1 UI/（kg·h）
- 给O_2关注SpO_2呼吸频率，同时用生理盐水或者胶体液补液
- 诱发因素的治疗++++

转运策略：·医疗转运至ICU

重要提示

- 在妊娠期，酮症酸中毒可能发生在较低的血糖阈值
- 血钾是波动的，但总钾（细胞内钾）总是偏低的
- 由于腹痛进行过剖腹探查但最终诊断为酮症酸中毒的患者需要常规监测血糖和血酮体
- 注意酮症的其他病因：酒精，禁食

高渗性昏迷

定义

✓ 有效血浆渗透压大于 350 mmol/L
✓ 由严重的高血糖（大于 33 mmol/L）和高钠血症引起
✓ 没有酮症或不明显

了解

✓ 对血糖有显著影响的主要激素是：
- 胰岛素，主要的降血糖因子，胰岛素相关的生长因子，IGF 1和IGF 2
- 所谓的反调节激素有升血糖作用：[胰高血糖素，生长激素（GH），儿茶酚胺，皮质醇，其次是生长抑素]

✓ 处于高渗性昏迷状态：
- 最初的高血糖是所谓的“渗透性”利尿的原因
- 多尿没有水摄入量代偿或水摄入量代偿不足会导致低血容量
- 低血容量导致功能性肾衰竭引起钠潴留和肾糖阈显著升高

✓ 由于外周血胰岛素持续缺乏，游离脂肪酸没有显著升高，导致葡萄糖渗透到细胞内，但是足以抑制脂肪分解
✓ 有二分之一的人由于肾功能不全和乳酸增加会出现伴有阴离子间隙增高的代谢性酸中毒
✓ 反调节激素（尤其是胰高血糖素）增加

诊断依据

背景
➤ 60岁以上的患者
➤ 95%的情况是2型糖尿病。通常1/2被认为是“较轻的”或是被忽视的
➤ 患者没有渴感或由于神经原因而不能感到满足

前驱表现
➤ 起病是潜伏性的和进行性的持续数天甚至1～3周。显著特征是多尿，无力和脱水的症状

临床检查
➤ 全身脱水
➤ 神经系统症状：
  - 与高渗透压程度相关的意识障碍：神志模糊甚至昏迷
  - 偶尔出现局灶性神经系统症状
  - 抽搐频繁发作，通常是局部发作，有时全身发作
➤ 体温从中枢性高热到低体温的变化
➤ 消化系统症状有恶心，甚至呕吐和腹痛
➤ 无酮症症状：呼气无丙酮的气味
➤ 无重度代谢性酸中毒：无呼吸急促

监测
➤ 末梢血糖和血酮体
➤ 血气
➤ ECG

诱发因素

➤ 任何引发脱水的因素：呕吐、腹泻、感染（尤其是肺部感染）、监管不力的利尿剂处方等
➤ 任何导致高血糖的因素：“刺激”导致反调节激素分泌过多（感染、血管意外）、处方药或升血糖溶液（肾上腺皮质激素等）

治疗

- 1. 补液前3 L用生理盐水：
  - 1 L 30 min内
  - 1 L 1 h内
  - 1 L 2 h内
- 2. 如果血压过低，考虑补充大分子物质
- 3. 胰岛素治疗：10 u/h直到血糖=13.75 mmol（2.50 g/L）然后3或4 u/h

转运策略：医疗转运到重症监护室。

重要提示

- 血钾水平是变化的，但是钾库（细胞内钾）总是偏低的
- 对于已知肾功能不全的患者谨慎补液（有急性肺水肿风险）
- 对于ISR，琥珀酰胆碱禁忌证（酸中毒）的情况，就给氯胺酮2～3 mg/kg，舒芬太尼0.1～0.2μg，阿曲库铵0.6 mg/kg

意外低体温

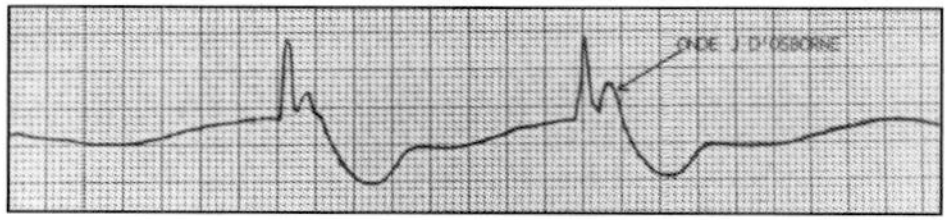

体温25℃时的心电图

诊断依据

背景

- 暴露于寒冷中
- 易感因素：
  - 中毒
  - 创伤
  - 年幼或年老
  - 营养不良
  - 内分泌系统或皮肤疾病等

临床症状

取决于低体温的程度：

- HT1（35～32℃）：患者意识清楚、寒战血管收缩（肢端苍白寒冷）
- HT2（32～28℃）：嗜睡，思维迟滞意识障碍、寒战消失、心动过缓、呼吸徐缓
- HT3（28～24℃）：患者意识丧失（昏迷）反射消失、生命体征缓慢但存在、低血压
- HT4（<24℃）：心搏骤停

临床检查

- 测量核心体温（红外体温测量仪在体温低于33℃时就不可靠了），此时不能选择经皮测量体温→使用热探头测量口咽温度（探头置于鼻咽开口下方10 cm）；若心搏未停止，则无需使用食管探头；直肠测量时，由于探头可能会被粪便包裹测量值可信度不高
- ECG：心动过缓，房颤，特征性J波或Osborn波（J点抬高），若心搏骤停原因可疑，则记录1 min以上的ECG
- SpO_2：低温时无意义（因为外周血管收缩）

病因诊断

诱发背景

- 淹溺于冰水
- 埋于积雪
- 被困峡谷

不易诱发背景

- 寒冷环境下的药物中毒
- 多创伤性监禁
- 四肢瘫痪——昏迷超越

无论在何种情况下，都要测量患者体温（记录测量体温的时间和地点）

↓

- 获救后，体温可能进一步降低——“后降效应”，尤其是在体温骤降的情况下（溺水）（儿童为2～5℃），并且与测量体温的部位有关

治疗

HT1

- 转移到温暖环境中或添加衣物保暖
- 如果情况允许，饮用热饮和进行主动活动

HT2

- 心电监护
- 谨慎移动
- 卧位并制动
- 主动无创复温（升高环境温度、覆盖化学或电热毯、热空气、VPP？？和输注加热的液体）

HT3

- 在HT2基础上加强气道管理
- 存在难以逆转的血流动力学障碍时，使用ECPR加热

HT4

- 在HT2和HT3管理措施的基础上，心肺复苏，最大剂量1 mg的肾上腺素静脉或骨内注射，电除颤
- 加热辅助以ECPR
- 通过测定血钾对ECRP指征进行分类

转运策略：
- 减少搬动，将患者置于复温室中，给患者覆盖毯子被动复温或使用加热毯主动复温。监测体温，若无原发疾病引起的血容量不足，不需要扩容。转运至合适的接诊部门（若体温<32℃→收入监护室）
- 重视与低体温相关的低血压和心动过缓
- 心搏骤停且体温<32℃，若复苏失败→迅速转运做CPR，若条件允许，使用ECPR加热
- 测量血钾水平[若K^+浓度>12 mmol/L（陷埋于积雪情况下为8 mmol/L）→停止复苏]
- 体温>32℃且复苏失败→死亡（低体温不是直接导致心搏-呼吸骤停的原因）

重要提示

- 重视继发于低体温的心动过缓和低血压。如果使用儿茶酚胺类药物增加心率或动脉血压，在低温状态下，心脏对药物无反应·可能引发不可逆的室颤
- 如果患者心搏未停止，不要使用食管导管和中心静脉导管（可能存在通过直接刺激心脏引起室颤的风险）
- Osborne波是低体温时的病理性改变
- 单纯顽固低体温的患者，不要急于插管（声门暴露会有进一步引发低体温或心律失常的风险）
- 心律失常的情况下，体表温度与中心温度无相关性（颈动脉没有血流）
- 低体温对缺血/再灌注损伤具有保护作用：低温时大脑可耐受心搏骤停。如果心搏停止和低体温同时存在，则无需考虑最低血流量（尤其是有目击者）

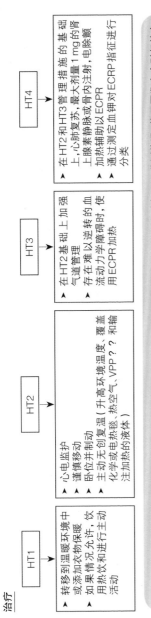

脑血管意外

不要忘记

✓ 出现症状<6 h或者症状刚出现：急诊+++（全血细胞计数、凝血酶原时间、活化部分凝血活酶时间、心电图、外周静脉通路）→呼叫神经血管重症监护病房（USINV）：

缺血还是出血？ 脑断层扫描或磁共振成像		动脉栓塞？ CT或MRI血管成像
• 缺血<4.5 h：静脉溶栓 • 卒中重症监护单元或远程会诊	• 出血：止血药 • 控制动脉血压	• 手术取栓 • 转运至神经放射介入中心 • 某些情况下，干预时间窗可延长到24 h

✓ 双上肢动脉血压、动态心电图、血氧饱和度、体温、血糖

✓ 治疗禁忌证：抗凝药、起搏器

✓ 不能忽视以下症状：
- 脑膜脑炎：发热，癫痫发作、意识模糊
- 脑膜出血：剧烈头痛、癫痫发作、警觉性障碍

诊断＝临床症状＋影像学

定义

✓ 严重的局部神经功能缺陷

病情严重征象
- ➤ 意识障碍
  - 呼吸窘迫
  - 血流动力学不稳定

  →➤ 建立静脉通道+0.9% NaCl或乳酸钠林格液*
  - 保持上呼吸道通畅。球囊给氧+面罩±气管插管和机械通气
- ➤ 癫痫发作 →➤ 抗癫痫治疗
- ➤ 颅内压升高：头痛、呕吐、嗜睡 →➤ 神经监护病房或神经外科

急救措施（见上）

急救后无病情加重情况或患者情况稳定

背景
- ➤ 发病时间（或患者状态“正常”的时间）
- ➤ 既往史和治疗情况：抗凝药物
- ➤ 发病前几日是否出现过短暂的神经症状

临床症状
- ➤ 头痛（脑膜出血、静脉血栓形成、颈动脉夹层、霍顿综合征）
- ➤ 心悸、胸痛

临床检查
- ➤ NIHSS评分
- ➤ 意识
- ➤ 语言
- ➤ 运动（Mingazzini评价法）
- ➤ 面部瘫痪
- ➤ 感觉
- ➤ 共济失调，视力（视野和眼球运动）
- ➤ 视力或感觉减退

监测
- ➤ ECG（心律失常）
- ➤ SpO_2
- ➤ T°
- ➤ 末梢血糖
- ➤ 动脉血压

联合上述4项特征性表现，可推断出一个或多个病因。

病因诊断

危险因素	病因
➤ 血管意外或短暂性脑缺血发作的危险因素	➤ 动脉粥样硬化
➤ 高血压 ➤ 糖尿病 ➤ 年龄 ➤ 皮质下微小病变	➤ 大脑小动脉疾病
➤ 多个区域的病变	➤ 心源性栓塞或凝血功能障碍
➤ 年轻患者 ➤ 头痛	➤ 动脉夹层 ➤ 中毒

注意：多重病因+++

重要提示

- *不要输注加糖血清（除非低血糖）：高血糖会加重神经损伤
- 出血或缺血的鉴别诊断依靠CT平扫或MRI
- 脑血管意外中，缺血性卒中占80%，出血性卒中占20%
- 急性期抗凝治疗是不合理的，甚至会有潜在危险
- 任何在静脉溶栓时间窗内（< 4.5 h）的脑血管意外患者和任何进展中的卒中患者，都应当直接收住神经-血管重症监护病房
- 所有的脑血管意外患者必须在脑血管病理专科住院，即使症状很快有所缓解的患者，主要是为了：
  - 病因学评估（生物学，磁共振或者缺乏影像学检查，经颈、颅或心脏超声探查，磁共振血管成像或者数字血管造影）
  - 预防复发
- 维持一定水平的血压（脑血管意外的后果）以保证脑供血（除非主动脉夹层），仔细监测神经功能，若合并心力衰竭，可以使用Loxen® IVSE进行监测
- 禁肌内注射（如果是纤维蛋白溶解针剂）

蛛网膜下隙出血

定义

✓ 血液出现于蛛网膜下隙中

诊断依据

背景

- 家族性动脉瘤病史、动-静脉畸形
- 出血性疾病、细菌性心内膜炎、颅内肿瘤
- 酒精中毒、吗啡、安非他明
- 中年人：50岁左右，尤其是女性
- 诱因：用力活动、长时间暴露于阳光下

临床症状

- 突发剧烈头痛，以枕部或脊柱为中心
- 恶心，喷射性呕吐（颅内高压）
- 短暂的意识丧失，甚至晕厥。有时表现为易激惹、意识模糊、思维混乱、痉挛

临床检查

- 脑膜刺激综合征：颈强直、体温升高
- 局灶神经系统症状：
  - 偏瘫，失语
  - 波及Ⅵ脑神经：落日征
  - 波及Ⅲ脑神经：单侧瞳孔放大、光反射消失
  - 单侧或双侧巴宾斯基征阳性
- 高血压、心律不齐、心动过速
- 初始的格拉斯哥评分与预后相关

监测

- ECG：ST段异常，“脑性”T波、冠状动脉缺血性改变、心律失常、心肌梗死
- SpO_2正常或下降
- T°正常或低热
- 低钠血症：常见于血管痉挛出现之前
- 末梢血糖

剧烈头痛合并晕厥需要高度怀疑蛛网膜下隙出血，需要寻找病因。

非创伤性蛛网膜下隙出血的病因诊断

- 蛛网膜下隙出血最常见的原因
- 年轻人群：40～50岁
- 既往病史有多囊肾，主动脉缩窄
- 闪电样疼痛
- 30%的病例可能会出现呼吸心搏骤停
- 偏瘫+失语+偏盲
- 单侧瞳孔扩大，光反射消失+痛性眼肌麻痹（累及颈内动脉结/后交通动脉）
- 单侧或双侧下肢暂时的瘫痪+缄默+额叶综合征（累及前交通动脉）

- 年轻人群：10～20岁
- 突发的局灶神经系统症状

- 老年人：>70岁
- 感染性心内膜炎的罹患者

动脉瘤破裂　　动静脉畸形　　中毒或医源性因素

治疗

对症治疗

- 颅内高压＋昏迷：
  - 气管插管＋控制通气并使 $ETCO_2$=35 mmHg，预防颅内压升高
  - 20% 的甘露醇 100 mL 缓慢滴注
  - 苯二氮䓬类药物镇静（咪达唑仑）＋舒芬太尼
- 控制动脉血压：
  - 舒张压控制在 110 mmHg 左右
  - 避免血压突然变化
  - 高血压：尼卡地平：（舒张压＞120 mmHg或收缩压＞210 mmHg时）1～10 mg/h或乌拉地尔：9～50 mg/h，不需要负荷量

一般治疗

- 头部抬高 30°～40°
- 外周静脉通路＋生理盐水
- 镇痛：对乙酰氨基酚静脉注射剂：1 g静脉内慢性输注或吗啡静脉推注（记录瞳孔情况）
- 躁动：咪达唑仑，1 mg静脉输注
- 痉挛：氯硝安定，静脉推注

对因治疗

- 动脉瘤：预防缺血性血管痉挛，尼莫地平（尼膜同）：0.5～2 mg/h，输注等张晶体液

转运策略：
- 倾斜单架。
- 专业医疗转运至能够完成CT扫描、动脉造影、神经放射学检查的医院。

转运监测：
- 意识、瞳孔反射、感觉–运动功能缺失、脑神经功能、血压、心率、血管造影、SpO_2、CO_2描记……

重要提示

- 不要使用肝素和阿司匹林
- 对于脑死亡的患者，要持续进行心肺复苏，以备器官移植
- 30% 的患者可能由于误诊或漏诊而导致病情加重
- 20% 的患者血管造影结果可能为阴性
- 维持一定水平的血压以保证脑灌注压
- 非增强的影像学检查是必要的
- 避免低碳酸血症，以免加重脑缺血

淹溺

定义

- 由于支气管肺泡浸入或未浸入液体中（可能只涉及面部）后的急性窒息

诊断依据

背景

- 浮潜、自主潜水、长时间游泳
- 挣扎迹象
- 注意创伤（潜水）、酒精摄入、药物、肌肉运动、最后一餐的时间
- 在水中浸泡的时间
- 水温
- 既往病史（癫痫、糖尿病）、手术、过敏

临床症状

- 创伤后疼痛
- 具攻击性、不安、焦虑、失去意识
- 呼吸困难、咳嗽、寒战

临床检查

- 发绀、外伤、舌头咬伤
- 挣扎的迹象（鼻翼震颤）
- 支气管呼吸音，肺部啰音（损伤性肺水肿）
- Glasgow评分神经系统检查
- 高血压或循环衰竭

监测

- ECG：节律障碍（水电解质紊乱、体温过低、急性心肌梗死）、缺血
- SpO_2
- T°（经常低体温）
- 末梢血糖（低血糖）
- 血凝或微血细胞比容：淡水为血凝，海水为血浓缩

联合上述4项特征性表现应高度怀疑诊断，并积极寻找病因。

病因诊断

原发性淹溺（有挣扎迹象）患者在浸没前清醒

- 缺乏经验或疲惫的游泳者
- 意外淹没

继发性淹溺（没有挣扎迹象）

创伤后

- 晕厥（浸水）
- 突然的颈椎伸展

浮潜

- “7米晕厥”法则
- 深度潜水时心肌衰竭
- Valsalva动作后晕厥

自由潜水

- 肺高压
- 氮气麻醉
- O_2导致抽搐
- 技术故障
- 气体栓塞（不遵守阶梯减压的上升）

其他

- 癫痫（由于水光闪烁诱发）
- 低血糖
- 节律异常
- 脑血管意外
- 精疲力竭

- 低温过敏
- 水过敏

- 温差性晕厥

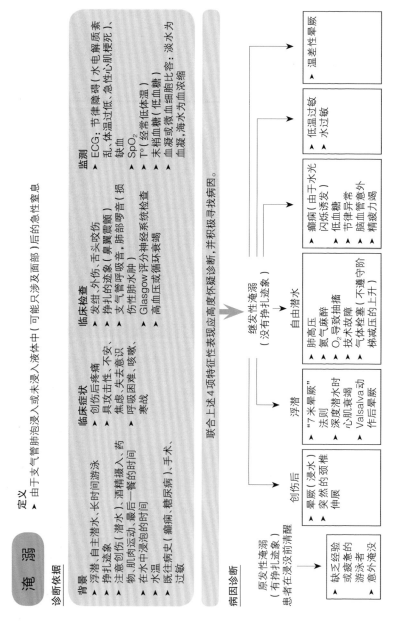

治疗

对症治疗

AQUA-STRESS（没有误吸）
- 复温治疗
- 控制血糖

轻微淹溺
- 高浓度面罩吸O_2
- 烘干
- 复温
- 开放静脉通路
- 胃部排空

严重淹溺
- 开放上气道
- 胃部排空
- 氧疗 ± 无创辅助通气或快速诱导插管下机械正压通气（+镇静）
- 在水中淹溺发生急性肺水肿，使用利尿剂*：Lasilix®：0.5～1 mg/kg静脉推注（成人）；1.5～2 mg/kg静脉推注（儿童）
- 如果水从血管流向肺泡，继发低血容量（高渗海水溺水），谨慎扩容，肾上腺素静脉泵入

濒死状态
- CPR
- 如果是低温需要延长CPR时间
- 尽早使用碳酸氢盐
- 注意体外电除颤（靠近胸壁，远离）

一般治疗
- 颈托固定原则（小心）脊柱损伤，特别是昏迷时（潜水、休克）
- 严格轴线翻身
- 纠正意外低血糖
- 对抗体温过低：脱衣服、晾干、保暖
- 支气管痉挛的治疗：万托林®或博列康宁®（5 mg）雾化吸入+激素静脉注射（参见P38）

转运策略：• 原则上住院，因为有继发性恶化的风险（干性溺水）。保持安全的侧卧位进行专业医疗转运。如果低体温+心搏骤停：CPR继续，直至到医院复温，使用ECMO。

转运监测：• 意识水平、机械通气、SpO_2、血流动力学、体温、心电监护。

注意事项
- *急性肺水肿是低渗液体引起，含氯（游泳池++），杂质（死水）
- 尽早进行胃排空有利于：
  - 改善膈肌的运动
  - 加速升温，尤其是孩子
- 不要使用海姆利克手法
- 淡水（低渗透压）→有渗透性溶血风险，从而有高钾血症风险
- 寻找和治疗“触发”因素：脑血管意外，心肌梗死

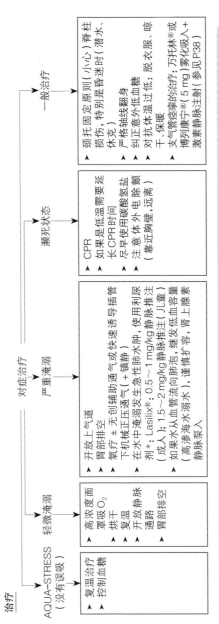

惊厥性疾病（EMC）

定义

✓ 全身性强直性阵挛发作，运动表现持续5 min以上，或发作（≥2），短时间间隔重复，危象间意识未恢复

✓ 30%患者出现不适和（或）意识丧失

诊断依据

背景

- 高龄、孕妇
- 近期感染、药物中毒或新药物的使用
- 既往史：酒精+++、癫痫、头部创伤、血管瘤、癌症、急性胎儿难产、卒中、高血压、糖尿病
- 直接或间接的疾病危重状态（70%的病例+++），发作时间（目击者询问非常重要）
- 常规治疗：抗惊厥药物、抗凝血剂

症状

- 强直性、阵挛性或强直性阵挛性痉挛发作
- 衰竭，痉挛发作后昏迷
- 痉挛发作后的记忆缺失
- 前兆：头痛、失语症、局部病灶

临床检查

- 摔倒、瞳孔（反应性、对称性）、咬伤造成的舌创伤，尿失禁
- 神经系统检查：定位的迹象？脑膜体征（颈部僵硬、Kernig征、brudzinski征）、颅高压体征（斜视危象、单侧散瞳、控制侧偏瘫、过度呼吸、心动过缓）
- 系统体检：心脏听诊（心律失常=惊厥性晕厥），肺听诊（支气管呼吸）
- 高血压或休克状态

监测

- T°（高热）
- ECG：节律失常、传导障碍、缺血损伤
- 末梢血糖+++
- SpO_2（缺氧的时候降低）

联合上述4项特征性表现应高度怀疑诊断，并积极寻找病因。

病因学诊断

已知有癫痫病史

- 治疗的突然中断
- 药物戒断、更年期或精神类药物过量中毒
- 急性药物中毒或致癫痫物质急性中毒
- 并发感染（呼吸道、消化系统、耳鼻喉科）
- 禁食，过度劳累
- 急性内环境紊乱

原发性危机

儿童

- 高血糖+++
- 创伤
- 脑膜炎
- 脱水
- 低血糖
- 大脑缺氧（在出生时）

青年

- 创伤后（背景、血肿、头皮伤口）
- 血管瘤（脑膜或局部体征、家族史）
- 慢性酗酒
- 缺氧后
- 感染：脑膜脑炎、脑脓肿
- 药物中毒（三环类、阿托品）
- 一氧化碳、有机磷中毒
- 糖尿病患者低血糖（末梢血糖）
- 低钙血症、低钠血症

老年

- 脑血管意外
- 脑转移灶或脑内原发灶
- 缺氧后

治疗

对症治疗

严重的（疾病状态）

- 外周静脉＋生理盐水
- 氯硝西泮：1 mg 静脉缓慢推注（3 min 内）如果有需要可重复给药或使用安定 2 mg/min 直至抽搐停止，总量不要超过 20 mg
- 如果效果不佳 5 min 后给予第二次苯二氮䓬类药物注射
  - 苯妥英钠 50 mg/min 总量不超过 18 mg/kg（25 mg/min 心功能不全者或老年人）。治疗失败 20 min 后重复（最大总量 =30 mg/kg）
  - 或苯巴比妥：50～100 mg/min 静脉推注，总量不超过 10 mg/kg。治疗失败 20 min 后重复（50 mg/min）（最大总量 =20 mg/kg）
- 一线、二线治疗失败，误吸或头部严重创伤，气管插管＋如果出现呼吸衰竭机械控制通气（胸式呼吸困难超过几分钟）

非严重状态（重大隐患：鼾音或意识状态正常的血胺升高）

- 治疗中断
- 癫痫发作或鼾音时放入 Guédel（预防舌咬伤）＋侧卧位

一般治疗

- 根据 SpO_2 进行氧疗
- 插管后留置胃管

病因治疗

- 低血糖：30% 葡萄糖 40 mL 可重复推注直到末梢低血糖纠正
- 高热婴儿进行水浴降温

转运策略：• 将第一次发作（病因评估）或经过简单治疗过的任何发作患者应该运送到急诊室（以小时为单位监测血清抗癫痫药物浓度），寻找一切病因。
• 任何癫痫发作状态患者都应转运至复苏室。

转运监测：• 意识、神经系统体征、抽搐情况、动脉血压、心率、呼吸频率。

重要事项

- 消除继发性危机（无尿失禁、舌咬伤、无继发性损伤）
- 经过心肺复苏的患者，既往有癫痫病史的患者的预后要比没有癫痫病史的患者的预后好
- 患者预后和大脑功能恢复取决于癫痫发作和持续的时间：早期治疗的重要性
- 持续抽搐时不要强制制止，但要防止继发性损伤
- 只要呼吸状况还良好并且颅内情况没有急性加重的情况（严重的头部创伤等），在发作停止后对持续昏迷的患者进行气管插管似乎不是很合理

急性中毒

✓ 30岁以下人群住院的主要原因
✓ 最常见：多种药物同时服用、自愿服用、女性多见

不要忘记
✓ 氧供，指脉氧饱和度
✓ 分泌物吸引，呼吸器
✓ 电子输液泵
✓ 末梢血糖
✓ 测量CO
✓ T低温温度计
✓ 复温毯
✓ 除颤仪
✓ 解毒剂

严重状况一般表现	急诊处理
➤ 循环系统：	
‣ 心搏骤停 →	➤ 参见P138
‣ 休克状态（收缩压<90 mmHg）→	➤ 开放1或2条静脉通路：胶体进行补液试验（<1 L）± 儿茶酚胺类药物
‣ 心动过缓（心率<50次/分）→	➤ 阿托品1 mg静脉推注
➤ 呼吸系统：SpO_2<90%，呼吸缓慢甚至是呼吸停止 →	➤ 开放气道，面罩辅助通气+呼吸气囊辅助呼吸。气管插管 ± 全麻（参见P194），控制性通气，胃管
➤ 神经系统：	
‣ 言语功能障碍，长时间昏迷（寻找并发症：误吸、低体温、洛奇综合征……）→	（同上：开放气道……胃管）
‣ 抽搐 →	➤ 氯硝西泮1 mg静脉推注或安定5 mg静脉推注
➤ 特殊有毒物质：	
‣ Nivaquine®（摄入>4 g）→	➤ 即使患者意识清醒且无症状+++：肾上腺素+麻醉+插管+控制通气（参见P194）
‣ 苯二氮䓬类药物，阿片类药物，CO →	➤ 解毒剂的应用
‣ 心肌收缩药物 →	➤ 插管的适应证：昏迷+休克

急诊处理后情况得到稳定 ▼

背景
- 近期及常规使用药物（精神类药物）
- 高龄，既往史（抑郁、精神病、成瘾、试图自杀）
- 证据、处方药、遗书、空包装和（或）注射器
- 注意饮酒
- 计算的最大摄取剂量（根据体重计算）、给药途径
- 发病时间
- 有毒气体暴露环境（火灾，CO，密闭空间）

症状
- 有时无症状
- 注意出现中途清醒：扑热息痛、维生素K拮抗剂、乙二醇、甲醇
- 如果有意识障碍：消化道功能障碍，神经感觉障碍

临床检查
- 皮肤：发绀、出汗、横纹肌溶解，无颅骨创伤痕迹
- 发现患者时的体位（误吸）
- 呼吸气味
- 神经系统体检：GCS、瞳孔、发音、反射、无定位体征
- 动脉压、心率
- 呼吸频率、心肺听诊（误吸++）

监测
- ECG，心电监护：心率，节律异常，传导障碍，膜稳定状态
- SpO_2
- T°
- 末梢血糖

联合上述4项特征性表现应高度怀疑诊断，并积极寻找病因。

- 意识障碍
- 动脉血压正常
- ECG正常

→
- 苯二氮䓬类药物及其衍生物
- 醇类
- 5-羟色胺再摄取抑制剂（IRS）
- 鸦片类药物
- CO
- 神经功能抑制剂
- 乙二醇、甲醇

- 意识状态正常
- 动脉低血压
- ECG正常

→
- 心肌收缩药物：
  - 钙拮抗剂
  - β受体阻滞剂
  - 氯喹
  - 洋地黄类药物

- 意识障碍
- 动脉低血压
- ECG正常

→
- 三环和四环类抗抑郁药
- 神经功能抑制剂
- 可卡因及其衍生物

- 其他情况

→
- 对乙酰氨基酚
- 阿司匹林
- 乙二醇/甲醇
- 摇头丸、可卡因、快克、其他合成毒品
- CO

重要事项
- 所有症状必须严格符合疑似药物的类型，否则要寻找其他原因或其他药物的关联
- 清醒患者的死亡率是昏迷患者的4倍
- 基础的对症治疗至关重要
- 导泻，净化治疗不是紧急的
- 严重中毒时，初始临床检查可正常（药效发作时间不定，作用时间长）
- 由于中毒导致的呼吸心搏骤停，COR时间延长是合理的
- 寻找影响生命和（或）功能预后不寻常原因：低体温，误吸，横纹肌溶解

急性药物中毒/临床体征

	数小时内发作	神经系统症状	神经功能正常	瞳孔散大	瞳孔缩小	肌张力增高	肌张力减低	呼吸困难	抽搐	继发性肺水肿	低血压	高热
乙醇							+				+	
安非他命									+			+
缓释苯巴比妥			+				+					
速效苯巴比妥	+					+		+				
β 受体阻滞剂											+（ESM，心动过缓）	
苯二氮䓬类			+				+					
氨基甲酸酯			+			+（10%）	+（90%）				+	
卡马西平				+					+			
氯喹									+	+	+（TDP）	
CO	+	+				+			+	+	+（I–）	+

	数小时内发作	神经系统症状	神经功能正常	瞳孔散大	瞳孔缩小	肌张力增高	肌张力减低	呼吸困难	抽搐	继发性肺水肿	低血压	高热
可卡因、摇头丸		+	+						+	+		+
洋地黄类药物											+（TV）	+
乙烯、乙二醇	+	+										
美沙酮	+											
甲醇	+	+		+								
鸦片类			+		+		+	+		+	+（VD）	
扑热息痛	+											
环类盐												
三环、四环类药物	+	+		+		+			+		+（ESM，TV，TDP）	

ESM：膜稳定效应［按时间顺序出现：T波和QT弥漫性延长、QRS增大、PR延长伴P波增大、高程度房室传导阻滞、心动过缓宽复合体、心室节律异常（室性收缩异常、室速、室颤）］
TDP：尖端扭转
I−：负性肌力
TV：室速
VD：血管扩张

药物　备忘录　技术　策略

巴比妥酸盐急性中毒

诊断依据

背景
- 精神类疾患病史
- 心理—社会学背景
- 空盒子
- 药物处方

临床症状
- 醉酒的感觉
- 构音障碍
- 倦怠
- 意识障碍

临床检查
- 深度昏迷、平静、行为异常
- 没有定位体征
- 咳嗽反射消失
- 消化道功能障碍
- 开始是瞳孔缩小、紧接着瞳孔扩大（如果缺氧）
- 呼吸抑制、暂停、呼吸困难
- 局部（误吸）的或弥漫（阻塞）的鼾音、啰音（肺水肿病变）
- 低血压甚至休克、心动过速
- 受压部位（横纹肌溶解）
- 消化能力下降（胃排空延迟增加误吸风险）

监测
- SpO_2正常或↘
- ECG：非特异性异常
- 低体温
- 心电监护
- 动脉血压正常或↘

联合上述4项特征性表现应高度怀疑诊断。

↓

治疗

对症治疗	病因治疗
➤ 开通2条静脉通路（16G） ➤ 根据 SpO_2 进行氧疗 ➤ 保持体温 　‣ 全麻下气管插管+控制性通气 ➤ 休克： 　‣ 晶体液进行补液进而使用胶体液（最大1 000 mL） 　‣ 如果效果不佳：多巴胺[从5 μg/（kg・min）起始]之后肾上腺素（从0.5 mg/h开始）	➤ 缓慢和中间巴比妥酸盐：→碱性液渗透性利尿（除外严重高血压，肾功能不全心功能不全） 　‣ 交替：1.4%碳酸氢钠500 mL、10%甘露醇500 mL、10%葡萄糖500 mL+1.5 g/500 mL的KCl（之后根据电解质水平调节） ➤ 速效巴比妥酸盐：→不进行渗透性利尿，5%葡萄糖3 000 mL/24 h+电解质 ➤ 转运到复苏室

转运策略：• 专业医疗转运至复苏室。
转运监测：• 意识、心率、动脉压、呼吸频率、心电监护、SpO_2。

苯二氮䓬类药物及相关药物急性中毒

诊断依据

背景
- 注意苯二氮䓬类药物治疗情况
- 处方药或者苯二氮䓬及其相关药物的空包装
- 既往史：抑郁、尝试自杀
- 加重因素：肝功能不全或者肺功能不全、老年人

症状
- 嗜睡状态
- 言语困难

临床检查
- 昏迷，肌张力减退、反射减弱
- 没有定向力
- 瞳孔对光反射存在
- 血压、心率和呼吸频率正常（并发症除外）末梢血糖

监测
- SpO_2
- ECG：没有膜稳定性（心率<100次/分-窄QRS波-QT正常）
- 毛细血管血糖

联合上述4项特征性表现应高度怀疑诊断，会出现以下2种可能。

中毒合并
- 有癫痫病史
- 毒性惊厥药：胺类、体格检查、心电图
- 误吸

单纯中毒
- 苯二氮䓬
- 异戊烯
- 唑吡坦®

治疗

治疗
- 不推荐解毒剂的使用
- 开放1条外周静脉通路＋生理盐水或是乳酸格林液
- 对症治疗
- 在以下情况下进行插管：
  - 昏迷
  - 误吸＋SpO_2<90%
  - 其他并发症

- 患者嗜睡，不能言语交流-格拉斯哥评分>10，没有呼吸困难→开放外周静脉通路乳酸格林液体＋监测
- 昏迷患者：Glasgow评分<8，无论有无意识：如果有鼾声→使用解毒剂：氟马西尼*
  - 目标：开通气道和不完全清醒+++
  - 负荷剂量：每3 min静脉滴注0.1 mg，直到达到理想效果（可通过口服加量，但是不要产生伤害）。剂量不超过2 mg
- 维持：所有负荷量以2 mg/h的速度静脉泵注

- 根据SpO_2进行氧疗
- 没有指针使用活性炭洗胃

转运策略：
- 所有的患者：住院治疗，至少进行精神病相关观察。
- 单纯的中毒，可以语言交流，没有呼吸困难：转运至急诊科。
- 用氟马西尼治疗单纯性中毒或有并发症或者存在多药物中毒转运至重症监护室。

转运监测：
- SpO_2、心电监护、临床症状、意识状态（可回应口头命令）、血压、心率、呼吸频率。

重要事项

- 有意识的患者的死亡率是昏迷患者的4倍
- 若存在腔室症候群的患者需要转诊向外科部门建立联系
- 苯二氮䓬及其相关药物中毒引起的死亡率与其引起的阻塞性呼吸困难有关
- *氟马西尼总剂量≤1 mg足够使患者清醒。如果用药达到2 mg患者仍未清醒→昏迷不是苯二氮䓬类药物导致
- 如果中毒等药物里包含了三环类药物要视作多重药物中毒→氟马西尼的使用除了对抗苯二氮䓬类药物外还有防治癫痫发作
- 不要在使用了氟马西尼之后追求患者完全清醒：会有焦虑发作、躁动（戒断反应）、拒绝住院监测的风险
- 始终将维持剂量维持在负荷剂量水平，以避免昏迷再次出现

*氟马西尼总剂量≤1 mg（氟马西尼的作用持续时间＜苯二氮䓬的作用持续时间）

β受体阻滞剂急性中毒

✓ 药物中毒的1%
✓ 死亡率低
✓ 普萘洛尔、醋丁洛尔具有膜稳定作用
✓ 阿替洛尔可促进尖峰扭转

诊断依据

背景
- 既往心脏病的既往史
- 有β受体阻滞剂治疗的记录
- 含有β受体阻滞剂的处方
- 空的β受体阻滞剂的包装

症状
- 30%的患者无症状的休克
- 乏力
- 困倦、昏迷

临床检查
- 大部分患者意识正常
- 有时出现抽搐
- 心动过缓±节律整齐
- 低血压性休克、心功能不全(左心)
- 支气管痉挛(哮喘患者)
- 呼吸抑制→呼吸暂停

监测
- ECG：心动过缓/传导障碍
- 普萘洛尔和醋丁洛尔有膜稳定作用(QRS和QT延长)
- 索他洛尔出现窄QRS，QT↗
- 低血糖、高血钾(罕见)
- SpO_2

如联合上述4特征性表现应高度怀疑诊断，会有以下2种可能性。

单纯性中毒
- 意识障碍
- 心率<60次/分
- 收缩压<100 mmHg

复杂性中毒
- 意识正常
- 心率>60次/分
- 收缩压>100 mmHg

治疗

- 开通静脉通道、乳酸林格液
- 对症治疗
- 监测+++（治疗的关键因素）

- 开通静脉通道/乳酸林格液
- 单纯的心动过缓：
  - 阿托品®：0.5 mg静脉推注重复给药
    → 如果失败：体外电除颤
- 单纯休克或伴有心动过缓：
  - 扩容：2 L生理盐水
    → 如果失败：
  - 儿茶酚胺类药物：肾上腺素→（QS）
  - 多巴酚丁胺
    → 如果失败：
  - 胰高血糖素（QS）
  - 极化液（葡萄糖+胰岛素）
- 昏迷+休克，呼吸抑制，抽搐：插管（准备阿托品预给药®0.5 mg静脉推注）
- 如果治疗失败给予体外循环

一般治疗

- 根据SpO_2进行氧疗
- 活性炭治疗为非紧急治疗
- 雾化β_2类似物治疗支气管痉挛

转运策略：• 医疗转运到专科。
转运监测：• 临床表现（血压、心率）、心电监护、SpO_2。

重要事项

- 参考基础的血压和心率以判断病情严重性
- 迟发性中毒，出现神经功能严重病变表明有缺氧情况
- 有意识的患者死亡率是昏迷患者的4倍
- 阿托品的有效性可排除诊断
- 如果发生循环停止，为了使患者中毒的预后性良好，必须延长复苏时间

氯喹和羟氯喹急性中毒

✓ 中毒罕见但是病情很严重
✓ 早期的、突发的、不可预测的心血管疾病（几分钟后可能会出现循环停止）膜稳定作用（奎尼丁样作用）
✓ 早期的院前治疗改善了预后

诊断依据

背景

- 到疟疾流行地区旅行
- 来自疟疾流行地区的患者
- 氯喹中毒的既往史
- 氯喹的处方
- 氯喹的空包装（应立即计算假定以摄取的剂量）
- 注意服药时间

症状

- 视觉模糊、复视、视野↘，暂时性失明
- 耳朵出现嗡嗡声、听力下降、头晕
- 恶心、呕吐
- 嗜睡

临床检查

- 通常意识正常*
- 有时嗜睡，抽搐
- 呼吸急促（测量呼吸频率），急性肺水肿损害出现啰音
- 寻找病危的表现：
  - 推测摄入的剂量>4 g
  - 收缩压<100 mmHg
  - ECG：QRS>0.1 s

监测

- ECG：
  - 膜稳定作用：T波低平、QT间期延长、宽QRS波→
  - 心室率失常（多形性室性早搏、QRS增宽的室性心动过速，室速，室颤）
  - QRS 增宽的心动过缓→心搏骤停
- SpO_2
- 末梢血糖
- 转移性低钾血症、多种机制造成的乳酸↗

联合上述4项特征性表现应高度怀疑诊断，可能出现下述2种情况。

不严重的中毒

- 推测摄入剂量<4 g
- 且收缩压≥100 mmHg
- 且QRS < 0.1 s

严重中毒

- 推测摄入剂量≥4 g
- 或收缩压<100 mmHg
- 或QRS>0.1 s

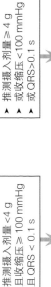

治疗

- 开放静脉通路/给予生理盐水
- 预先准备好抢救设备
- 准备好肾上腺素和插管物品 +++

- 开放静脉通路/给予生理盐水
- 按流程进行下属操作：
  - 肾上腺素静脉注射：0.5 mg/h 直到收缩压 ≥ 100 mmHg
  - 插管：快速诱导插管（参考P195）
  - 安定：30 min 给予 2 mg/kg 之后 1 mg/(kg·24 h) 持续静脉泵入
- 血压下降 → 联合使用肾上腺素：
  - 扩容：生理盐水，500 mL × 2
- QRS>0.12 s：联合使用肾上腺素：
  - 碳酸氢钠/乳酸盐：250 mL 可以重复使用
- 如果治疗失败可使用体外循环

一般治疗

- 根据 SpO_2 进行氧疗
- 留置胃管
- 没有洗胃的指针。活性炭的治疗不是急需的

转运策略：·所有患者医疗转运到复苏室。
转运监测：·临床指标（血压、心率、呼吸频率）、心电监护、SpO_2。

重要提示

- *注意：首先从检查患者的意识清醒程度。如果摄入剂量很高，患者很可能几分钟之内就发生心搏骤停（药物半衰期是 2 h）
- 氯喹的正性肌力作用，有发生继发性急性肺水肿的风险
- 有意识的患者死亡率是昏迷患者的4倍
- 急性氯喹中毒导致的死亡率约为10%
- 体外电除颤对于心室内传导阻滞引发的心动过缓没有效果
- 预后判断 +++，需要复查心电图ECG，心电图异常（QT间期延长）心律不齐会导致血压下降
- 在中毒的后期，严重的神经系统功能损伤表明缺氧性损害

药物　备忘录　技术　策略

洋地黄急性中毒

✓ 在长期治疗期间因过量服用而急性中毒的病例已变得罕见。

诊断依据

背景
- 心脏疾病既往史，用洋地黄治疗的心律失常
- 有洋地黄的处方
- 洋地黄空包装
- 寻找预后不良的因素：年龄>55岁、男性、既往心脏病
- 老年人经常意外的过量服药

症状
- 视觉模糊、恐光，色盲（黄视）
- 耳鸣、听力减退、头晕
- 恶心，呕吐
- 通常意识清楚
- 血压正常

临床检查
- 传导障碍
- 有时：抽搐
- 寻找危重表现
  - 心率<60/min
  - 室速或室颤
  - 血钾水平>4.5 mEq/L

监测
- ECG：心率↘，T波低平，双相（尤其在V_4，V_6和Ⅱ，Ⅲ，aVF），QT间期缩短同时PR间期延长
- 所有的心律不齐都可能出现：心动过缓、房室传导阻滞（所有类型），室性心动过速
- SpO_2
- 末梢血糖
- 高钾血症、肾功能

如联合上述4项特征性表现应高度怀疑诊断，会出现以下3种情况。

不严重的洋地黄中毒
- 无不良预后因素
- 无病情严重的因素

有潜在生命威胁的洋地黄中毒
- 预后不良因素的出现
- 心动过缓（<60次/分）阿托品对其无效
- 血钾>4.5 mEq/L

立刻威胁生命的洋地黄中毒
- 室速或室颤
- 心率<40/min，阿托品®对其无效
- 血钾>5 mEq/L
- 心源性休克，肠系膜栓塞

治疗

不严重的洋地黄中毒：
- 开放静脉通道/生理盐水
- 对症治疗
- 心动过缓<60/min→静脉推注0.5～1 mg阿托品，如需可重复使用此法
- 监测：心电图、血钾

有潜在生命威胁的洋地黄中毒：
- 静脉通道/生理盐水
- 解毒剂：初次用量给予半摩尔（请参阅下面的剂量计算）
- 若没有可用的解毒剂：监测心电图、血钾
- 准备解毒剂或把患者送到有解毒剂的医疗机构

立刻威胁生命的洋地黄中毒：
- 开放静脉通道/生理盐水
- 解毒剂：初始剂量为1摩尔（请参照下面剂量计算）
- 如果没有解毒剂：
  - 心动过缓，传导障碍→体外电除颤：维持心率>75次/分
- 准备解毒剂或把患者送到有解毒剂的医疗机构

计算Fab剂量：地高辛抗体®或者地高辛抗体Fab片段®，分别含有30和40 mg的抗洋地黄抗体。

✓ 地高辛和洋地黄中的中和量：
- q（mg）=F（%）×DSI（mg）或 F=地高辛的生物利用度（60%）洋地黄毒苷（100%）−DSI=推测摄入量；
- 或q（mg）=c（ng/mL）×VD×P×10^{-3}或者P=体重（kg）；VD=分布容积=5.6 L/kg地高辛；56 L/kg洋地黄毒苷

✓ Fab剂量：2×q（mg）安瓿转换为等摩尔输注，30 min内用生理盐水稀释或半使用半安瓿的量进行半中和（2 h内）

✓ 没有摄入剂量信息：如果症状严重10安瓿可重复使用（如果过量用2安瓿）

转运策略：• 医疗转运至急诊室（中毒不严重）或储备有抗体的医院的重症监护室（严重中毒）。
转运监测：• 心电监护、临床指标、SpO_2、心率。

重要提示

- 最佳治疗：Fab/抗体。如果有危险因素，尽早使用
- 禁止使用所有抗心律失常药以及儿茶类药物
- 有效的解毒剂用于节律和传导障碍以及离子异常
- 高钾血症只能通过Fab片段真正纠正
- 室颤或收缩心脏停搏的风险随着对阿托品的耐受增加，比心动过缓更为严重
- 地高辛在36 h内死亡风险最大，洋地黄可长达5天
- 如果出现传导异常、心动过缓（迷走神经通路刺激），请注意胃管

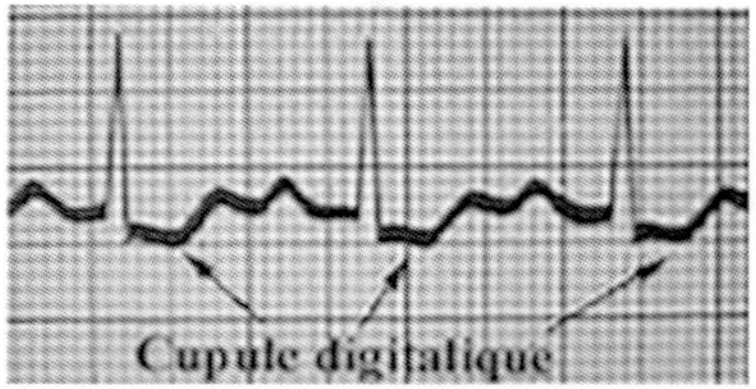

急性酒精中毒

诊断依据

背景
- 慢性酒精中毒病史
- 空酒瓶

症状
- 嗜睡状态
- 言语困难
- 平衡障碍

临床检查
- 昏迷，低渗状态，反射减弱
- 没有局部神经体征
- 动脉血压和心率正常（有并发症除外）
- 酒气
- 注意呼吸频率
- ± 误吸迹象，低体温

监测
- SpO_2
- ECG：正常
- 末梢血糖

联合上述4项特征性表现应高度怀疑诊断，会出现以下2种情况。

- 可语言交流
- 有效的自主呼吸
- $SpO_2>90\%$ 不吸氧的状态下

- 没有语言交流
- 鼾音
- 气管插管 $+SpO_2<90\%$

治疗

- 对症治疗

- 静脉通路/生理盐水
- 讨论插管+控制通气

结合

- 血氧饱和度氧疗

转运策略 • 所有情况都要住院治疗，至少要接受精神科咨询。
• 转运到急诊科（如果不严重），或转运到重症监护室（如果严重）。

转运监测：• 临床指标、心电监护、SpO_2。

重要提示

- 有意识患者的死亡率是昏迷患者的4倍
- 酒精中毒的死亡原因与其造成的呼吸困难有关
- 出现骨筋膜室综合征需要转诊至可进行手术的医院

火灾中吸入烟雾

✓ 是大多数房屋火灾的死亡原因
✓ 机制：煤烟沉积（→支气管阻塞，肺不张），化学烧伤（→支气管痉挛，支气管水肿，急性肺水肿损伤），CO和氰化物的释放

诊断依据

背景	症状	临床检查	监测
➤ 火灾，密闭空间 ➤ 烟雾 ➤ 暴露时间 ➤ 燃烧物体的性质（合成材料更严重） ➤ 合并爆炸 ➤ 既往史、特殊体质 ➤ 继发中毒	➤ 呼吸困难 ➤ 咽喉痛、胸骨后疼痛、胸闷 ➤ 咳嗽、发音障碍 ➤ 暂时性意识丧失（危重+++），头痛，眩晕 ➤ 恶心、呕吐 ➤ 眼睛疼	➤ 最初可能误导让人放心 ➤ 烟灰沉积在口腔、鼻子、耳鼻喉黏膜、裸露的皮肤区域、痰中有烟灰迹 ➤ 呼吸急促，支气管呼吸音（阻塞），喘息（支气管痉挛），啰音（损伤性急性肺水肿） ➤ 意识障碍：混乱、昏迷 ➤ 低血压 ➤ 使用第9条规则进行皮肤烧伤严重程度评分 ➤ 创伤表现：伤口、骨折 ➤ 结膜充血	➤ ECG：心肌缺血 ➤ 测量周围空气中，最好是患者呼出的CO量（用同一器械测量）：在吸烟者中升高>10%，在不吸烟患者中>5% ➤ 支气管痉挛呼吸峰流量（<200 L/min=危重） ➤ 创伤性出血+−+ ➤ 注意SpO_2：高估数值（测HbCO和HbO_2）

如联合上述4项特征性表现应高度怀疑诊断。吸入烟气会导致全身性中毒，导致缺氧和吸入窒息性气体（CO、CO_2、CN）这样的临床症状很常见。

损伤诊断

密闭空间内的火灾			
➤ 口腔和痰中的烟灰 ➤ 呼吸急促（乳酸酸中毒） ➤ 混乱+躁动+昏迷+收缩压<100 mmHg（没有严重的外伤或烧伤）	➤ 暂时性意识障碍 ➤ 混乱、昏迷 ➤ 眩晕、头痛 ➤ 恶心、呕吐	➤ 烟灰沉积：口腔、鼻子、口咽部、痰 ➤ 发音困难，咳嗽 ➤ 面部烧伤 ➤ 急性呼吸衰竭 ➤ 听诊干啰音、呼气末峰流速<250 L/min	➤ 心绞痛既往史 ➤ 胸痛 ➤ 典型ECG表现
↓ 氰化氢中毒	↓ 碳氧化合物中毒	↓ 声门下呼吸道损伤	↓ 不稳定型心绞痛或心肌梗死

治疗

对症治疗

严重

- 休克：
  - 补液＋羟考拉明5 g静脉注射（氰化物解毒剂）
  - 如果失败：重复羟考拉明5 g静脉注射
  - 如果失败：儿茶酚胺类药物（根据血流动力学特征选择肾上腺素或者去甲肾上腺素）
- 呼吸心搏骤停：对症治疗＋羟考拉明10 g静脉推注
- 意识障碍，呼吸障碍：
  - 声门局部麻醉插管
  - 控制性通气FiO_2 1（CO中毒，CN中毒＋羟考拉明）
  - 出现支气管痉挛：控制性通气＋沙丁胺醇静脉注射
- 伴有意识丧失和怀有身孕的CO中毒：高压氧疗

不严重

- 开通大静脉通路
- 高浓度氧疗10 L/min

一般治疗

- 将患者从中毒环境中转移
- 对于所有受害者要给予高浓度的面罩氧疗
- 抽血测量HbCO：5 mL肝素管
- 局部治疗（清洗、包扎）对烧伤患者进行复苏治疗
- 生理盐水洗眼

转运策略：
- 当出现神经、循环、呼吸抑制或出现声门下受累时征象时需要转运，眼科和耳鼻喉科检查，如果伴有烧伤，请进行→进行烧伤复苏。
- 如果怀疑中毒而没有临床体征→吸氧下以非医疗方式运送至急诊室。填写医疗疏散卡。

转运监测：
- 意识、心率、动脉血压、呼吸频率、心电监护、心肺听诊、呼气末峰流速（支气管痉挛）。

重要提示

- 需要常规准备插管需要的东西，因为可能突发呼吸困难失代偿
- 机械通气FiO_2 1，因为氧气是CO和氰化物的解毒剂
- 在由低血压和（或）呼吸异常和（或）高乳酸血症＞10 mmol/L引起的意识障碍的情况应使用羟考拉明下，使用羟考拉明（氰化物的解毒剂）
- 了解需要高压氧治疗的适应证，因为CO中毒可能出现瘫痪神经后遗症的风险，将患者转至专科诊治
- SpO_2不可靠，会误导使人忽略→所有受害人都需要吸氧+++
- 须进行现场血液采样。他可以在医院确认CO中毒（CO在环境空气中的半衰期为4～5 h，在O_2环境下为80 min）
- 眼损伤：注意隐形眼镜佩戴者
- 系统的查找创伤（骨折、关节）

钙通道阻滞剂（ICa）急性中毒

✓ 缓慢减少钙离子内流
→负性肌力作用，舒张血管，传导障碍

诊断依据

背景
- 关注心脏疾病既往史
- 关注心律失常的治疗史
- 关注ICa使用史
- ICa处方
- ICa的空包装

症状
- 意识障碍、昏厥、困惑、嗜睡以及低灌注表现
- 呕吐

临床检查
- 先兆（1～3）
- 通常意识正常
- 预先存在的心脏疾病
- 血压↘↘（脉压差增大）/休克（血管源性或心源性）
- 心率↘
- 心搏骤停

监测
- ECG：窦性心动过缓表现、所有期传导障碍
- SpO_2

如联合上述4项特征性表现应高度怀疑诊断，有以下2种情况。

↓

无症状
- 收缩压>100 mmHg
- 心率>60次/分
- ECG：正常

↓

有症状
- 收缩压<100 mmHg
- 心率<60次/分
- ECG：传导障碍

↓

治疗

	一般治疗
➤ 静脉输注生理盐水 ➤ 对症治疗 ➤ 监测+++（这是重中之重）	➤ 生理盐水静脉滴注 ➤ 心动过缓：目标＝心率>50次/分 › 阿托品®：0.5 mg静脉注射，可重复给药 →如果失败： › 电击起搏装置：心率至少80次/分（心脏不能再次收缩则无效） ➤ 休克：目标＝收缩压>90 mmHg › 谨慎补液：生理盐水500 mL×2 →如果失败，再次补液、超声评估+++： › 血管张力低：去甲肾上腺素（0.5 mg/h持续足量泵入、直到收缩压>100 mmHg） › 负性肌力作用：多巴酚丁胺：5～20 μg/（kg·min）持续泵入 › 上述2种情况无明显改善： －肾上腺素®：0,5 mg持续泵入，直到收缩压>100 mmHg －氯化钙：1～3 g静推 －胰岛素：0.5 UI/（kg·h）。根据血压调节（密切监测血糖） －葡萄糖：0.5～3 mg（静推，必要时持续足量泵入，维持血压>100 mmHg） ➤ 昏迷+休克：气管插管 ➤ 如果治疗失败，请考虑使用体外循环	➤ 根据SpO_2进行氧疗 ➤ 洗胃和使用活性炭并不紧急

转运策略：·专业医疗转运至急诊室（临床不严重，假定摄入剂量低）或者送入复苏室（临床症状严重）。
转运监测：·心电监护、临床症状、血压心率、SpO_2。

重要提示

- 了解基本血压及心率以评估疾病严重程度
- 掌握休克机制，以最好的方式治疗它
- 清醒患者的死亡率是昏迷患者的4倍
- 在中毒晚期，严重神经系统障碍的存在导致缺氧损伤
- 维拉帕米样药物负性肌力作用最强，二氢吡啶类药物以及地尔硫䓬类药物舒张血管作用最强
- 警惕药物的持续释放→持续监测

一氧化碳中毒

✓ 中毒死亡率最高的一种
✓ 通常在家里发生
✓ CO无色无味
✓ 30%的情况被误诊

诊断依据

背景

- 意外：家用电器+++：采暖、燃气热水器（房间、浴室、厨房）、季节性（冬季、寒冷、潮湿的气氛）、发电机、火灾
- 自愿：废气，密闭空间
- 所有急性中毒病例中速度最快的
- 加重因素：心绞痛的病史、慢性呼吸衰竭、怀孕（CO对胎儿血红蛋白的特殊亲和力）、儿童、老年人
- 可能发生同一地点集体中毒的事件
- 注意暴露于中毒环境的时间

症状

- 困难：多样和特异性低的症状（在30%的病例中没有症状）
- 三联征：头疼、眩晕、恶心、呕吐
- 有时，只有身体和精神衰弱（不安、迷失方向、困惑、幻觉）这些具有欺骗性的症状
- 可能短暂失去知觉、视觉障碍、抽搐或心绞痛型疼痛
- 30%的情况存在消化道症状：腹泻、恶心、呕吐

临床检查

- 通常症状无明显特异性
- 常出现伴有局部症状的高渗性昏迷
- 持续的神经功能紊乱：失用症、失认症、听力或前庭障碍
- 心动过速、低血压或高血压
- 呼吸急促
- 非心源性急性肺水肿表现
- 长时间昏迷后压迫部位以外的横纹肌溶解和水疱
- 面部可有色素沉着或者特殊的唇面部樱桃红色改变

监测

- 由急救人员测量环境空气中的CO浓度
- 呼出气中CO浓度和（或）碳氧血红蛋白含量（HbCO）测量：如果HbCO在非吸烟者中≥6%，在吸烟者中≥10%，极有可能CO中毒
- ECG：复极化障碍，可能有心肌损伤、节律异常、传导障碍
- 注意指脉氧合度：错误（整体测量时碳氧血红蛋白和氧合血红蛋白含量无法区别）
- 如果插管，测量$ETCO_2$

如联合上述4项特征性表现应高度怀疑诊断。

↓

治疗

- 将受害者从封闭的环境中解救出来，通风透气
- 肝素化试管静脉血取样（HbCO水平测定）
- 关闭所有设备或避免碰电（存在爆炸风险时）
- 任何有症状的患者在6～12 h内行正常戴储气囊面罩准化氧气治疗（或FiO_2=1）
- 出现下述情况（特别是预防后续综合征）需要进行高压氧治疗：
  - 意识障碍
- 神经损伤（注意力障碍、抽搐、Babinski征、脑神经受损综合征、腱反射增强、行为异常）
- 心脏损伤：心律失常，缺血性心肌病
- 呼吸功能损伤
- 孕妇

HbCO

- CO中毒临床表现及证实：
  - 急救人员在中毒现场测出空气中大量CO
  - 事故现场呼出气中含有CO
  - 血中HbCO含量：应尽快取静脉或动脉血液测量，并提前注明患者是否接受了氧气治疗（进行氧疗可适度地降低CO，并可将损伤降至最低）
- 中毒结果判读：
  - 有临床症状：吸烟者中的HbCO>6%，而非吸烟者的HbCO>3%
  - 在没有临床症状的情况下：HbCO在吸烟者中>10%，而在非吸烟者中>6%
- 碳氧血红蛋白的价值是被用作诊断辅助工具。高于所示阈值，可以判断中毒，低于阈值则不能妄下结论（中毒之后就应采样）

注意：如果怀疑合并氰化物中毒（包括火烟）出现神经和（或）循环系统症状：
羟钴胺（维生素B_{12}）70 mg/kg静脉推注（实际上，成人5 g）。如有必要，应再次给药。在心肺骤停情况下立即给予双倍剂量。

重要提示

- 环境是诊断的基本要素
- 便携式CO探测器的可靠和易行的
- 标准化氧气治疗是必要和必须的，刻不容缓
- 提防神经功能紊乱（可能造成的后遗症）
- 需要鉴别的情况：集体食物中毒、卒中、冠心病、心绞痛

蛇咬伤

诊断依据

背景
- 户外
- 夏季（尤其4～9月）
- 儿童或实验室研究员

症状
- 剧烈疼痛
- 焦虑、出汗、迷走神经表现、头晕、昏迷、抽搐
- 恶心、呕吐、腹泻

临床检查
- 咬伤痕迹（1～2牙印记）
- 咬伤周围疼痛性水肿（通常发生于咬伤30 min后）
- 之后水疱、淤青、皮肤坏死
- 局部重复感染
- 过敏反应，过敏表现（支气管炎、喉水肿、表面水肿）
- 过敏性休克表现（脉压差增大）或＋罕见弥散性血管内凝血导致的出血

监测
- SpO_2
- ECG
- T°
- Élisa检测
- 破伤风快速检测

如联合上述4项特征性表现应高度怀疑诊断，按严重程度可分为4个阶段。

严重程度分级

- 存在牙印
- 没有水肿

→ 没有中毒

- 局部水肿
- 无全身反应
- 没有血清生物学改变

→ 轻度中毒

- 进展性水肿
- 全身性表现：
  - 恶心
  - 感觉异常
  - 低血压、心动过速
  - 凝血功能障碍
- 无全身性表现

→ 中度中毒

- 张力性水肿
- 预后不良的全身性症状：
  - 休克
  - 昏迷
  - 呼吸窘迫
  - 凝血功能异常

→ 重度中毒

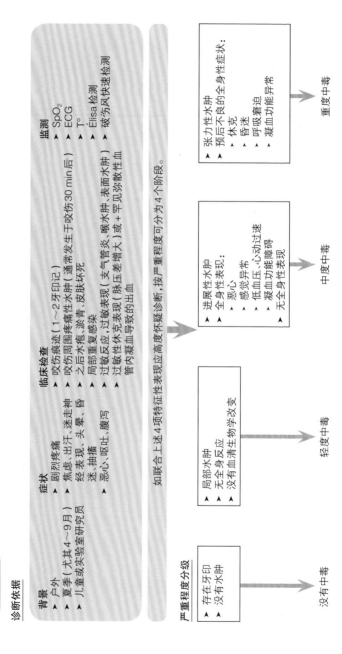

治疗

对症治疗

严重

- 休克表现：
  - 开放2条外周静脉（14～16G）
  - 输注血浆然后是胶体
  - 如果效果不佳：肾上腺素持续微量泵泵入（从0.5 mg/h开始）
- 呼吸窘迫：
  - 根据 SpO_2 进行鼻导管给氧
  - 如果出现气道痉挛，肾上腺素（2 mg加入3 mL 0.9% NaCl）

不严重

- 开放外周静脉给予血浆输注
- 被咬伤的患肢置于心脏平面之下
- 使用Aspivenin吸引装置抽吸 ± 伤口消毒
- 用小夹板轻轻包扎肢体
- 警告：勿用止血带，禁忌切开或清创

一般治疗

- 一旦出现水肿、去除可能造成压迫的装置（比如戒指……）
- 冰敷被咬伤肢体
- 勿用止血带
- 简单弹性约束
- 局部处理；消毒
- 平复、稳定患者情绪
- 制动；静卧++（减缓静脉回流）
- 面罩给氧
- Perfalgan® 1 g静脉推注 ± 激素
- 抗蛇毒血清（30 min内2安瓿缓慢静脉推注，Viperfav®）
- 阿莫西林克拉维酸钾 ± 氨基糖苷类（严重状态），被咬伤3小时以上（+抗组胺药+激素），2、3级
- 明确是否进行预防破伤风治疗（如果必要使用破伤风抗毒素和破伤风疫苗）
- 患者严格卧床休息，患肢固定
- 专业复苏治疗

转运策略：• 专业医疗转运到急诊室进行监测；如果中毒严重则直接转入复苏室进行复苏。
转运监测：• 意识、心率、血压、呼吸频率、心电监护、SpO_2、局部情况。

重要提示

- 2小时内没有水肿应排外中毒诊断
- 未及时就诊患者或者患儿的情况会恶化
- 无症状或无水肿的情况，应在医院监测6小时
- 水肿一旦出现，应24小时在医院监控，并接种疫苗
- 任何咬伤都必须由急救中心进行调度救治

阿片类药物急性中毒

✓ 在美国阿片药物中毒是一种主要的死因，并且这种情况仍在恶化

诊断依据

背景
- 注意药物滥用情况
- 注意空注射器，空包装
- 关注替代治疗
- 关注含有吗啡衍生物的药物的治疗

症状
- 困倦
- 言语障碍

临床检查
- 昏迷，发音困难，反应迟钝
- 双侧对称性针尖样瞳孔，反射减弱或消失
- 呼吸抑制（刺激时呼吸频率 ↗），发绀
  →呼吸骤停
  →心搏骤停
- 急性肺水肿肺部啰音
- 使用血管扩张剂后血压 ↘ PA

监测
- SpO_2
- 末梢血糖
- ECG：没有特征性表现

如联合上述4项特征性表现应高度怀疑诊断，会呈现下述2种情况。

不严重
- Glasgow评分 >10
- 呼吸频率 >10次/分

严重
- Glasgow评分 <10
- 呼吸频率 <10次/分
- 鼾音 +SpO_2<90%

治疗

➤ 开放静脉通路给予生理盐水 ➤ 对症治疗	➤ 开放静脉通路给予生理盐水 ➤ 如果出现鼾音 +SpO_2<90%/循环衰竭：插管（积极处理张力性气胸，穿刺引流气体） ➤ 无改善则使用解毒剂纳洛酮（Narcan®）： 　› 目标：呼吸频率 >8 次/分（不清醒时 +++） 　› 滴定：0.04 mg/mL（1 安瓿配 10 mL）** 　› 每 3 分钟注射 1 mL 直到呼吸频率 >10 次/分 　› 然后相同的剂量 2 小时内持续泵入	➤ 根据 SpO_2 选择氧疗

转运策略：• 转运到急诊室（如果不严重）；转运至专科（如果严重）或进行持续静脉药物治疗。
转运监测：• 临床状态（呼吸频率、心率、血压意识、瞳孔）、心电监护、SpO_2。

重要提示

- *冷静地进行初步临床检查，不刺激患者，以便更好地评估呼吸窘迫的程度
- **清醒后逃跑没有进行滴定治疗的患者有再次昏迷的风险
- 清醒患者死亡率是昏迷患者的 4 倍
- 阿片类中毒的死亡率与其引起的缺氧性心搏骤停有关
- 单纯性药物过量中毒比较罕见。经常是存在多种药物中毒
- 当存在间隔室综合征时应转至外科处理
- 阿片替代类药物中毒：
  - 美沙酮®= 纳洛酮®有效
  - 丁丙啡诺 Subutex®= 纳洛酮®无效
  - 上述 2 种情况 = 延长监测时间 +++ 因为 1/2 生存期长！

对乙酰氨基酚类药物急性中毒

诊断依据

背景
- 儿童和青少年常见
- 药物处方
- 空盒子
- 抑郁症病史
- 通常见于自行服药或多种药物中毒

症状
- 意识障碍
- 疲乏状态
- 恶心、呕吐
- 右上腹痛
- 症状延迟出现

临床检查=迟发，较少异常表现
- 面色苍白
- 可能出现轻度黄疸
- 无心血管症状
- 无呼吸系统症状
- 大剂量会导致神经症状
- 昏迷：罕见（代谢性乳酸酸中毒所致）
- 肝性脑病
- 较少发生过敏反应

监测
- 心电监护
- SpO_2
- 低体温（少见）
- 低血糖（少见）
- 对乙酰氨基酚代谢周期/4 h

治　疗

特异性治疗

- N-乙酰半胱氨酸（摄入剂量>125 mg/kg）→2种途径给药：
  - 口服：负荷量140 mg/kg；维持量70 mg/（kg·4 h）直到药物代谢
  - 不适合与活性炭同时口服
  - 静脉注射（优先考虑）：消化道解毒可通过活性炭
    过敏风险→缓慢给药：
    - 按150 mg/kg配入5%葡萄糖溶液250 mL，15 min内给药
    - 之后按50 mg/kg配入5%葡萄糖溶液500 mL，4 h内给药
    - 之后按100 mg/kg配入5%葡萄糖溶液1 000 mL，20 h内给药

非特异性治疗

- 1条外周静脉通路+5%葡萄糖溶液或混合电解质的葡萄糖（B_{26}：5%的葡萄糖+2 g氯化钾+4 g氯化钠的混合物）
- 呕吐→止吐治疗（胃复安/甲氧氯普胺）
- 洗胃治疗：一般是在服药中毒2 h以内，用或不用活性炭洗胃（4 h以内使用活性炭洗胃；以缓慢分次的方式给予）（洗胃则不予口服N-乙酰半胱氨酸）
- 根据SpO_2进行氧疗
- 意识障碍→插管+控制性通气

转运策略：
- 住院进行血清学检查及监护。
- 若患者意识清醒→无需医疗转运。
- 若患者不清醒→需要专业医疗转运。

转运监测：
- 意识状态++、心电监护、血压、心率、呼吸频率、SpO_2、末梢血糖。

重要提示

- 多种成药中含有对乙酰氨基酚→多重中毒
- 存在严重肝衰竭风险
- 4个阶段：
  Ⅰ. 恶心–呕吐
  Ⅱ. 肝脏毒性–胃肠功能紊乱–腹痛–少尿（脱水–肾小球毒性）
  Ⅲ. 再次恶心反胃–呕吐，肝功能极度异常
  Ⅳ. 爆发性肝炎导致死亡
- 24小时内解毒通常有效
- 根据摄入药物剂量评估中毒风险：
  高风险：摄入量>7.5 g或>150 mg/kg
  低风险：摄入量<5 g或<100 mg/kg
- 需要参看时间浓度曲线图
- 时间浓度曲线图可以提示预后
- N–乙酰半胱氨酸（NAC）使用：服药（对乙酰氨基酚）4小时后，应停止使用NAC但在下述情况下需要使用，降低对乙酰氨基酚的浓度（酗酒、P450、诱导剂、复方新诺明®、齐多夫定®、营养不良、厌食或再次摄入对乙酰氨基酚）
- 对乙酰氨基酚中毒的后续处理：
  - 适时对症服用NAC：如果出现因为对乙酰氨基酚过量相关的迟发性肝损伤，需要给予乙酰半胱氨酸，患者出现迟发性肝炎（16小时内给予100 mg/kg的NAC）
- 如果对乙酰氨基酚血药浓度很高，如果患者表现出过量的迹象，并且每当患者的益处/风险比率为正值时：监测PT，肌酐、血糖、碱性储备、乳酸血症和磷血症：
  - PT<40%：转入肝病科（没有必要给予维生素K_1，或镇静剂）
  - PT<10%：使用凝血因子

策略 技术 备忘录 药物

兴奋剂急性中毒

✓ 安非他明：苯丙胺，α激动剂，儿茶酚胺外周再摄取抑制剂

诊断依据

背景
- 注意成瘾，毒品的消费（所谓的娱乐性毒品）
- 毒品交易场所（“锐舞”之夜）
- 空包装

症状
- 躁动
- 焦虑
- 幻觉

临床检查
- 心血管系统：心动过速、高血压、可卡因可致缺血性胸痛
- 神经系统：震颤、抽搐、脑血管意外、昏迷（经常不安）
- 瞳孔缩小对光反射减弱
- 呼吸系统：呼吸急促、损伤性肺水肿（可卡因所致）、气胸、纵隔积气
- 出汗
- 瞳孔扩大

监测
- ECG：心动过速：各种室性心律失常，寻找缺血病变的迹象
- SpO_2
- 末梢血糖
- 高热

如联合上述4项特征性表现应高度怀疑诊断，会呈现下述2种情况。

轻度中毒
- 意识清醒、情绪平静
- 心率<120次/分，收缩压<180 mmHg
- 正常心电图

重症中毒
- 不可抑制的激动
- 昏迷
- 谵妄
- 心率>120次/分或者心电图心律失常、缺血性心律失常表现
- 收缩压>180 mmHg

治疗

- 开通外周静脉通路/输注血浆或生理盐水
- 对症治疗

- 开通外周静脉通路/输注血浆或生理盐水水化++
- 昏迷→插管
- 躁动/抽搐/心血管症状：
  苯二氮䓬类药物：安定10 mg静脉推注，多次给药
- 高血压/心律失常：
  - 苯二氮䓬类药物：首选安定（QSP）
  - 失败：Ca抑制剂，氧化亚氮衍生物
- 心肌梗死：规范治疗

一般治疗

- 根据SpO_2进行氧疗

转运策略：
- 轻症中毒：转运至急诊科。
- 严重中毒：转运至具有中毒专科复苏单元的复苏室专科治疗。

转运监测：
- 临床症状、心电监护、SpO_2。

重要提示

- 非法毒物使用者是多重毒物使用者：市场上产品的纯度差别很大/有许多组合可以改变、放大效果或减少不良反应
- 出现室间隔综合征需要转运到有手术能力的机构进行治疗
- 在体内隐藏麻醉药品时，是一种特殊的情况（摄入的颗粒：体内藏毒）。临床表现通常很严重

三环/四环类抗抑郁药急性中毒(ADT)

✓ 抗胆碱作用,儿茶酚胺再摄取抑制剂,细胞膜膜稳定剂
✓ 直接和间接的负性效应

诊断依据

背景
- 抗抑郁药治疗史
- 抗抑郁药物处方
- 抗抑郁药物空包装

症状
- 嗜睡
- 意识混乱、幻觉、发音困难、躁动
- 口唇干燥

临床检查
- 起初可能是正常的,但注意:隔几小时之后的表现
- 昏迷、躁动、高音调、反应过度:腱反射亢进、多动、扩散、反射区扩大、有时双侧巴宾斯基征阳性
- 一般缺少局限性症状
- 震颤、肌阵挛、抽搐
- 瞳孔:双瞳散大、对称/无对光反射
- 心动过速
- 正常血压;如果存在室内传导障碍、血压降低
- 捻发音(损伤性急性肺水肿)
- 腹部膨隆、无气过水声、膀胱膨胀

监测
- ECG:心动过速+膜稳定效应T波平抬、QT间期延长、宽大畸形QRS波、房室传导阻滞、室性心律失常
- 末梢血糖
- 低钾血症

如联合上述4项特征性表现应高度怀疑诊断,有以下3种可能。

非复杂性抗抑郁药物中毒
- Glasgow评分>10,可语言交流
- QRS<0.1 s
- QT正常

有症状的抗抑郁药中毒
- 语言功能丧失
- 腱反射亢进、肌阵挛
- QRS<0.1 s

复杂性抗抑郁药物中毒
- 昏迷:Glasgow评分<8
- 惊厥
- QRS>0.1 s ± 休克
- 插管 +SpO_2<90%

治疗

对症治疗

非复杂性抗抑郁药物中毒

- 开放外周静脉通路，给予生理盐水
- 对症治疗

复杂性/伴随症状性抗抑郁药中毒

- 开放外周静脉通路，给予生理盐水
- 丧失语言能力/抽搐/氧气吸入+SpO_2<90%/QRS>0.12 s→插管
- 出现休克→扩容：
  - 生理盐水：500 mL×2
  - 如果失败：肾上腺素®（从0.5 mg/h开始）/维持适合心率
- 出现QRS>0.1 s：碳酸氢盐/乳酸钠：250 mL+2 g氯化钾，可重复给药
- 出现QRS>0.1 s+休克：上述策略+肾上腺素+气管插管
- 出现抽搐：氯硝西泮®（1 mg静脉推注，可重复用药）。如果失败：硫喷妥钠®（5 mg/kg静脉注射）（插管）
- 治疗失败，则考虑使用体外循环装置

一般治疗

- 根据SpO_2氧疗
- 早发现则给予活性炭
- 出现宽大波形的心动过速+碱化处理基础上仍然休克准备除颤

转运策略：•所有患者都应该住院治疗（隔离病房+++）。
•非复杂性中毒：转运至急诊科，若为其他情况，直接转入专科复苏治疗。

转运监测：•心电监护、ECG、临床症状、SpO_2、血钾水平。

重要提示

- 有意识的患者的死亡率是昏迷患者的4倍
- 当存在间隔室综合征时应转至外科处理
- 抽搐发作、缺氧和酸中毒使急性抗抑郁药中毒加重ADT患者心律失常
- 特别注意：有害刺激，可以加剧肌阵挛和触发抽搐发作
- 即考虑存在毒性，剂量摄入至少500 mg

心动过缓

不要忘记

✓ 氧气、指脉氧
✓ 吸痰器
✓ 电子注射器
✓ 检查起搏器工作状态

危重表现	急救措施
➤ 循环骤停（无大动脉脉搏的心动过缓）→	➤ 处理肌电分离（参见P140～141）
➤ 休克 →	➤ 抬高下肢，进行补液试验（是否合并有低血容量性休克） ➤ 氧疗 ± 麻醉，插管和控制性通气（低氧情况下） ➤ 准备阿托品和体外除颤设备
➤ 呼吸衰竭 →	➤ O，留置外周静脉导管，± 插管，控制通气
➤ 意识障碍（昏迷）→	➤ 开通周围静脉，输注生理盐水，自动充气球囊辅助通气+O_2，插管，控制性通气

治疗前用心电图监测心律失常（至少一个长间歇）。

▼

经过急救处理后没有病情加重迹象

背景
- 年龄
- 既往史：心绞痛、糖尿病、心脏病、心律不齐、起搏器放置史、急性风湿性关节炎、甲状腺功能减退、肾衰竭、自杀倾向
- 常规负性肌力时治疗：β受体阻滞剂、洋地黄、钙离子拮抗剂（地尔硫䓬®、维拉帕米®）、胺碘酮®、碳酸锂®、利尿剂
- 药物中毒
- 近期感染

症状
- 乏力
- 心绞痛
- 昏厥
- 眩晕，昏厥
- 神志模糊
- 呼吸困难

临床检查
- 苍白，发绀
- 脉搏：超过1 min的计数，规律
- 双上肢动脉血压
- 左心和（或）右心衰竭迹象

监测
- 外周温度（若怀疑体温过低则 ± 中心体温）
- SpO_2
- 12通道高质量的长程ECG
- 分析：
  - 心室率
  - 心衰迹象
  - P波/复杂QRS波的关系
  - PR间期
- 末梢血糖
- ± 血液电解质（血清钾）

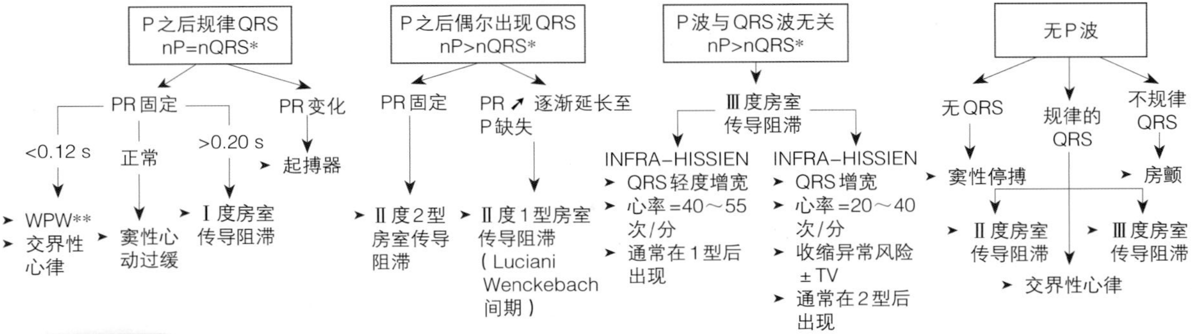

重要提示
- *nP=P波数；nQRS=QRS的数量
- **WPW：Wolf–Parkinson–White综合征
- ***不同起搏点起搏的室上性节律
- 在诊断心动过缓之前，应始终怀疑IDM
- 进行任何处理之前，先进行长程ECG分析（尤其是在P波最明显的D2或V1）

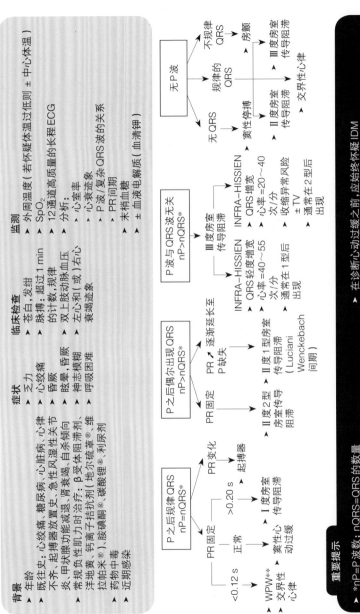

心动过缓：治疗

窦性心动过缓

- 背景：医源性原因（负性变时性药物）、电解质紊乱（高钾血症、体温过低、甲状腺功能低下）

治疗

- 如果无症状
  - 无需干预
- 如果有症状
  - 病因治疗
  - 抬高下肢
  - 静脉推注或皮下注射0.5～1 mg阿托品，必要时重复给药
  - 如果对阿托品耐药或有用药禁忌：在250 mL 5%葡萄糖溶液中加入5安瓿异丙肾上腺素以获得FC=60/min或多巴酚丁胺5 μg/（kg・min）静脉推注

Ⅱ度1型房室传导阻滞 / **Ⅱ度2型房室传导阻滞** / **Ⅲ度房室传导阻滞**

背景：

- 缺血性疾病（尤其是下壁心肌梗死）、感染性疾病（心包炎、心肌炎）、炎性疾病（强直性脊柱炎）、变应性疾病（急性风湿性关节病）、医源性（心动过缓药物）

Ⅱ度1型房室传导阻滞

- 如果没有症状：
  - 无需干预
  - 中止相关的治疗

Ⅱ度2型房室传导阻滞

- 若耐受性好
  - 病因治疗
- 若耐受性差
  - 静脉推注或皮下注射0.5～1 mg阿托品，必要时重复给药
  - 如果对阿托品耐药或有用药禁忌：在250 mL 5%葡萄糖溶液中加入5安瓿异丙肾上腺素以获得心率=60/min或多巴酚丁胺5 μg/（kg・min）IV
  - 体外电除颤

Ⅲ度房室传导阻滞

- 停止相关药物使用
- 在250 mL 5%葡萄糖溶液中使用5安瓿异丙肾上腺素静脉注射FC=60/min
- 体外电除颤
- 多巴酚丁胺：5 μg/（kg・min）

没有规律性P波的心动过缓

- 若耐受性差
  - 静脉推注或皮下注射0.5～1 mg阿托品，必要时重复给药
  - 多巴酚丁胺5 μg/（kg・min）
  - 体外电除颤

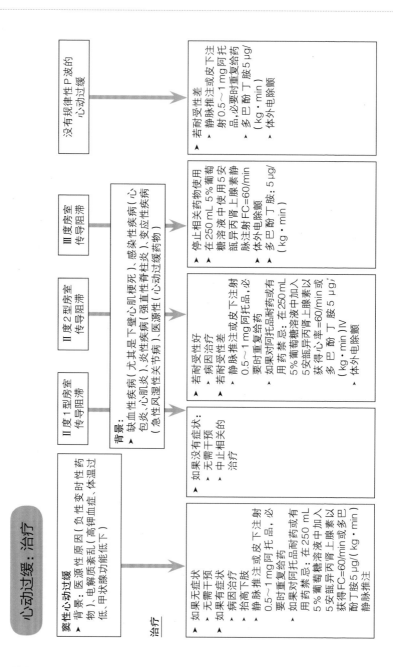

在所有情况下

一般治疗

- 根据SpO_2进行氧疗

病因治疗+++

- 容量过多造成的反常性心动过缓
- 高钾血症的治疗（参见P128）
- 停止相关治疗±解毒剂

转运策略：• 专业医疗运送到重症监护病房以备治疗心脏起源或耐受不良的心动过缓，有症状的非医源性窦房传导阻滞。

转运监测：• 面色、意识、动脉血压、心率、心电监护（如果有变化需要描记心电图）、SpO_2。

重要提示

- 面对房室传导阻滞时，请务必想到心肌梗死（尤其是下壁心肌梗死），感染（AAR，病毒血症），药物过量或负性节律药物引起的药物中毒
- 即使患有无症状性的心动过缓，阿托品仍需提前准备以应对任何可能的情况
- 总是尝试首先治疗病因，而不是盲目用药提升心率

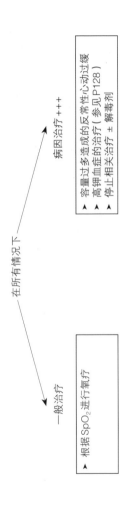

心动过缓：不同的心电图

- Wolff–Parkinson–White综合征：窦性心律；PR始终<0.10 s；宽大的QRS具有与初始波（=δ波）不同的波幅。RR间期的缩短是由于存在连接心房和心室并绕过通常的传导途径的异常传导束而导致的心室预激。

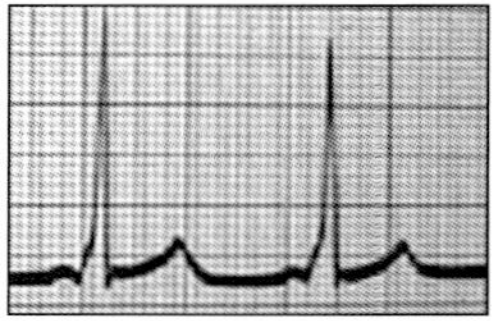

- 交界性节律：正常的非窦性室上节律（窄QRS）位于希氏束中。窦房结活动不可见，因为它要么被频率较高的结节律抑制，要么不存在，或者被完整的窦房阻滞所阻滞。P波隐藏在QRS中或逆行（负向，位于QRS波）。

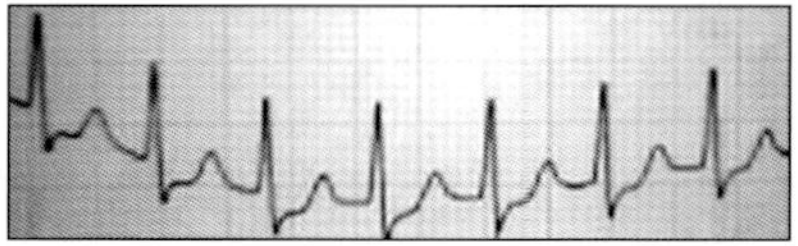

- Wandering Pace–Maker：P波在轴向、持续时间、振幅上是可变的，因为心脏刺激来自不同部位，在窦房结和房室结之间移动。当冲动来自房室结时，P可能早于或在QRS之后。因此，PR也是可变的。无病理意义。

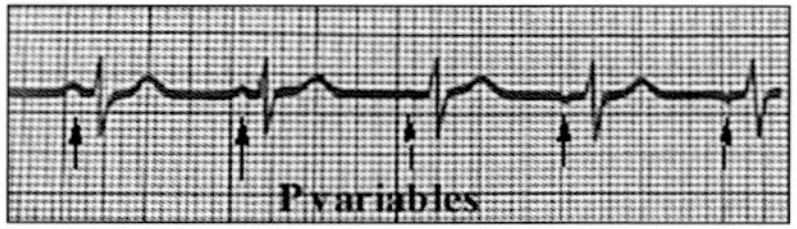

- 一度房室传导阻滞（AVB Ⅰ）：窦房节律，PR>0.20 s，原因是希氏束中房室传导的减慢。这是一个不完全的阻滞。注意，必须考虑HR和PR随着年龄的变化。

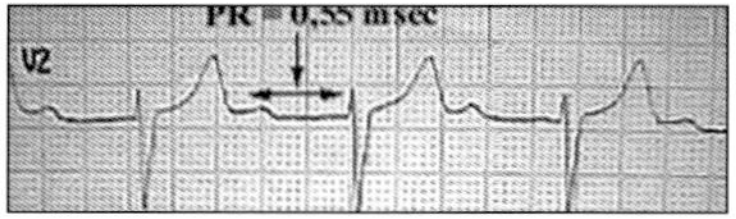

- 二度房室传导阻滞（AVB Ⅱ），Mobitz Ⅰ型（Luciani Wenckebach时期）：非窦性心律，方式传导阻滞不完全。PR间期逐渐增大，直到房室传导完全受阻为止（=P波受阻，因为在不应期内，房性冲动到达了希氏束上）。然后循环再次开始。在监测过程中，PR的延长不遵循固定的进度。周期的长度是可变的。

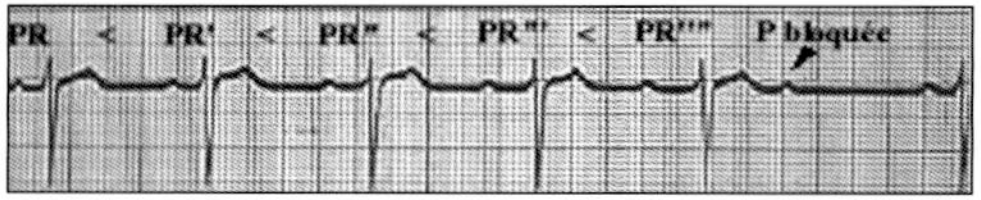

- 二度房室传导阻滞（AVB Ⅱ），Mobitz 2型，并非所有心房收缩都伴有心室收缩。不完全阻滞。可以是2/1（2个波形中有1个P波会导致QRS）或3/2（3个波形中有2个P波会导致QRS）没有PR逐渐延长（恒定持续时间的PR）PR间隙正常或拉长。

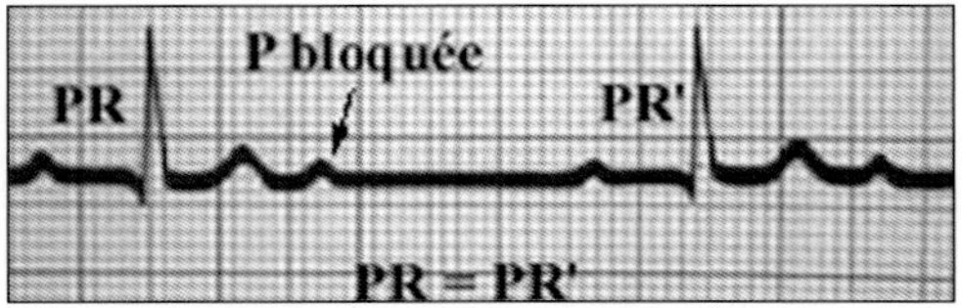

- 三度房室传导阻滞（AVB Ⅲ）：正常，规则的心律，与较慢的心律完全分离。当阻滞位于较高位置，房室结发生阻塞，QRS略微增大。阻滞位于远端位置，心室节律，QRS宽。

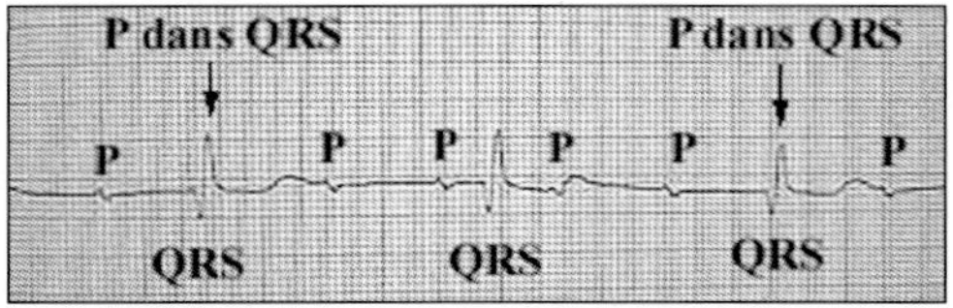

- 三度窦房传导阻滞：延长的窦性停顿，其持续时间理论上是基础周期的倍数。

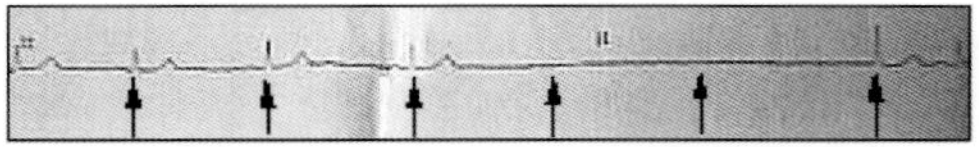

- 房颤引起的完全心律失常：心房活动异常，非常迅速。仅通过某些刺激穿过房室结并引起窄且不规则的QRS。

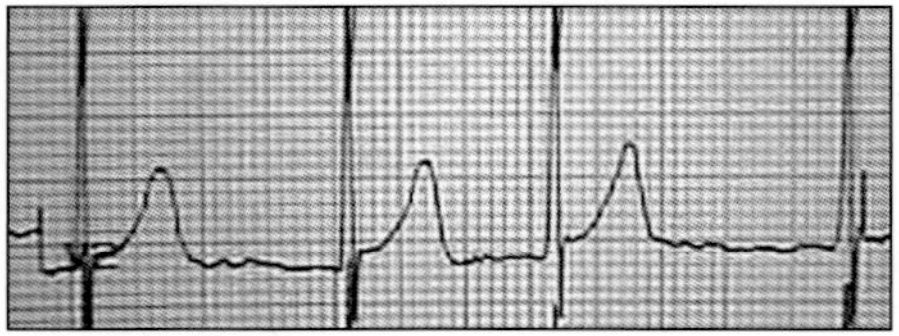

低钾血症（K^+<3.4 mmol/L）

✓ 主要影响心肌兴奋性，尤其是血清钾快速变化时

诊断依据

通过床旁实验室技术了解电解质水平是理想的补救措施（++院前）

背景
- 既往史：糖尿病、心力衰竭
- 常规治疗：利尿剂、皮质类固醇、泻药
- 近期感染
- 腹泻、呕吐、多尿、多饮

症状
- 便秘
- 腹胀
- 痉挛、抽搐
- 乏力
- 晕厥
- 特殊体征：构音障碍、吞咽障碍

临床检查
- 心动过速
- 体位性低血压
- 动脉血压降低
- 腱反射减少或消失、近端肢体松弛性麻痹
- 腹痛+肠梗阻造成的胀气

监测
- ECG：
  - 复极障碍：心前区U波>1 mm、T波低水平然后ST下沉（最大：杯状）、T波展平甚至消失
  - 正常QT：但某些导联中的伪QT长（平坦的T波、后跟U波）
  - 心律失常[在有基础性心脏病和（或）洋地黄化时尤其易发生]、窦性心动过速、房性期前收缩、房颤致心律不齐、室性期前收缩++、室颤、突然室速和心力衰竭的风险、尖端扭转型++

如联合上述4项特征性表现应高度怀疑诊断，需要积极寻找病因。

病因诊断

肾脏丢失
- 药物：利尿药++、皮质类固醇、两性霉素B
- 皮质醇增多
- 代谢物清除障碍综合征、肾盂肾炎
- 醛固酮增多症：
  - 甘草中毒（甘草甜素）
  - Conn综合征
  - 罕见：心力衰竭、肝硬化（腹水）或肾病综合征的水肿
- 酮症酸中毒或高渗性昏迷的渗透性利尿
- 碱中毒、低镁血症

消化道丢失
- 腹泻（泻药、细菌毒素感染）
- 呕吐
- 消化不良
- 消化道瘘

摄入不足（罕见）
- 神经性厌食

细胞内转移
- 高血糖症
- 胰岛素
- β_2受体激动剂，氯喹，茶碱
- 碱中毒

治疗

若低钾血症加重（关注最近的血清钾数值）；或威胁生命（标志：ECG++）

对症治疗

- 留置深静脉导管，2～4 g的10%氯化钾+500 mL的生理盐水或乳酸林格液（输液速度<1 g/h）
- 治疗前进行血清钾测定

- 如果节律异常或神经传导异常或K^+<2.5 mmol/L：输液泵静脉输入10%氯化钾（最大值：每小时2 g）。可以在IVSE中混合15%的硫酸镁（1 h内3 g）

一般治疗

- 节律紊乱的治疗
- 去除所有诱因

转运策略：• 如果心律失常，应专业医疗转运到重症监护室进行系统医疗，如果复极出现问题，应在急诊室进行系统医疗。
转运监测：• 心电图。

重要提示

- 临床体征晚于ECG特征
- 心电图比血钾值更能反映出细胞内/细胞外K^+比值
- 不要超过20 mmol/h的KCl（注意：1 g的KCl=13 mEq的K^+）
- 首选KCl而不是葡萄糖酸盐，因为使用它经常伴有低氯血症
- 在出现RDT，则没有洋地黄
- 提防将麻痹性肠梗阻造成的疼痛误认为手术疼痛：相关体征的重要性（ECG+++）
- 注意KCl的溶液配制：不要在几分钟内就输注完液体。使用输液泵更好

高钾血症（K^+>5 mmol/L）

诊断依据

通过床旁实验室技术了解电解质水平是理想的补救措施（++院前）

背景
- 既往史：肾功能不全、糖尿病
- 常规治疗：利尿剂、血液透析、糖皮质激素、其他化学疗法
- 烧伤、外伤、洋地黄中毒

症状
- 舌、唇或嘴周围的感觉异常
- 感觉异常：足底烧灼感++
- 长时间昏迷

临床检查
- 颅脑损伤
- 弛缓性麻痹
- 腱反射消失
- 昏迷时间延长需要考虑高钾血症

监测
- ECG：无特异的异常
  - 早期：宽、尖、窄、对称的T波；ST下压；QT间期↘有时正常或增加、PR间期的延长、P波的幅度↘
  - 后期：QRS扩大、房内传导阻滞
  - 死前：复杂的室性心动过缓（多元性的室性心动过缓）、室速（室颤的风险）

如联合上述4项特征性表现应高度怀疑诊断，需要积极寻找病因。

病因学诊断

- 急性或慢性少尿性肾功能衰竭
- 急性肾上腺功能不全
- 保钾利尿剂++（螺内酯、氨苯蝶啶、阿米洛利）

→ 清除减少

- 肾功能不全时的肠内或肠胃外摄入

→ 过量摄入

- 代谢性或呼吸性酸中毒
- 洋地黄中毒
- 大面积烧伤
- 横纹肌溶解

→ 转移性高钾血症

对于紧急情况恰当的治疗方法

对症治疗

- 5～10 min内：10%葡萄糖酸钙1安培。5 min内缓慢静脉注射，视情况可在5 min内重复进行（拮抗K^+的心肌毒性作用）
- 10～20 min内：β_2受体肾上腺素能药物：在急性重症哮喘治疗流程中，沙丁胺醇10 mg 10 min内雾化吸入

- 进一步巩固治疗：
- 10～20 min：1.4%的碳酸氢盐，在5 min内按1 mEq/kg输注（将K^+引入电池）
- 20～30 min：30% GS+普通胰岛素：
  - 胰岛素：输液泵静脉输注时为10～20 IU/h
  - G 30%：1 h内200 mL（将1 IU胰岛素与3 g葡萄糖混合）

一般治疗

- 停止所有钾摄入

转运策略：•高钾血症的患者应该专业医疗转运到重症监护室中进行系统化医疗。
转运监测：•心电图。

重要提示

- 任何时候都有心搏骤停的危险
- 疾病发作越快，心电图迹象就越明显
- 神经肌肉表现罕见且较晚（血钾>7.5 mmol/L时）
- 警惕治疗的反弹作用

心动过速

✓ 除非另有证据，否则任何规律的宽QRS心动过速都是VT

不要忘记

✓ 吸氧装置、血氧饱和度
✓ 吸痰器
✓ 电子输液泵
✓ 除颤仪

危重表现 → **急救措施**

- 循环骤停（无脉搏的室速或室颤）→ 体外除颤调至200 J、300 J、360 J（参见P118）
- 休克 → 发生室速，100 J体外电除颤 ± 如果患者清醒需要全麻.QRS波宽大畸形：利多卡因1 mg/kg静脉推注
  - 心源性休克
  - 严重的急性肺水肿
  - 对症治疗（O_2……）
- 神经系统障碍：抽搐、昏迷 →
  - 带储气囊的氧气面罩+O_2，气管插管，机械控制通气
  - 100 J体外电除颤

治疗前尽可能完整地记录心电图，记录心律失常+++。

急救处理后病情稳定无加重迹象

背景

- 既往史：心脏病（如果缺血伴有左心功能受损，视为潜在的危险因素）、心绞痛、心梗、心律不齐、高血压、甲状腺功能亢进
- 日常用药：洋地黄、抗心律不齐、利尿剂
- 药物中毒
- 年龄

症状

- 晕厥、不适、意识模糊、胸痛、心悸
- 神志模糊、意识障碍
- 呼吸困难

临床检查

- 神经系统疾病：失语、抽搐、脑血管意外=低灌注
- 左和（或）右心力衰竭的迹象
- 脉搏：频率、规律性
- 心脏杂音
- 呼吸频率

监测

- SpO_2
- 高质量长程ECG，12导联
- 分析：
  - 心室率
  - QRS的规律性
  - QRS的宽度

QRS不规则

- 无P波
  - QRS宽大的房颤（QRS宽大＝房颤＋束支传导阻滞或功能性房颤或房颤＋Wolff–Parkinson–White综合征）
- 不支持
  - 尖端扭转
  - 背景：低钾血症，抗心律失常性IA（抗钙剂，可达龙®，奎尼丁，索他洛尔®，Cordium®）
- P波存在
  - 房性期前收缩
  - 室性期前收缩
  - 缺血性心脏病，早期（接近T波或融合T）多形态室性期前收缩。这种情况更为严重
  - 多源性房性心动过速（P波>100/min且多形，不规则PR和PP间期）

规则的QRS波

- 宽大多源性
  - 室性心动过速
  - 背景：心脏病、急性的心肌缺血、洋地黄、儿茶酚胺、低钾血症
  - 室性心动过速
  - 背景：心脏病、急性的心肌缺血、洋地黄、儿茶酚胺、低钾血症
- 高尖复杂＝室上性（SV）
  - 窦性心动过速
  - 背景：疼痛、劳累、缺氧、贫血、休克、败血症、药物中毒、应激
  - 交界性心动过速（Bouveret）
  - 背景：没有心脏病的年轻人？速发速止
  - 扑动或心动过速（2/1）

重要提示

- 在进行任何处理之前，要进行长程的ECG描记（尤其是在P波最明显的Ⅱ导联或V_1导联）
- 刺激迷走动作（至少1分钟）和ATP酶®作为实验性诊断的优势：鉴别规律的室上性心动过速
  - 无既往心电图参考区分室上性（阳性）和心室（阴性）的宽大复杂心动过速
- 迷走神经的动作有：吞下一杯冰水，瓦尔萨尔瓦（Valsalva），双侧正中颈动脉按摩，双侧眼压。禁忌证：颈动脉杂音，干预颈动脉，白内障
- 宽大QRS波的心动过速中参考心电图能有助于诊断（是否存在束支传导阻滞？）

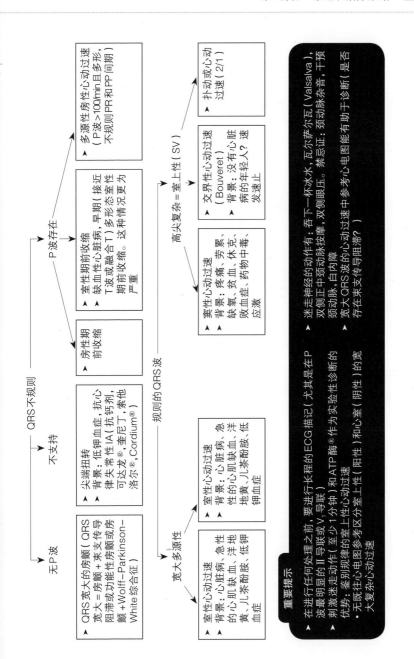

规律性心动过速

窄 QRS 室上性心动过速（TSV）

- 窦性心动过速
- 背景：疼痛、乏力、缺氧、贫血、休克、脓毒症、药物中毒、应激

治疗：

- 病因治疗

- 交节性心动过速（Bouveret）
- 背景：没有心脏病的年轻人。突发突止，既往有 Bouveret 的背景
- 心率通常 180 次/分

寻找逆行 P 波

治疗：

- 迷走动作。如果失败→
- 腺苷：1 安瓿快速静脉推注。如果还失败，重复 1 安瓿静脉推注*（没有禁忌证：COPD，哮喘）
- 或地尔硫䓬：0.3 mg/kg 静脉注射
- 如果血流动力学耐受性很差：麻醉下 100 J 的体外电除颤

- 房扑或心动过速（2/1）

心率通常 150～160/min

治疗：

- 迷走神经刺激或腺苷（1 安瓿快速静脉推注。诊断性治疗*）
- 如果耐受良好，则不治疗
- 抗凝治疗
- 胺碘酮：20 min 内 150 mg 微量泵泵入
- 如果血流动力学耐受性很差：麻醉下 200 J 的体外电除颤

宽大的 QRS 波（室上性心动过速或室速寻找诱因）：ACS（胸痛），药物等

- 形态抑制，电轴同向的QRS波=室上性心动过速

治疗：

- 室上速

- 没有基础心电图或形态不一的 QRS
  - 心室融合波/室性夺获
  - 房室解离=室性心动过速

    治疗：
    - 胺碘酮 2 安瓿微量泵泵入 30 min
    - 如果血流动力学耐受性很差：麻醉下 100 J 进行体外除颤

  - 没有诱发的室速→ATP 1 安瓿静脉推注诊断性治疗
    - 试验阴性 = 室速 → 治疗：
      - 胺碘酮 2 安瓿微量泵泵入 30 min
      - 如果血流动力学耐受性很差：麻醉下 100 J 进行体外除颤
    - 试验阳性** = 室上速 → 治疗：
      - 室上速

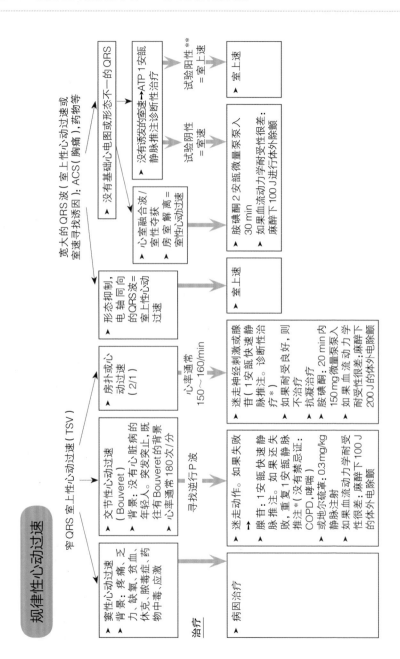

所有情况

一般治疗

- 基于 SpO_2 的氧疗

病因治疗+++

- 急性肺水肿：利尿剂，硝基衍生物微量泵泵入
- 补钾
- 停止（或者减少剂量）泵入儿茶酚胺

转运策略：• 除了单因素窦性心动过速，已知的Bouveret综合征和对迷走神经刺激可缓解的心动过速外，都需要医疗转运至医院ICU。排外发作后存在持续复极障碍进行ATP酶等药物治疗。

转运监测：• 意识、血压、心率、SpO_2、心电监护（ECG轻度的节律变化）。

重要提示

- *告知患者效果，可靠的静脉通路，准备1毫克阿托品，除颤器，O_2+自充气球囊和面罩。从注射开始就连续监测心电图
- **试验阳性=心率暂停和（或）↘，通常观察P波
- 通常对于耐受性良好的心动过速无需治疗。抗心律失常药在紧急情况下可能有害（正性或负性肌力药；促使心律失常加重）
- 心律失常没有明确诊断或者没有危重临床表现：给予体外电除颤而非盲目进行抗心律失常药物治疗。特别是左心功能不全

药物　备忘录　技术　策略

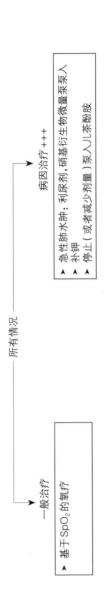

不规则心动过速

寻找P波

- 长程心电图描记（Ⅱ导联长程）+++
- 瓦氏手法
- 三磷酸腺苷®：1/2安瓿快速静脉推注（如果无效→1安瓿静脉推注），为预防患者出现不良反应。建立安全的静脉通道，准备1 mg阿托品、除颤仪、氧气、储氧囊和面罩。注射开始时连续记录心电图。
- 衍生的导联（电极从右臂到V_1，从左脚到胸骨水平，记录Ⅰ，Ⅱ，Ⅲ和V_1导联）

没有P波

持续存在

窄QRS波 → 房颤 →
- 胺碘酮®1安瓿20 min内静脉注射若疑似诊断房颤
- 地尔硫䓬®0.3 mg/kg静脉注射若收缩压>100 mmHg
- 地高辛®0.25～0.5 mg若心功能不全静脉滴注

宽QRS波 →
- 房颤+传导异常
- 房颤+预激综合征（superwolff），形态异常+宽大QRS
- 室性心动过速（少见但可能出现）

→
- 胺碘酮®1安瓿20 min内静脉注射，体外电除颤

不持续

窄QRS波 → 房性期前收缩，阵发性房颤 → 同样存在持续窄QRS波

宽QRS波 →
- 阵发性房颤+传导异常
- 脉冲式室性期前收缩
- 尖端扭转型室速

→
- 如果不能耐受则进行治疗
- 胺碘酮®1安瓿20 min内静脉注射
- 体外电除颤
- 治疗尖端扭转：Mg^{2+}和异丙肾上腺素

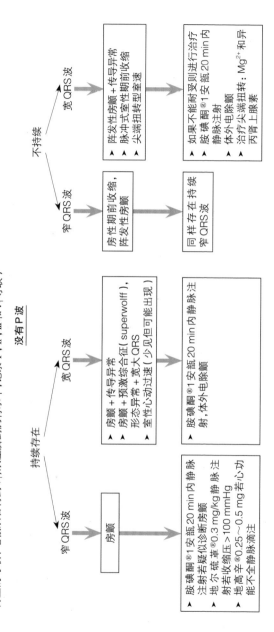

P波存在

房性期前收缩	室性期前收缩	多灶性心房收缩
➤ 房性期前收缩（QRS波窄）	➤ 室性期前收缩（合并糖尿病、洋地黄中毒、缺氧、低钾血症、使用儿茶酚胺类药物） ➤ 可能出现以下严重情况：缺血性心脏病、脉冲式室性期前收缩、过早的波形改变（接近T波或在T波中）	➤ 多灶性心房收缩（P波大于100次/分且形态多样，PR间期和PP间期均不规则）
➤ 不治疗	➤ 加强心电监护 ➤ 15% $MgSO_4$：10～20 mL 30 min内静脉泵入 ➤ 若室速持续（频率小于300次/分）给予胺碘酮2安瓿30 min内静脉注射	➤ 15%硫酸镁：30 min内10～20 mL静脉滴注 ➤ 如不能耐受且无禁忌证时予胺碘酮治疗

任何情况下

一般治疗

➤ 根据SpO_2进行氧疗

病因治疗+++

➤ 急性肺水肿：利尿剂、硝酸酯类药物持续静脉泵入
➤ 补钾和停止（或减少剂量）注射儿茶酚胺

转运策略：
- 若为可耐受的、良性的（单形、长时间的偶联）室早或房早，嘱患者平静休息。
- 若患者有已知的心脏疾病且不能耐受、病因未明，予符合心脏病学专业要求的专业医疗转运。

转运监测：
- 意识障碍、动脉血压、心率、SpO_2、心电监护（可观察到ECG轻微改变）。

重要提示

➤ 描记长程心电图（特别是Ⅱ导联或V1，其中P波最明显）
➤ 能耐受的心动过速是不予抗心律失常药物治疗的。抗心律失常药物在紧急情况下可能是有害的
➤ 如果未明确病因的心动过速临床症状严重，尤其是在左心室功能受损的情况下，不予抗心律失常治疗

心动过速：不同的心电图

- 房性期前收缩：心房异位性过早收缩。以不同形状的P波为特征，根据早期P波的QRS为正态；前一个周期和后一个周期的累积持续时间小于2个正常周期的持续时间。

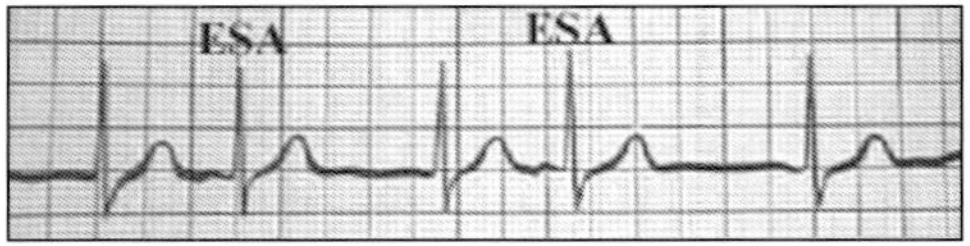

- 房性心动过速。

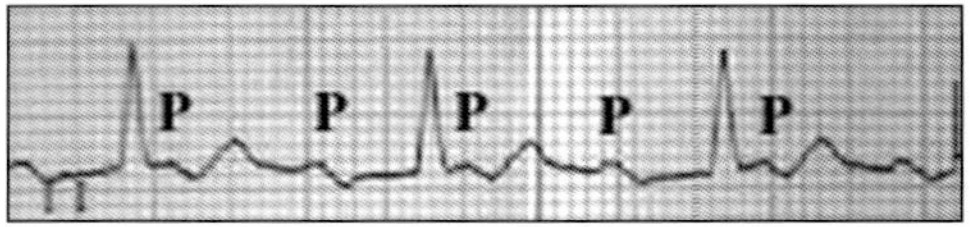

- 房性期前收缩：心室源性过早收缩、根据室性期前收缩的起源变化、QRS波的形态会不同。继发性再极化异常，通常与之前的窦性QRS波群融合。

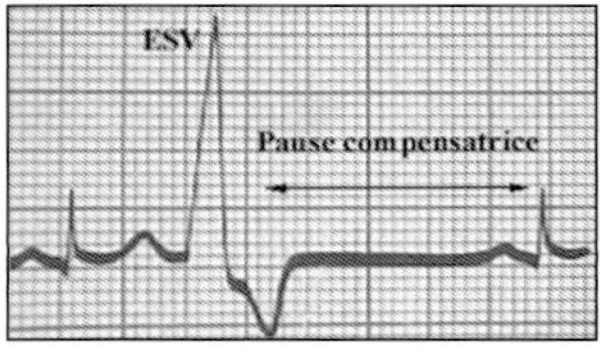

- 心房扑动：频率超过250次/分的有规律的单形房性活动，呈锯齿状（=F波，通常在Ⅱ、Ⅲ、aVF中明显）。房扑波多以2：1或3：1及4：1的比例交替下传，导致心室收缩形成窄QRS波。功能不完整房室传导阻滞。

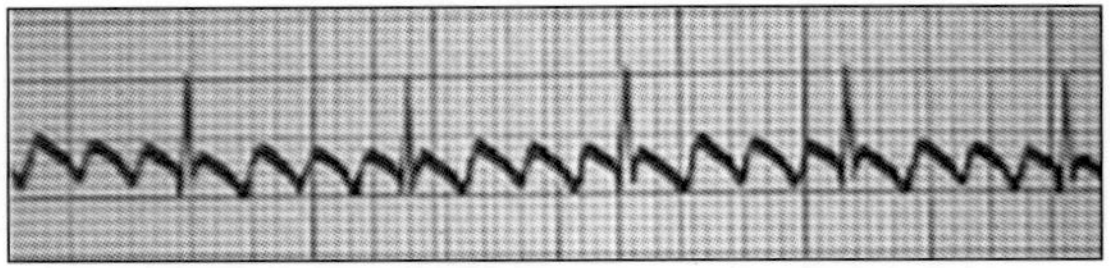

- 尖端扭转型室速：心室性心动过速，宛如围绕等电位线连续扭转而得名。QRS波群的振幅与波峰呈周期性改变（5～10个周期）。频率150～300次/分不等。

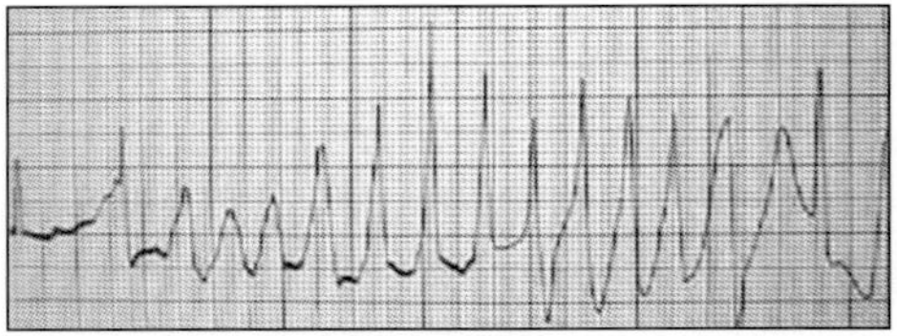

- 室性心动过速：宽大的、有规律的、快速的室性QRS波，紧跟反向T波。心电图上捕获到的是明确室速的标准。

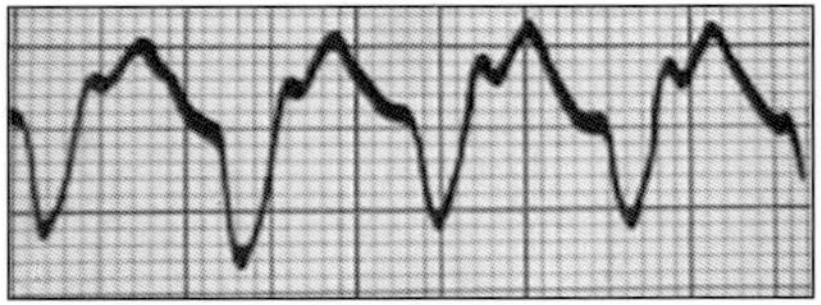

心搏骤停

不要忘记
✓ 氧疗
✓ SpO，$ETCO_2$
✓ 吸引器
✓ 呼吸器
✓ 体外或体内出产装置
✓ 纤维内镜
✓ Kit骨内通道
✓ Kit中心静脉导管
✓ 术前准备：
- 输液：生理盐水或乳酸林格液
- 肾上腺素：10 mL（1 mg/mL）
- 气管插管选择适合管径（女性7.5，男性8），润滑，检查气囊
- 分配任务给每个人（谁插管？谁输液？谁放除颤器贴片和心电监护？谁做CPR？）

诊断依据
- ➤ 意识丧失，呼吸停止
- ➤ 呼吸异常（喘息＝呼吸缓慢<5次/分）
- ➤ 颈动脉和股动脉搏动难以触及
- ➤ 快速诊断（<10 s）

记录时间

↓

开放上气道
- ➤ 头部过伸位 ± 托举下颌
- ➤ 只有在口咽内可见异物时，才能手动清除气道阻塞（使用Magill镊子）

↓

没有自主呼吸或GASPS

↓

- ➤ 持续胸外按压（100～120次/分；按压深度5～6 cm；下压时间＝放松时间，完全放松）与人工呼吸相互交替（30/2）
- ➤ 尽快将二氧化碳记录仪连接到自动填充气球上
- ➤ 除颤器电极进行节律分析

→ 无脉搏的昏迷或电活动（参见P140）

↓

室性颤动或室性心动过速（参见P141）

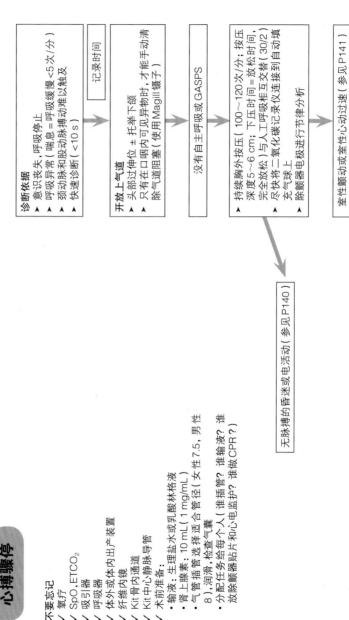

心肺复苏时，尝试向周围的人了解患者信息：
- 患者既往史；
- 心搏骤停的可疑原因：是否发生以下情况（胸痛、创伤、药物中毒等）；
- 是否有目击者在场；
- 基础心肺复苏前循环停止的时间（未建立静脉通道）；
- 急救措施到位的时间，医疗手段到位的时间。

重要提示

- ➤ 注意是否有抽搐发作，这可能是心搏骤停的首发症状
- ➤ 将患者置于平面硬物板上
- ➤ 优先进行胸外按压，即使在无有效通气的情况下也应优先进行胸外按压，按压中断的时间越短越好，尽可能持续进行胸外按压
- ➤ 在颈部创伤的情况下，应谨慎对待头部的过度伸展
- ➤ 如果患者尚未接受心电监护，则应使用除颤器电极进行心律分析
- ➤ 心肺复苏设备尚未被证明可以挽救生命。然而，它可用于长时间的心外按压，或在心肺复苏期间方便将患者送往医院
- ➤ 有心泵功能的 CDA 可以由训练有素的团队和足够数量的干预人员使用
- ➤ 应首先考虑上腔静脉供血区外周静脉（IV）通道建立。若在成人中建立周围静脉有困难时，应使用骨内通路（IO）

心搏骤停：心搏停止和无脉性心电活动

节律分析 → 判断心搏停止或无脉性心电活动 →

立刻进行2 min的30：2的心肺复苏
- 心肺复苏期间=医疗抢救
- 周静脉输注0.9%氯化钠溶液
- 每3～4 min推注1 mg肾上腺素
- 心电监护
- 监测呼出气体二氧化碳、体温、血糖

- 处理可逆性病因：
  - 缺氧
  - 低血容量
  - 血钾水平紊乱
  - 低体温
  - 血栓疾病（冠脉，肺栓塞）
  - 张力性气胸
  - 心包压塞
  - 心脏毒性药物
- 经口气管插管给予纯氧
- 气管插管后，测量二氧化碳分压，对比听诊双侧肺部，肺部不同步通气（不间断），频率≤10次/分

（→ 返回节律分析）

重要提示

- 气管插管和自动呼吸机通气是管理气道的参考技术，但绝对不是首选。胸外按压是首选。如遇插管困难，可使用另一种替代技术（Fastrach®或复苏的面具）
- 心外按压的中断时间不应超过5秒
- 切勿注射超过1 mg/4 min的肾上腺
- 只有在已有代谢紊乱（高钾血症、代谢性酸中毒）或具有细胞膜稳定作用的药物中毒的情况下，才有理由使用碳酸氢盐
- 如果怀疑有肺栓塞或急性冠状动脉综合征，则有溶栓指征
- 如果复查心电图为ST段抬高型心肌梗死，建议直接行冠状动脉造影

心搏骤停：心室颤动（VF）或无脉搏室速（TV）

节律分析

心源性休克＝室颤或室速

第一步：150～200 J双相波进行体外电除颤，不要延迟给予2 min 30：2的CPR

CPR＝专业医疗复苏

- 外周静脉输注生理盐水
- 每4分钟推注1 mg肾上腺素
- 第三个心肺复苏循环后予胺碘酮300 mg静脉注射。重复给药剂量为150 mg
- 监测呼出气二氧化碳与0.9% NaCl用量
- 治疗可逆性疾病：
  - 低氧血症
  - 低血容量
  - 血钾水平紊乱
  - 低体温
  - 血栓性疾病（冠脉，肺栓塞）
  - 张力性气胸
  - 心包积液
  - 心脏毒性药物
- 经口气管插管给予纯氧
- 气管插管后，测量二氧化碳分压，对比听诊双侧肺部，肺部不同步通气（不间断），频率≤10次/分
- 胸外持续按压

重要提示

- 每次只应做一次电除颤，然后立即恢复行心肺复苏2 min，再进行心脏节律分析或脉搏测量
- 只有当心搏骤停发生在有专业医疗设备的医疗环境中或者患者的胸部已经有除颤器电极时，才可以连续发出3次电除颤
- 肾上腺素每4 min注射1 mg
- 硫酸镁（2 g）仅适用于冲击型电除颤，仅适用于尖端扭转或可能有低镁血症的情况下

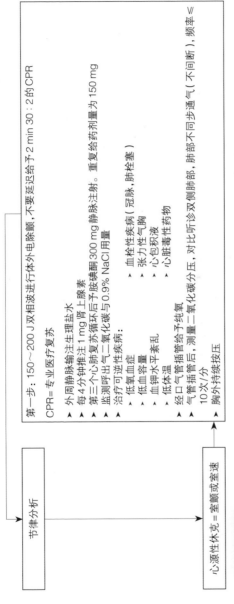

自缢

- ✓ 不要耽搁时间。切断绳子，避免坠落
- ✓ 在断绳前将受害者抬起（血流恢复）
- ✓ 保持脊柱呈一条轴
- ✓ 保留绳子（法医）

诊断依据

背景
- 谋杀（监狱、医院、精神病患者、老年人、青年男性）
- 机制：下抛或勒死
- 完全悬挂（脚不接触地面）或未完全悬挂
- 悬挂持续时间
- 细绳子的预后比粗绳子预后差
- 侧方绳结（进展性脑缺血：pendu bleu）前后方绳结（突发性脑缺血：pendu blanc）

症状
- 意识障碍、单纯嗜睡或昏迷
- 躁动

临床检查
- 循环停止
- 通气障碍：
  - 喉部水肿导致的呼吸困难
  - 测呼吸频率
  - 支气管哮鸣音
  - 急性肺水肿啰音
- 颈部出现红色勒痕并且有水肿
- 锥体综合征、脱髓鞘
- 神经系统体征：出汗、血压和心率随时间变化很大

监测
- 出现昏迷和呼吸窘迫：
  - SpO_2
  - ECG：节律异常
- 高热

联合上述4项特征性表现应高度怀疑诊断，通过自缢机制指导损伤评估。

损伤机制判断

下沉伤
- 脊柱骨折但无脊髓损伤或创伤性截瘫

勒伤
- 血管压迫：单纯的颈部压迫能够产生脑水肿，然后尽管快速解除绳索，但还是会自行进展。

治疗

对症治疗

严重

- 循环停止：参见P138
- 呼吸困难，神志模糊，昏迷，抽搐：
  - 插管＋控制性通气，以维持血氧饱和度为100%（±PEPE可限制其引起的脑静脉回流的减少）和呼气CO_2=35 mmHg
  - 开放外周静脉＋生理盐水或乳酸林格盐溶液
  - 休克：用胶体扩容（急性肺水肿的风险）± 肾上腺素0.5 mg/hr持续静脉泵入

不严重

- 呼吸急促，心动过速，喉梗阻性呼吸困难：
  - 根据SpO_2面罩给O_2
  - Solumédrol®：1 mg/kg静脉注射或者HSHC 200 mg静脉注射

一般治疗

- 安装颈托
- 在血流动力学允许的情况下尽快进行手术
- 留置胃管
- 抽搐→氯硝西泮®1 mg静脉注射
- 维持轻度低体温（→不要复温）
- 如果脊髓损伤或喉部水肿，皮质类固醇治疗

重要提示

- 保持轴位翻身
- 在70%的情况下，患者处于循环停止状态
- 要考虑相关的药物中毒
- 预后取决于是否得到快速处置救援→派遣急救人员并转运至移动医疗机构

新生儿重症监护

新生儿抢救：在家足月分娩，成人急救团队在现场

风险：低体温

目标
- ✓ 将正常体温维持在36.5～37.5℃
- ✓ 确保有效的肺泡通气
- ✓ 保持良好的血流动力学和氧合
- ✓ 在生命受到威胁时，确保组织和脑氧合以适应宫外生活，同时维持3种重要功能：
  - 呼吸功能
  - 循环功能
  - 神经功能

不要忘记
- ✓ 需要至少2人（医生/护士）在场，提前增援请求
- ✓ 脐带护理套件（无菌垫，剪刀，消毒剂，夹子）
- ✓ 乙醇溶液、手术场地＋无菌手套＋口罩
- ✓ 吸痰器/用于吸痰的导管配件：10～12号（口），6～8号（鼻）和黏液吸出器。可调至 $-150\ cmH_2O$
- ✓ 带压力监测功能的单向阀球囊（OVB）＋带垫子的圆形透明面罩＋氧气储气袋＋PEEP阀
- ✓ 插管物品：0号和1号Miller刀片＋Magill钳＋2.5/3/3.5号无气囊的导管
- ✓ 针织帽
- ✓ 新生儿心电图电极
- ✓ 新生儿SpO_2传感器应放置在右手上（使用口咽通气道）
- ✓ 新生儿呼末二氧化碳检测器
- ✓ 准备一个脐带静脉导管包（KTVO）和1个外周输液包（24G）

危重表现
- ➤ 柔软、苍白或蓝色的婴儿，不哭 ——➤
- ➤ 无呼吸

请求儿科支援

急救措施
- ➤ 在适应良好的情况下，则延迟夹住脐带（30～60 s）
- ➤ 记下出生时间并启动秒表
- ➤ 戴无菌手套＋口罩
- ➤ 将孩子放在干净的硬表面（桌子）上，上面覆盖着无菌布单，肩膀垫小方枕，中立位置
- ➤ 通过轻拍脚底和按摩背部来刺激呼吸
- ➤ 防治低体温：
  - ➤ 隔离在一个密闭良好的加热温箱中
  - ➤ 将新生儿放入聚乙烯袋中，无需擦拭，或者如果适应良好，则用预热过的窗帘擦拭，然后用温暖的毛巾将新生儿皮肤贴在母亲身上
  - ➤ 针织帽
  - ➤ 在孩子周围保持温暖的环境，加热卫生室
- ➤ 不要使用吹风机：有烫伤的危险

Apgar评分不用来指导复苏的开始，它的意义在于在1、3、5、10 min内评价复苏的有效性。
心率（3导联心电图）用于评估对宫外生活的适应性，并指导抢救。

呼吸不规律，心率 >100 次/分

- 刺激/干燥
- 清理气道（−50 cmH_2O）；口前 2/3 处，距鼻孔 0.5～1 cm，不穿过后鼻孔

继发性呼吸暂停（海洛因、镇静剂）或呼吸困难（喘息、呻吟）→

- 在等待小儿的院前急救时：根据 SpO_2 使用口咽通气道进行正压通气给 O_2，很少插管通气

呼吸恢复，哭喊 →

- 干燥，皮肤对皮肤，监测生命功能 10～15 min，因为 Apgar 评分会变化

心率 <100 次/分

心率 <60 次/分

- 请求儿科院前急救
- 不要等待：刺激/干燥/去除上气道梗阻
- 足月或 >32 周的情况下用空气通气（正压通气*）

→

- 持续正压通气
- FiO_2 根据 SpO_2 调节使用口咽通气道（参见P146）

心率 >100 次/分停止正压通气；心率 <100 次/分时开始正压通气

心率 <60 次/分 →

- 没有改善（心率 <60 次/分）调整通气：增加通气压力

胸部按压 =3∶1 按压通气比 $+FiO_2=1$ ± 插管

心率 <60 次/分 → 上腺素 IV

心率 >60 次/分肾 → 停止按压，给予正压通气

- 如果在管理良好的复苏 10 min 后心率 =0 → 停止操作
- 如果在管理良好的复苏 20 min 后心率 <60 次/分 → 受儿科复苏建议以继续复苏和转运

- 肾上腺素 IV 10～30 μg/kg 经脐静脉导管（KTVO）；如果失败 50～100 μg/kg 稀释到 1/10（1 mg=1 mL+9 mL 的 NaCl 0.9%）气管内给药

如果心动过缓持续存在（<60 次/分）：

- 肾上腺素静脉推注：每 30 min 3 μg/10 kg
- 控制 pH 值、乳酸、神经系统检查→讨论 36 周以上孕周的治疗性低体温

重要提示

- 新生儿的复苏最初是在户外进行的，给氧和口咽通气道都是之后的急救技术的进步
- 胎粪黏液不再是面罩通气的禁忌。任何情况不佳的新生儿在第 1 min 评分结束都应该前进行通气。如果胸部没有上升，有 30 秒的时间来检查漏气
- （重新固定面罩）、去除异物或增加充气压力（FOP）。如果黏稠的胎粪或血块阻塞，在喉镜下使用 10 号或 12 号吸管或插管并在插管上直接抽吸进行气管内抽吸
- 在膈疝的情况下：立即插管
- 无菌 +++：必要时重复洗手和（或）多次更换无菌手套
- 切勿使用 2 号插管，即使对于 ≤ 1 kg 的早产儿也是如此
- 早产儿：PEEP+4–+6 cmH_2O
- 使用 T 型件（Neopuff® 型）通过控制压力的和 PEEP 调节空气/O_2 混合比使用 BAVU（ILCOR 2015）更好，但需要使用医用空气

产房的新生儿复苏

	处理
必要	➤ 风险评估 ➤ 复温 ➤ 体位 ➤ 开放上气道 ➤ 干燥 ➤ 刺激
非必要	➤ 适合的氧疗
	➤ 正压辅助通气
	➤ 经口气管插管
	➤ 胸外按压
很少需要	➤ 药物

- ➤ 始终保持在36.5～37.5℃的正常体温
- ➤ 寻求帮助，通知家长

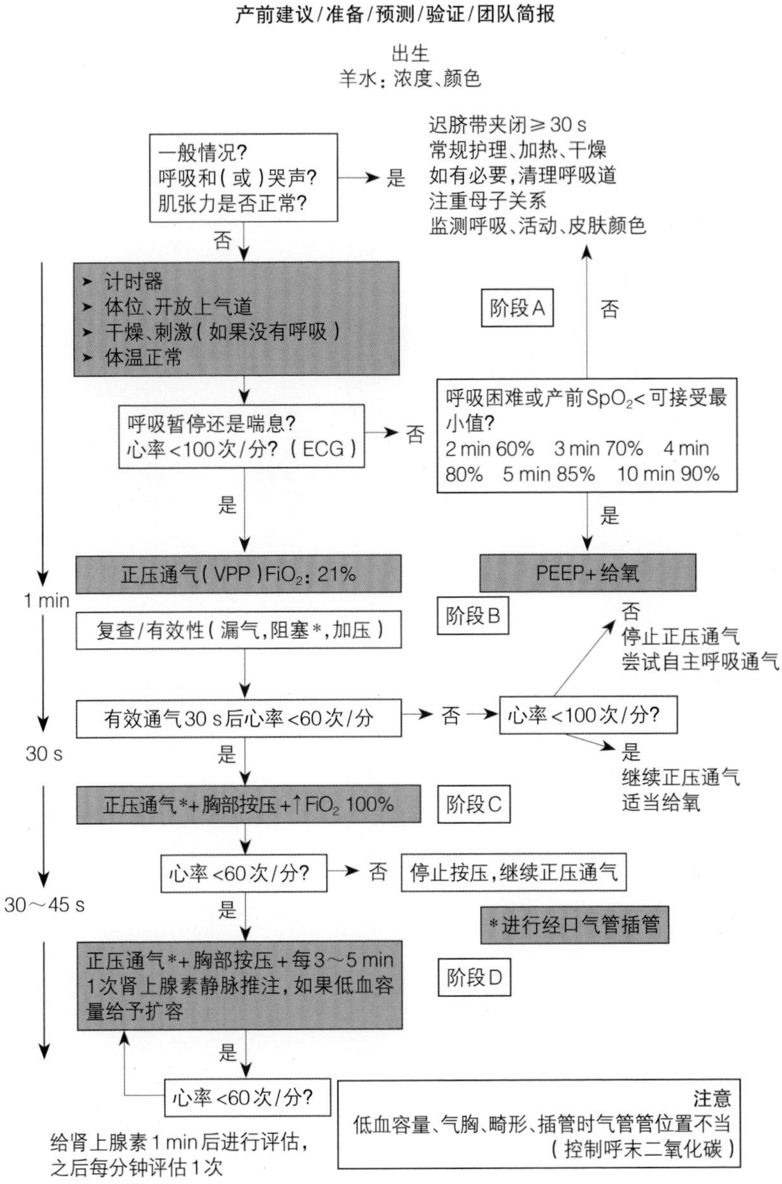
产前建议/准备/预测/验证/团队简报
出生
羊水：浓度、颜色
一般情况？
呼吸和（或）哭声？
肌张力是否正常？
是
迟脐带夹闭≥30 s
常规护理、加热、干燥
如有必要，清理呼吸道
注重母子关系
监测呼吸、活动、皮肤颜色
否
计时器
体位、开放上气道
干燥、刺激（如果没有呼吸）
体温正常
阶段 A
否
呼吸暂停还是喘息？
心率＜100 次/分？（ECG）
否
呼吸困难或产前 SpO_2＜可接受最小值？
2 min 60%　3 min 70%　4 min 80%　5 min 85%　10 min 90%
是
是
正压通气（VPP）FiO_2：21%
PEEP+给氧
1 min
阶段 B
复查/有效性（漏气，阻塞*，加压）
否
停止正压通气
尝试自主呼吸通气
有效通气 30 s 后心率＜60 次/分
否
心率＜100 次/分？
是
继续正压通气
适当给氧
30 s
是
正压通气*+胸部按压+↑FiO_2 100%
阶段 C
心率＜60 次/分？
否
停止按压，继续正压通气
30～45 s
是
*进行经口气管插管
正压通气*+胸部按压+每 3～5 min 1 次肾上腺素静脉推注，如果低血容量给予扩容
阶段 D
是
心率＜60 次/分？
注意
低血容量、气胸、畸形、插管时气管管位置不当（控制呼末二氧化碳）
给肾上腺素 1 min 后进行评估，之后每分钟评估 1 次

策略
技术
备忘录
药物

烧 伤

不要忘记
- ✓ 水凝胶敷料
- ✓ 留置骨通道
- ✓ 红细胞压积
- ✓ 耳镜
- ✓ 羟钴胺注射液

危重表现	急救措施
➤ 呼吸窘迫 ‣ 上气道烧伤 ‣ 烟雾吸入（IDF） ‣ 肺部啰音	➤ 吸氧浓度 FiO_2 100%、半坐位、快速插管、气囊通气、呼吸器
➤ 循环衰竭 ‣ 诱发相关出血性疾病	➤ 开通2条外周静脉通路或骨通道，给予生理盐水或乳酸林格液：30 mL/kg
➤ 意识障碍 ‣ 烟雾吸入、中毒（酒精、安眠药等）、胸外按压	
➤ 烧伤 >30% 的皮肤	➤ 华莱士9法则（烧伤9分法则）
➤ 烧伤面颈部	➤ 半坐位
➤ 吸气性呼吸困难和（或）声音嘶哑	➤ 半坐位
➤ 外生殖器烧伤	➤ 留置尿管

进行急救后患者情况稳定
没有过加重迹象

所有患者：
- 从烧伤环境中救出。
- 对烧伤部位进行水冷或用水胶布覆盖。

然后开始寻找

背景
- 年龄和既往史
- 爆炸
- 联合损伤（防御损伤，爆炸伤）
- 药物服用史和饮酒史

临床症状
- Ⅰ度和Ⅱ度烧伤疼痛
- 继发性损伤疼痛
- 呼吸困难（注意呼吸频率）
- 发音困难、咳嗽、痰中有烟灰
- 头痛，躁动（考虑CO中毒胰岛素抵抗）
- 爆炸时耳鸣或耳聋

临床检查
（若衣物未粘在皮肤组织上应脱去患者身上衣物）
- 检查：烧伤、渗出物和痂的范围和位置：2度，珍珠白色、酒红色或黑色；3度，面部水肿、煤烟沉积，特别是耳鼻喉科、相关创伤
- 触诊：皮革或纸板样触感，提示3级，寻找相关病变
- 用无菌敷料可以擦拭有毛发黏附的2级烧伤和没有毛发黏附的3级烧伤创面
- 正压包扎（2度），负压包扎（3度）
- 听诊：支气管痉挛（IDF）、损伤性急性肺水肿（支气管痉挛、爆炸）、气胸（爆炸）

监测
- 动脉血压、心电监护
- SpO_2（如果CO或氰化物中毒会下降）
- 体温
- 血细胞比容：如果仅有烧伤 ↗ 如果合并失血性损伤Hct<35%
- 抽血：HbCO、乳酸、氰化物

联合上述4项特征性表现，需要3个基本参数的评估，患者需要进入专科。

烧伤类型
- 热力伤
- 化学烧伤
- 电击伤
- 放射性损伤

严重程度
- 烧伤皮肤表面>30%（华莱士9法则）
- 深度评估（触诊的重要性）
- 面颈部烧伤
- 环形烧伤
- 外生殖器和会阴烧伤
- 弯曲褶皱、手和脚的烧伤

注意联合性损伤
- （系统的全面检查）
- 创伤性损伤（火灾中的防御伤，等）
- 一次、二次或三次爆炸
- 烟雾吸入（肺和全身毒性）

重要提示
- 早期使用水凝胶敷料或覆盖物
- 保温和预防体温过低
- 如果发生爆炸，请注意通气时的气胸（无PEEP）
- 必须无菌操作
- 怀疑氰化物中毒（支气管痉挛）：使用氢钴胺素的指征

热力烧伤

诊断依据

背景
- 年龄（婴幼儿及老年人更易患）
- 受伤环境：家居、创伤（爆炸、可能的炮弹伤，高处坠落）、火灾（烟雾吸入、相关的CO中毒）、试图自杀（寻找急性酒精中毒、相关药物中毒证据）
- 既往史：冠心病或心力衰竭、糖尿病

症状
- 痰中有烟灰
- 皮肤疼痛
- 躁动

临床检查
- 请勿使患者完全脱掉衣物（只要衣物不黏附在皮肤上）
- 评估烧伤的程度（华莱士9法则）和深度
- 烧伤的具体位置：
  - 面部（眼睑水肿、眼睛刺激、声音改变、鼻毛烧灼、鼻腔中有灰尘）→注意：上呼吸道烧伤
  - 颈部（气道阻塞风险）
  - 会阴（感染风险）
  - 手、脚、生殖器、屈曲（功能预后）
  - 耳膜破裂（耳镜）
- 注意环形烧伤（四肢、胸部、颈部）有继发远端缺血的风险
- 啰音和喘息

监测
- 末梢血血红蛋白（严重烧伤↗，合并失血时↘）
- SpO_2正常或↘

联合上述4项特征性表现应高度怀疑诊断，并积极寻找病因。

↓

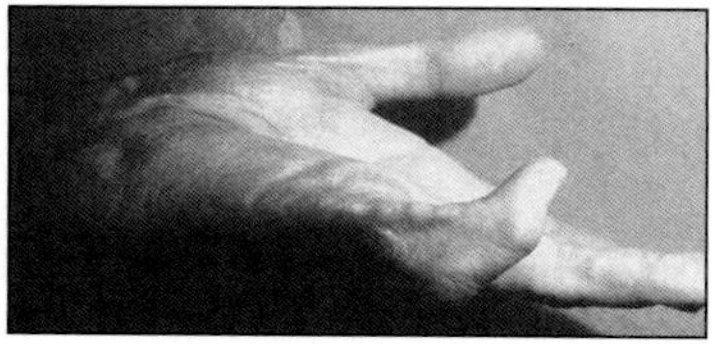

手烧伤后没有将每个手指隔开的有害后果。

治疗

对症治疗

严重

- 开放2条大外周静脉通路（16G）避开烧伤区域
- 输0.9% Nacl或乳酸林格液[2～4 mL/（kg·24 h）/%烧伤面积。前8个小时给予计算总量的一半]
- 静脉镇静：咪达唑仑（滴定mg/kg）；氯胺酮1 mg/kg IVD用于表面镇痛
- 呼吸窘迫，意识障碍，I°以上烧伤面积≥60%，面部和（或）颈部深度烧伤，喉头水肿，呛烟后咳嗽，咯血→麻醉（参见P194），插管，控制通气
- 3 h内做减张切口（下肢缺血性疾病的环形烧伤）

不严重

- 烧伤区域喷洒（10～15*规则）→限制损伤范围扩散，有镇痛作用
- 或者更好的是，水胶体覆盖（价格昂贵但不会导致体温过低，同时作为敷料，转运前不浪费时间）
- 刺破水泡
- 用无菌敷料擦干
- 1度烧伤使用Briafine®
- 如果是2°烧伤，将Flammazine®涂抹在无菌敷料上（或许相当于脂肪薄纱+凡士林）覆盖在烧伤区域
- 保暖：救生毯，体温和皮温的温差<4℃
- 用无菌敷料覆盖每一个手指和脚趾。取掉首饰避免和皮肤粘连。手保持功能位
- 如果在弯曲褶皱处有烧伤→四肢在包裹之前处于功能位置
- 用0.9% NaCl浸泡的无菌纱布进行眼部覆盖

一般治疗

- 面部烧伤保持半坐位
- 1条静脉通路
- 乳酸林格液（1 h 30 mL/kg或2 mL/kg/ %烧伤皮肤表面/h）
- 根据SpO_2进行氧疗
- 生殖器烧伤进行导尿
- 镇痛：纯阿片类受体激动剂（吗啡）
- 如果怀疑CO中毒使用羟考拉明在5～10 min内达到70 mg/kg，在1 h内维持70 mg/kg

转运策略：·取决于烧伤的严重程度（uBs，Baux指数，年龄，面积，烧伤的部位，以及相关的病变）。
转运监测：·意识、心率、动脉血压、呼吸频率、心电监护、SpO_2、加压敷料、毛细血管血红蛋白、输注液体的瓶数。

重要提示

- *10～15规则（仅限有限烧伤）=烧伤后10～15 min内用水（高流量、低压：淋浴头）喷洒烧伤处，范围10～15 cm处，T°=10～15℃，10～15 min
- 90%的烧伤=热烧伤；60%的病例来自国内；30%的病例发生在儿童身上
- 在最初的4 h内，炎症反应和血浆渗漏是迅速而严重的
- 即使没有明显的循环衰竭，初始血管充盈也很重要（提高生存率）
- 立即喷洒是基本的治疗，因为它具有镇痛、抗水肿的作用，并可局限烧伤的程度
- 无菌+++：手套、敷布、无菌病房
- 3度烧伤可能看起来像健康的皮肤→诊断=该区域的麻醉（使用无菌垫），硬纸板皮肤
- 使用不含樟脑产品（有惊厥风险）
- 最初的临床检查总是高估烧伤面积的

腐蚀性烧伤

诊断依据

背景
- 接触时间
- 性质：碱、皂化液化损伤(严重+++=氢氧化钠、氨水)；酸、凝固性坏死(硫酸、防锈剂、盐酸)
- 浓度
- 摄取量：一杯=严重
- 成人：吞咽
- 儿童：一片或一滴
- 注意产品成分
- 主动(频繁+)或意外摄入
- 既往史和心理社会背景

临床症状
- 口腔、胸骨后及上腹部疼痛
- 呼吸困难(呼吸急促)，咽喉不适
- 发声困难
- 恶心、呕吐
- 呕血
- 疼痛
- 躁动、意识障碍、抽搐、昏迷

充分暴露下的临床检查
- 皮肤灼伤、口唇周围；坏死
- 皮下气肿
- 嘴唇浮肿；坏死、溃疡
- 舌头出血
- 眼部红斑
- 眼部损伤(如投影)
- 不要忽略：在颈部和胸部的腐蚀性损伤
- 休克状态
- 低氧性呼吸窘迫
- 支气管充血打鼾，损伤性肺水肿的啰音
- 诱发疼痛、腹部肌卫

监测
- ECG：QT延长(低血钙)、节律异常、传导功能障碍、兴奋性障碍
- SpO_2正常或↘
- 末梢血糖
- 血红蛋白/血细胞压积
- 血流动力学监测
- 疼痛评分

联合上述4项特征性表现应高度怀疑诊断，并积极寻找病因。

↓

危重表现
- 腐蚀的面积
- 受损到接诊的时间延长
- 关注严重的复合损伤
- 昏迷或躁动
- 呼吸窘迫
- 休克甚至循环停止的状态
- 腹膜征提示空腔脏器穿孔

治疗

对症治疗

严重

- ➤ 喉部发声困难或呼吸困难→泼尼松龙1 mg/kg静脉推注
- ➤ 循环衰竭
- ➤ 开放2条静脉通路（16G）
- ➤ 补充胶体（Voluven®）或晶体（NaCl 0.9%或乳酸林格）
- ➤ 呼吸窘迫，意识障碍：
  - ➤ 麻醉（参见P194），气管插管（看是否有声门水肿），机械控制通气《快速麻醉诱导插管》

不严重

- ➤ 氯己定清洁口腔
- ➤ 用水冲洗眼睛和皮肤
- ➤ 外周静脉给予乳酸林格或Isofundine®

一般治疗

- ➤ 意识清除可半坐位
- ➤ 根据SpO_2进行氧疗
- ➤ 与毒物控制中心保持联系
- ➤ 镇痛：Perfalgan®+吗啡滴定
- ➤ 口腔分泌物抽吸
- ➤ 如果是防锈产品→5%葡萄糖酸钙，静脉注射30 min，然后10～20 g/24 h（早期低钙血症和室颤风险）
- ➤ Protocole SAP IPP
- ➤ 转运到ICU

转运策略：• 如果支气管和胃十二指肠纤维镜检查有严重的迹象，以半坐位转运到急诊室或专门的重症监护室。
转运监测：• 意识、心率、动脉血压、呼吸频率、范围、如果是防锈剂损伤监测ECG、SpO_2。

重要提示

- ➤ 必要时行中心静脉置管：不要放在颈静脉或左锁骨下（可能的胸外科手术入路）
- ➤ 没有口咽病变并不意味着没有远端病变
- ➤ 6小时内进行内镜检查
- ➤ 禁忌：
  - • 催吐
  - • 给解毒剂
  - • 放胃管
  - • 洗胃

电击伤

定义

✓ 电击伤：所有与电击相关的意外事故

✓ 触电：因电流进入人体而死亡

诊断依据

背景

- 证据：
  - 患者与导电体接触过
  - 患者描述事故
- 困难：
  - 因投掷或坠落而通电
  - 最常见的事故是在家中，还有建筑工地、闪电

临床表现

- 血液循环暂停
- 呼吸停止
- 昏迷，或者单纯的眩晕、抽搐
- 肢体节段强直
- 乏力、肌肉酸痛
- 意识障碍

临床检查

- 评估昏迷深度
- 确定电击输入点和输出点+++*：整体评估和功能预测
- 腹部触诊，血管搏动，体表包块
- 检查四肢或脊柱骨折、感觉运动神经感觉障碍

监测

- ECG（心律失常，缺血）
- SpO_2
- $ETCO_2$
- 血红蛋白或血细胞比容

电流通过释放的能量可以导致：

↓

病变诊断

呼吸心搏骤停

- 电流通过心脏区域的表现
- 通常室颤
- 提倡早期除颤

呼吸骤停

- 通过的电流使膈肌强直

意识障碍

- 电流通过神经系统或呼吸停止后缺氧

电烧伤

- 电流沿着输入和输出之间电阻最小的路径流动：特别是血管轴和神经轴
- 功能性阳痿可以迟发

热力烧伤

- 这就是“电弧”。没有电，但身体裸露部位皮肤被电弧热空气灼伤

在所有情况下：在切断电流之前防止可能的跌倒，在与患者接触之前切断电源（EDF，高压消防队员），移除电源，小心移动伤员（保持头-颈-躯干轴线移动）。

↓

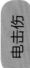

治疗

对症治疗

严重

- 心搏骤停
  - 室颤最常见→参见P141
- 呼吸骤停
  - 预给氧，然后插管和控制通气，直到恢复有效的自主呼吸和清醒的意识
- 意识障碍
  - 插管和控制通气
  - 如果有其他重大损伤或大面积烧伤，则需要镇静

不严重

- 开放1条外周静脉通路

对因治疗

电烧伤
- 横纹肌溶解症的治疗：
  - 补充血容量：第1小时晶体20 mL/kg（0.9% NaCl或乳酸林格）
  - 根据pH值进行碱化治疗1 mEq/kg
  - 诱导利尿（循环的补充和利尿剂）
- 电弧烧伤
- 与经典的热烧伤相同
- 通过雾化器或水喷雾进行局部冷却
- 水凝胶覆盖，尤其是面部和皱褶处

一般治疗

- 治疗心律失常
- 静脉滴注吗啡止痛药

转运策略
- 有循环、呼吸、神经系统严重或电或热烧伤迹象的电气化需要住院治疗：转运到专科。
- 单纯的触电，没有任何迹象，需要常规进行心电图检查。有室性期前收缩或心房纤颤的患者需要住院观察数小时。即使无症状，患者也必须住院（电释放间隔的可能性）。
- 电弧烧伤患者应在急诊室就诊，并接受眼科咨询（结膜炎风险、视网膜病变）。

转运监测：
- 监测电损伤（SpO_2、心电监护、动脉血压、呼吸频率、意识）。

重要提示

- 电流通过后造成的损伤是多态的，取决于路径、通过时间、电流（交流电比直流电更危险，如果是高压电>1 000 V，安培）和电阻（如果潮湿环境，出汗，则减少）
- 电热烧伤是隐蔽的：皮肤点状烧伤，内部损伤大：低估严重程度
- 有些损伤必须立即治疗（呼吸心搏骤停等），有些需要仔细，甚至是神经官能方面的检查（烧伤等）
- 谨防孕妇触电（即使是良性的）：有胎儿死亡的风险
- 谨防自发心房颤动减少以及由此产生的栓塞风险

多发伤

定义

✓ 严重受伤，有多处损伤，其中一处短期内危及生命

不要忘记

✓ 输液加速装置
✓ 骨内通道（IOD）
✓ 血细胞压积™
✓ 困难的插管套件
✓ 血胸自体输血套件
✓ 超声
✓ 带固定装置的硬板担架
✓ 颈圈、夹板、真空床垫

危重表现 → **急救措施**

- 意识障碍 → 开放和保护上气道，气管插管和控制通气
- 昏迷 GCS ≤ 8
- 呼吸窘迫 → 高浓度面罩给氧，FiO_2 100%，气管插管进行控制通气
  - 呼吸困难 SpO_2<90%，出汗
- 休克状态 → 开放2条大口径外周静脉通路（14或16G），补充晶体 ± HEA，如果有必要使用血管活性药物，如果可能进行超声FAST检查
  - 动脉血压 <80 mmHg，躁动

危重状态的特殊表现

- 单侧瞳孔散大 → 神经外科急症（HED）
- 颅内高压 → 如果血流动力学允许，倾斜卧位20% 甘露醇：1 g/kg或5 mL/kg
  - 双侧瞳孔散大
  - 脑萎缩的迹象
- 脊柱损伤 → 颈椎双重固定，严格固定头颈躯干轴，避免PAS<90 mmHg和 SpO_2<90%
  - 脊柱疼痛
  - 运动或感觉功能障碍
- 胸部损伤 → 是否有紧急穿刺或引流的指征？
  - 胸廓不对称
  - 皮下气肿
  - 呼吸困难、矛盾呼吸
- 四肢损伤 →
  - 镇痛、调整、固定
  - 纠正低血容量，治疗高钾血症
  - 断肢保留流程
  - 骨折、脱位、挤压、截肢
- 外伤活动性出血 → 加压、缝合（头皮伤口）

急救处理后没有病情加重迹象
或患者病情稳定

暴力创伤
- 受害者被从车辆中弹射出来
- 另一名乘客在同一辆车上死亡
- 从6 m以上高度坠落
- 受害者被投射或压碎

临床表现
- 疼痛
- 呼吸困难
- 焦虑
- 躁动

充分暴露患者进行临床检查(面部和背部)
- 颅骨：颅脑外伤、颅骨凹陷、头皮外伤、耳漏、脑脊液耳漏
- 面部：颌面部病变、轮状眶周血肿、鼻衄、脑脊液鼻漏
- 脊柱：自发性或触诊疼痛、运动障碍、敏感性障碍
- 胸部：通气不对称、肋骨骨折、皮下气肿、肋瓣、反常呼吸
- 腹部：疼痛、紧张(肝损伤、脾损伤等)
- 骨盆：髂骨翼受压痛、骨盆骨折、腹膜后血肿
- 四肢：血肿(大腿+++)、畸形
- 排尿时检查血尿

监测
- 动脉血压，心电监护，ECG(心肌挫伤)
- SpO_2，$ETCO_2$(如果进行机械通气)
- 血细胞比容
- 超声FAST
- T°

联合上述4项特征性表现提示一个特定损伤位置或至少一个诊断怀疑，以便迅速将患者转移到最合适的部门。

重要提示

- 如果怀疑颈椎有损伤：2人配合插管，避免Sellick动作，颈椎双固定
- 在80%的病例中，血流动力学不稳定与血容量不足有关，在20%的病例中与胸腔内压迫(外颈静脉肿胀)有关
- 开始用晶体补充血容量：20～30 mL/kg等渗盐水(生理盐水)。在严重低血容量的情况下，允许给胶体(HEA)，容量不超过33 mL/kg
- 在没有严重颅脑损伤的情况下，SBP的目标是80～90 mmHg(允许性低血压)。如果相关的严重颅脑损伤目标为120 mmHg的PAS(必要时使用加压胺)
- 横膈膜圆顶的破裂可以导致腹部器官进入到胸腔
- 院前胸腔积液引流的唯一指征是压迫性气胸和血气胸，它们通气和血流动力学方面不稳定
- 在远离医院和大量出血的情况下，可以建议对大量血液进行院前自体输血
- 腹膜后血肿(HRP)，类似于骨盆带骨折，最多可有4 000 mL
- 抗休克裤的适应证是通过快速血管充血和使用升压药(特别是HRP)。对无法控制的横膈膜下出血休克进行复苏
- 优先预防由血液稀释、体温过低和酸中毒引起的凝血病(损害控制)

颅脑外伤（TC）

诊断依据

背景

- 意识障碍+创伤表现（伤口，目击者描述）。冲击的强度、注意减速伤、戴头盔、流血？
- 任何怀疑并发中毒的考虑都不会改变诊断方法
- 神经学、心脏病学、糖尿病病史；酒精中毒

临床表现

- Glasgow评分（参见P333）
- 伴随症状：
- 恶心、呕吐、头痛、癫痫

临床检查

- 头部皮肤损伤、面部血肿、鼻衄、耳漏
- 局灶性神经缺陷
- 瞳孔异常（散瞳、不对称）
- Embarrure ± 脑内容物外流
- 神经植物性疾病（心动过缓、高血压）
- 相关的外伤（见多发伤评估P156）

监测

- 心电监护/ECG：心律失常、心动过缓
- T°

严重程度的诊断只能在几个小时后进行（+扫描仪）。

严重程度诊断

病情进展的重要性+++

- Glasgow评分<8 支持治疗后恶化
- ± 瞳孔散大
- ± 自主神经功能紊乱

→ 严重颅脑创伤

- 8<Glasgow评分<15，稳定或症状改善
- 无瞳孔或自主神经异常
- 或Glasgow=15但受暴力创伤

→ 可能是中度颅脑损伤

- Glasgow评分=15（意识正常或轻微改变）稳定
- 无瞳孔或自主神经异常或局灶性缺陷
- 轻微的暴力创伤

→ 可能是轻微颅脑损伤

治疗

治疗对症治疗(O_2)

严重

- 如有严重颅脑创伤或严重躁动或躯体相关病变，麻醉诱导后插管：
  - 预给氧
  - 由第三人保持头部在轴位线上(脊柱！)
  - 快速诱导(Célocurine® 1 mg/kg IVD+Sellick手法)经口气管导管
  - 如果有相关外伤、血容量不足或不稳定的血流动力学，依托咪酯(0.2～0.4 mg/kg IVL)或氯胺酮(2 mg/kg IVL)否则Penthotal®：5 mg/kg静脉推注
  - 镇静：吗啡类药物(芬太尼®或舒芬太尼®)+苯二氮䓬类药物(Hypnovel®或Narcozep®)最好持续使用
  - +控制通气(FiO_2=1，$ETCO_2$正常)
  - ±肌松(如有必要)以适应通气
- 脊柱损伤处理和骨折类似(保持躯干轴位+++)
- 插管后通过口腔放置胃管

不严重

- O_2
- 监测

一般治疗

- 血流动力学监测：
  - 血管扩容(正常血容量、等渗液)
  - 如果Hct<30%(Hb<10 g%)给予输血
  - 如果血压仍然很低，去甲肾上腺素(从0.125 mg/h开始)
- 相关损伤的镇痛(骨折)
- 开放静脉通路+生理盐水，不要使用葡萄糖
- 控制高热(如果昏迷T°>35℃不要复温)

转运策略：3级：可能是中度或重度颅脑损伤：运送到最近的ICU进行CT扫描。
2级：可能是轻度的颅脑损伤：运送到急诊室。
1级：颅脑损伤可能是轻微的或者是局灶性孤立损伤，受伤力度轻微：确定一个成年人负责持续存在至少24 h内(包括电话+交通工具)。带电话留在现场严密观察：如意识恶化、恶心、呕吐、头痛，立即咨询。否则非医疗转运到急诊室。

转运监测：心电监护、SpO_2、$ETCO_2$、袖带动脉压、血细胞比容、直肠T°、神经系统(瞳孔、格拉斯哥重复，如果没有插管/镇静)。

重要提示

- * TC可以根据Masters分级确定治疗和转运地点
- 缺氧、低碳酸血症、低血压、贫血、体温过高、激动、疼痛：加重颅脑损伤
- 最初的几个小时的病情变化对于远期预后来说是决定性的
- 对头皮伤口或血肿的检查必须是常规的，特别是当颅脑损伤不是初始损伤时(多重创伤、不明原因的昏迷、癫痫、急性酒精中毒等)
- 即使创伤机制清楚，也要始终寻找导致颅脑损伤：跌倒的任何不适(癫痫、卒中、酒精、晕厥等)的原因
- 任何严重的颅脑损伤都应该怀疑有颈椎创伤，除非有明确证据排除

闭合性胸外伤

背景
- 2/3的多发伤患者（AVP，从高处坠落）
- 立即死亡的6种原因：气道阻塞、张力性气胸、大量血胸、心包压塞、连枷胸和开放性气胸
- 继发性死亡的六大原因：大血管损伤、肺挫伤、心肌挫伤、气管支气管破裂、膈肌破裂、食管破裂
- 潜在严重程度的因素：
  - 年龄>65岁
  - 慢性心肺疾病
  - 先天性或后天性凝血功能障碍（抗凝剂）
  - 机制：暴力损伤

临床检查
- 确定速度（安全气囊、车顶折叠）、坠落高度和地面类型以评估减速度
- 根据ABCDE脱掉患者的衣服进行快速系统的检查
- 寻找呼吸衰竭的迹象：
  - 呼吸急促（呼吸频率>25次/分）
  - 缺氧（吸空气下 SpO_2<90%或吸高浓度氧气下 SpO_2<95%）
  - 出汗、发绀、内陷、胸腹摆动
- 检查循环功能不全：
  - 低血压（收缩压<110 mmHg或收缩压下降>30%）
  - 心动过速（心率>120次/分）
  - 皮肤表现（花斑、四肢冰凉）
- 胸廓变形、连枷胸和反常呼吸
- 皮下气肿、听诊不对称
- 颈静脉肿胀、血压不对称和远端脉搏异常

监测
- 生命体征（心率、动脉血压、呼吸频率、SpO_2）、T°
- 血细胞比容，乳酸
- 快速超声检查（如果可能，不延误治疗）：气胸、血胸、心包积血和腹腔积血
- ECG（可选）：心律失常、弥漫性复极障碍和（或）期外收缩（挫伤）、微电压（外在压迫）

组织救援与初始病变评估、重要损伤的识别和生命垂危时的复苏同时进行。

呼吸窘迫
- 气道阻塞（喘鸣或嘈杂的呼吸声）
- 气胸或压迫性血胸（皮下气肿、听诊不对称）
- 连枷胸（反常呼吸）
- 大面积肺挫伤（咯血）
- 膈肌破裂（罕见，胸腔内气过水声）
- 气管支气管破裂（罕见，颈部皮下气肿）
- 相关损伤（头部外伤、颈椎损伤等）

血流动力学不稳定
- 气胸或压迫性血胸（皮下气肿、听诊不对称）
- 主动脉外伤（减速伤、背痛、脉搏不对称）
- 心包填塞（颈静脉怒张，心电图右心受损改变）
- 心肌挫伤[很少严重，节律和（或）传导障碍]
- 心脏损伤（非常罕见，瓣膜破裂、冠状动脉夹层）
- Commotio cordis（非常罕见，心脏区域的直接创伤并发室颤，如果在T波峰值前30～35 ms发生撞击，则会发生这种情况）
- 相关病变[出血性和（或）神经病变]

治疗

多发伤患者的管理

- 止住可能的外出血（头皮、四肢、躯干）和放置骨盆带（如果骨盆疼痛、无意识或休克）
- 颈托，头－躯干保持轴线活动（生命危急的情况除外）心电监护、血细胞比容、可能还有eFAST，ECG
- 氧疗 $SpO_2>92\%$
- 开通静脉通道（如果3次失败：胫骨平台或肱骨头骨内建立骨内通道）
- 镇痛[吗啡：1～3 mg/min和（或）氯胺酮：0.3～0.5 mg/kg]
- 保温并单独转运

合并危及生命的情况

- 开放上气道
- 从侧胸壁进行胸腔减压：如果强烈怀疑有压迫性胸腔积液，则通过临床怀疑气胸部位和（或）胸廓造口术进行胸外侧减压（腋中线上的第4或第5肋间隙）
- 发生外伤性呼吸心搏骤停——按压
- 限制性扩容（最大1 000～1 500 mL）

其他治疗

- 如果怀疑出血，则注射氨甲环酸1 g
- 如果意识障碍（GCS<14）和瞳孔异常，则进行渗透脱水
- 如果骨折和（或）开放性伤口阿莫西林克拉维酸钾®2 g

转运策略：
- 任何出现严重创伤或生命窘迫迹象的患者都将被转诊至创伤中心。
- 25%的胸部损伤从一开始就很严重，危及生命，25%的损伤可能会进一步恶化。因此，胸部损伤必须被认为是一种渐进性损伤。

转运监测：
- 重要参数，$EtCO_2$，平台压，血细胞压积，eFAST。

重要提示

- 胸部创伤首先是多发伤
- 出血性休克的第一个鉴别诊断是梗阻性休克
- 如果有生命危险，则进行胸部按压
- 总是对口腔内部检查
- 优先进行通气保证氧合
- 没有Sellick操作的空间（脊柱损伤加重的风险）
- 尽早使用去甲肾上腺素（使用静脉通路或骨内通路）
- 没有放置动脉导管或中心静脉的空间
- 输血O型阴性血–只有在危急必需的情况下
- 尊重“黄金时间”原则
- 实时评估患者情况，特别是临床恶化
- 可选择使用MGAP评分，以便对不符合严重程度标准的患者进行排序
- 闭合性胸部创伤手术的风险很低（<10%）

穿透性胸外伤

背景

- 占胸部创伤患者的5%～10%（法国）
- 立即死亡的主要原因：气道阻塞、压缩性气胸、大量血胸、心包压塞、连枷胸和开放性气胸
- 火器伤（毁坏）总是比刀刃伤（裂伤）更严重
- 机制（武器类型、枪械口径、刀片长度、打击方向、二次爆炸）

临床检查

- 根据ABCDE脱掉患者的衣服进行快速系统的检查
- 在邻近地区寻找胸部伤口（是否有气孔）或出入口
- 寻找呼吸衰竭的迹象：
  - 呼吸急促（呼吸频率>25次/分）
  - 缺氧（吸空气下SpO_2<90%或吸高浓度氧气下SpO_2<95%）
- 出汗、发绀、内陷、胸腹摆动
- 检查循环功能不全：
  - 低血压（收缩压<110 mmHg或收缩压下降>30%）
  - 心动过速（心率>120次/分）
  - 皮肤表现（花斑、四肢冰凉）
- 连枷胸、反常呼吸
- 皮下气肿、听诊不对称
- 颈静脉怒张

监测

- 生命体征（心率、动脉血压、呼吸频率、SpO_2）、T°
- 血细胞比容，乳酸
- 快速超声检查（如果可能，不延误治疗）：气胸、血胸、心包积血和腹腔积血

不要拖延治疗，尤其是在伴有生命危险的情况下！

诊断

呼吸窘迫

- 气道阻塞（喘鸣或嘈杂的呼吸声）
- 压缩性或开放性气胸（皮下气肿、听诊不对称）
- 大量血胸（听诊不对称）
- 心包压塞（颈静脉怒张）
- 心脏或大血管的损伤
- 连枷胸（反常呼吸）
- 大面积肺挫伤（咯血）
- 相关损伤（头部外伤、胸外出血性病变、脊髓损伤等）

治疗

系统化管理	合并生命垂危	心搏骤停	侧胸壁减压
➤ 止住外部出血 ➤ 心电监护、血细胞比容、eFAST ➤ 氧疗 SpO_2>92% ➤ 开通静脉通道（如果3次失败：胫骨平台或肱骨头骨内建立骨内通道） ➤ 保温并单独转运	➤ 开放上气道 ➤ 通过临床怀疑的骨折处或侧胸造口术进行胸部减压 ➤ 如果是开放性气胸，放置一个简单的非封闭敷料（三边）或一个Asherman型瓣膜 ➤ 限制性扩容（最大1 000～1 500 mL），加用去甲肾上腺素MAP目标>60 mmHg（或收缩压>80～90 mmHg）	➤ 通常进行双侧胸廓造口术 ➤ 经口气管插管和保护性通气 ➤ 持续心肺复苏 ➤ 到达医院时进行开胸复苏	➤ 胸廓造口术 ‣ 这个操作包括非常快速的胸膜入路。要做到这一点，首先必须在腋窝中线的第4～第5肋间隙水平打开3～4 cm的切口。用科赫钳或手指解剖，直到手指接触肺部。放置简单的非闭塞敷料（三面）或Asherman型阀门。这一操作的唯一目的是解除压塞的紧急情况 ➤ 复苏开胸术 ‣ 在发生胸部穿透性创伤和解除压缩性气胸后发生心搏骤停或血流动力学不稳定时进行 ‣ 其目标有5个：解除心包压塞，控制心脏或血管源性出血，通过夹住肺门阻止气体进入，夹住降主动脉，必要时进行胸内心脏按压 ‣ 心搏骤停、心肺复苏持续时间超过15 min且无生命体征，以及在无心包压塞的初始心搏停止期间，建议不要进行开胸复苏手术

转运策略：• 将患者（稳定或不稳定）直接转诊至具有专业技术平台的中心。
• 如果休克难治，请联系附近的外科中心。
转运监测：• 生命体征、$EtCO_2$、平台压、血细胞比容、eFAST。

重要提示

- 枪伤始终是严重伤害，即使初始临床情况稳定
- 时间是一个关键因素
- 弹丸在人体中的轨迹不可预测
- 如果穿透物体仍在原位，切勿移除穿透物体
- 心脏区域的任何伤口（考虑在2条锁骨中线之间）都是心脏或大血管的伤口，除非另有证明显示不是
- 出血性休克的第一个鉴别诊断是梗阻性休克
- 如果有生命危险或呼吸心搏骤停，则进行胸部减压（双侧）
- 入院前不要进行止血开胸手术
- 优先保证通气和氧和
- 实时评估临床情况，特别是临床情况恶化
- 大约1/4的患者需要在入院后24 h内进行手术

爆炸综合征

定义

✓ 爆炸产生的冲击波传播造成的临床后果

✓ 通过突然地气压增高然后减压会首先伤及含气器官（鼓室＞上气道＞肺＞消化道）

诊断依据

背景

- 爆炸
- 传播介质（气体、液体、固体）
- 爆炸的距离
- 继发性损伤：物品的保护、烧伤、有毒气体吸入、辐射……
- 既往疾病史
- 用药史

症状

- 神经-精神性晕厥、反常的欣快感、烦躁
- 突发并且进展迅速的呼吸窘迫、发绀、出汗
- 胸痛
- 干咳
- 耳鸣、眩晕
- 假光觉
- 恶心、呕吐

临床检查

- 休克表现（脉搏细速、动脉血压↘、脉压差减小、苍白、肢端冰冷、烦躁不安、焦虑、呼吸急促、口渴、出汗）
- 抽搐发作、意识模糊甚至昏迷（空气栓塞或脑疝）
- 咯血或咳血痰、皮下气肿、双肺不对称的水泡音（气胸）、肺水肿
- 眼科检查：结膜血肿、视网膜脱离、瞳孔麻痹、眼球外伤、视野缩小
- 耳痛、鼓室积血、骨膜穿孔
- 腹部疼痛、急腹症
- 睾丸疼痛（液体传播的爆炸）
- 肢体疼痛、畸形、水肿、冰冷、远端无动脉搏动，甚至创伤性截肢
- 皮肤烧伤、有金属异物的伤口

监测

- SpO_2↘
- ECG：窦性心动过速、电节律异常或传导异常、心肌缺血表现（由于肺部气体栓塞所致）
- 心电监护：vQRS波幅随呼吸运动的变化（吸气↘、呼气↗）
- 末梢血糖
- 血红蛋白/血细胞比容：正常或↘
- 动脉血压正常或↘

联合上述特征性表现应高度怀疑诊断，需要寻找病因。

病因诊断

- 心因性晕厥
- 肺损伤：血气胸、损伤性肺水肿、咯血
- 眼外伤
- 鼓室损伤或鼓膜穿孔
- 咽喉部损伤（瘀点瘀斑、淤血、黏膜血肿）
- 由于肠穿孔或出血性损伤所致急腹症

→ 原发爆炸伤（爆炸）

- 原发爆炸伤
- 多次检查造成医源性损伤
- 因为爆炸或继发火灾产生的热效应导致的烧伤
- 烟雾吸入

→ 二级爆炸伤

- 原发爆炸伤
- 由于爆炸物冲击可能导致挤压或者掩埋导致的创伤

→ 三级爆炸伤

治疗

对症治疗

严重

- 休克：
  - 胶体补液（500～1 000 mL）；注意避免肺水肿
  - ± 儿茶酚胺类（肾上腺素、去甲肾上腺素）
- 意识障碍-呼吸窘迫：
  - 经口气管插管，使用依托咪酯（0.2～0.4 mg/kg 静脉滴注），或氯胺酮（2 mg/kg 静脉滴注）和琥珀酰胆碱（1 mg/kg 静脉推注
  - 喉镜检查寻找咽喉部瘀斑 +++（确认肺部损伤严重）
  - 机械通气控制 $FiO_2=1$（限制吸入气压 ++ 有引起空气栓塞和气胸的风险）
- 气胸：胸腔穿刺引流

不严重

- 外周静脉通路建立（14～16G）给予5%葡萄糖溶液
- 吗啡镇痛：静脉推注滴定吗啡
- 血型鉴定、交叉配血、血电解质、血常规和凝血四项

一般治疗

- 根据 SpO_2 进行氧疗
- 保温
- 半卧位或平卧位
- 使用生理盐水清洗眼部伤口
- 外耳道的干燥清洁 + 无菌辅料覆盖损伤

转运策略：　• 专业医疗转运至医院。所有患者有一项重症表现的需要转运到复苏室或住院。

转运监测：　• 意识、心率、动脉血压、呼吸频率、心电监护、SpO_2、$ETCO_2$、皮肤颜色、心肺听诊、血红蛋白、血细胞比容。

重要提示

- 使用PEEP的机械通气和一氧化氮化合物止痛都可能加重肺部损伤
- 心动过速可能转化为反常的心动过缓，提示严重的大循环低血容量，需进行快速补液治疗
- 快速静脉补液警惕肺水肿和心源性休克发生
- 始终关注ECG（心脏压塞，心肌挫伤）
- 应进行详细的临床检查：1. 多发性创伤或二次爆炸伤患者；2. 由于原发性爆炸伤早期无症状患者（可能滞后几小时）
- 耳道镜检查正常排外爆炸伤

腹部闭合性创伤

✓ 失血性休克的第一因素是多发性创伤
✓ 实质性器官最易受累（40% 为脾脏，30% 为肝脏）

诊断依据

背景
- 创伤：拔顿，掩埋……
- 80% 的创伤来源于交通事故、防卫、体育运动、对抗性训练
- 最常见：青年男性
- 损伤机制：突然减速、爆炸、直接创伤……
- 治疗经过
- 注意中毒相关损伤，安全带的使用

症状
- 自发性腹痛、骨盆疼痛、腰痛、胸腹部或生殖器疼痛
- 呼吸急促、焦虑
- 烦躁、意识障碍甚至昏迷

临床检查
- 休克的表现（脉搏细速、动脉血压↘、脉压差减小、苍白、肢端冰冷、烦躁不安、焦虑、呼吸急促、口渴、出汗）
- 皮肤压迫后颜色还原 >2 s
- 瘀斑，腹壁血肿
- 局部肌卫；腹腔积血（放射到肩部的疼痛、全腹肌卫、腹部浊音、腹胀）
- 直肠指诊：疼痛、前列腺移位
- 肉眼血尿、消化道出血
- 触诊疼痛：左肋下（脾脏）、右肋下（肝脏）、腰部凹陷（腹膜后血肿）、髂翼和耻骨（骨折）
- 其他损伤：多发伤（低位肋骨骨折、骨盆骨折）

监测
- 心电监护
- SpO_2
- 血红蛋白/血细胞比容
- 正常或↘
- T°
- 胃管（血性液）
- 动脉血压正常或↘
- 快速超声检查：寻找腹腔积液

如联合上述 4 项特征性表现应高度怀疑诊断。

损伤诊断

- 血肿、疼痛、局部肌卫（右、左肋下）
- 腹部浊音
- 出血性休克
- 低位肋骨骨折

→ 肾、肝

- 腰部血肿或者广泛性腹部浊音，剧烈的直接撞击或多发伤
- 骨盆损伤
- ＋明确由腹腔积血或血胸所致的失血性休克

→ 腹膜后血肿

- 腰部血肿
- 肉眼血尿或镜下血尿
- 输尿管撞击
- 膀胱充盈

→ 肾挫裂伤
→ 尿道损伤

治疗

对症治疗

严重

- 休克：
  - 在上腔静脉供血区开放2条粗大外周静脉，一条输血，另一条骨内通路
  - 如果可能使用加热的晶体液补液治疗（即时加热器）
  - 输注O型（+）血[育龄期妇女输注O型（–）血]
  - 儿茶酚胺：去甲肾上腺素，最大量 2 mg/h
  - 维持目标：70～80 mmHg 收缩压（无需更高）
  - 氨甲环酸：10 min静脉给药1 g然后8 h内再静脉给药1 g
- 意识障碍–呼吸窘迫：
  - 经口气管插管，依托咪酯诱导后（0.2 mg/kg缓慢静脉滴注），或氯胺酮（1.5～2 mg/kg缓慢静脉滴注）联合琥珀酰胆碱（1 mg/kg缓慢静脉滴注）
  - 机械通气控制 FiO_2=1

不严重

- 平卧位
- 在上腔静脉供血区开放外周静脉通路（14～16G）给予乳酸林格液
- 抽血进行血型鉴定，Rh交叉配血
- 镇痛–镇静：滴定吗啡+咪达唑仑直接静脉注射（mg/mg谨慎注射）

一般治疗

- 基于 SpO_2 的氧疗
- 保温
- 胃管
- 膀胱不充盈不放尿管

转运策略：• 专业的医疗转运到具备复苏室、胸腹腔联合手术能力，休克复苏能力的医院住院。如果存在明显的腹部损伤，经过初步处理仍伴随休克状态应立即送到手术室。

转运监测：• 意识、心率、动脉血压、呼吸频率或呼吸运动、心电监护、SpO_2、ET CO_2、心肺听诊、血红蛋白/血细胞比容、体温。

重要提示

- 根据患者及创伤情况，持续寻找有无其他损伤，50%患者存在1种腹部外其他损伤，40%患者存在2种腹部外其他损伤
- 不在现场浪费时间；手术是最根本的治疗

药物　备忘录　技术　策略

腹部贯穿性创伤

✓ 实质脏器最易受累（50% 病例为小肠，30% 为结肠）

诊断依据

背景
- 创伤：锐器伤、火器伤、单一伤或多发伤
- 损伤机制（武器类型、口径、刀刃长度、创伤角度）
- 急性乙醇中毒
- 既往手术室
- 相关治疗

症状
- 自发性腹痛、骨盆疼痛、腰痛、胸痛或生殖器疼痛
- 烦躁、呼吸急促
- 意识障碍、意识模糊甚至昏迷

临床检查：患者不要着衣+++
- 休克的表现（脉搏细速、动脉血压↘、脉压差减小、苍白、肢端冰冷、烦躁不安、焦虑、呼吸急促、口渴、出汗）
- 皮肤压迫后颜色还原>2 s
- 腹部或胸腹交界区伤口、伤口进口、伤口出口+++（一定要翻转患者检查全身）
- 内脏外露
- 触诊疼痛：检查肌卫、痉挛
- 腹部浊音（实质器官）或者鼓音（空腔脏器）
- 骨盆触诊
- 股动脉搏动：存在、对称性、杂音
- 其他损伤：体表出血、多发创伤
- 完整内科查体（血胸、气胸、填塞、神经、下肢）

监测
- 心电监护
- SpO_2
- 末梢血糖：正常或↘
- 尿液试纸

必须根据子弹或刀具创伤路径寻找可能受损的器官，使用探针或导管进行探查。

治疗

对症治疗

严重（收缩压<80 mmHg）

- 休克（目标：维持动脉收缩压≈80～90 mmHg）：
  - 上腔静脉供血区域开放2条粗大的外周静脉
  - 抽血进行血型鉴定，交叉配血
  - 生理盐水补液；如果可能，使用热的生理盐水补液
- 意识障碍–呼吸窘迫：
  - 经口气管插管，依托咪酯诱导后（0.2 mg/kg静脉给药）或者氯胺酮（2 mg/kg静脉给药）+琥珀酰胆碱（1 mg/kg静脉给药）
- 机械通气FiO_2=1

不严重

- 平卧位，抬高或弯曲下肢（减轻疼痛）
- 上腔静脉供血区开放2条外周静脉（14～16G）给予生理盐水
- 抽血进行血型鉴定，交叉配血
- 镇痛：根据疼痛程度而定

一般治疗

- 如果刀具还在，不要试图拔出
- 不要试图复位脱出的内脏
- 如果可以，使用温盐水浸湿的抗菌敷料覆盖伤口
- 用具有抗菌作用的敷料封闭保护伤口
- 氧疗维持SpO_2>95%
- 保温
- 留置胃管

转运策略：• 专业医疗转运至就近的具有重症监护室或复苏室，能方便进行胸腹腔脏器手术的医院住院。
• 如果使用担架转运，首先保持水平平卧于软床垫，保持前倾位（头朝前）和非前位倾（脚朝前）以增加静脉回流。

转运监测：• 意识、心率、动脉血压、呼吸频率或呼吸运动、心电监护、SpO_2、ET CO_2、心肺听诊、末梢血血红蛋白。

重要提示

- 手术治疗是根本→不要在现场浪费时间（快速评估）
- 火器伤的致死率最高
- 注意：第四肋骨下的胸部伤口也等同于腹部伤口

肢体创伤

诊断依据

背景

- 崁顿、挤压、掩埋、二次或三次爆炸伤、公共道路事故、高处坠落
- 损伤机制：屈曲、伸展、直接冲击
- 撞击面积
- 疼痛程度
- 既往病史
- 治疗经过

症状

- 疼痛
- 开放性骨折、明显的移位、肿胀
- 苍白、皮肤斑纹
- 远端肢体活动障碍

临床检查

- 休克的表现（脉搏细速、动脉血压↘、脉压差减小、苍白、四肢冰冷、焦虑、烦躁、呼吸急促、口渴、出汗）
- 触诊或移动性疼痛
- 皮温的变化
- 变形；骨折伤口
- 远端运动和感觉改变、远端的动脉搏动缺失或不对称
- 皮肤破溃，甚至创伤性截肢
- 其他损伤：多发伤、烧伤……

监测

- SpO_2
- 心电监护
- 血红蛋白/血细胞比容：正常或↘
- T°
- 动脉血压

如联合上述4项特征性表现应高度怀疑诊断。

↓

严重程度评估

- 由于低血容量造成的循环衰竭（骨折血肿）
- 挤压综合征（远端动脉搏动和感觉）
- 脂肪栓塞（长骨骨折）
- 开放性骨折（Cauchoix分级）

治疗

对症治疗

严重

- 休克：
  - 晶体液补液（500～1 000 mL）
  - 考虑输注同种同型红细胞，或者紧急输入O（+）血[育龄期妇女输入O（-）血]
- 意识障碍–呼吸窘迫：
  - 经口气管插管，依托咪酯诱导后（0.2 mg/kg静脉给药）或者氯胺酮（2 mg/kg静脉给药）+琥珀酰胆碱（1 mg/kg静脉给药）
  - 机械通气FiO_2=1

不严重

- 仰卧位
- 开放外周静脉（14～16G）补充乳酸林格液或生理盐水
- 镇痛–镇静：滴定吗啡静脉给药 ± 咪达唑仑
- 2.5～5 mg静脉给药
- 减少骨折移位：用夹板或床垫固定制动
- 出血或血肿形成
- 抽血进行血型鉴定、交叉配血、血电解质、血常规和血细胞比容

一般治疗

- 根据SpO_2进行氧疗
- 保温
- 股骨干骨折：使用1%利多卡因20 mL股骨阻滞或髂骨面阻滞（参见P196）
- 夹板
- 皮肤破溃或伤口：预防性使用抗生素力百汀®2 g静脉给药，使用纱布包扎伤口
- 肢端部分：使用气压止血带或许更好，敷料覆盖+患肢抬高
- 如果不能解救被困人员，则选择截肢。截肢的创面进行包裹，装入塑料袋，放置在装有冰块的塑料袋里

转运策略：• 专业医疗转运至具有重症监护室、复苏室或骨科手术室的医疗机构。
转运监测：• 意识、心率、血压、呼吸频率、心电监护、SpO_2、$ETCO_2$、皮肤颜色。

重要事项

- 持续关注血管和神经损伤的并发症
- 临床检查仔细，谨慎（活动和四肢触诊）尤其针对危及生命体征的多发伤患者优先考虑
- 骨折血肿可能引起严重的低血容量
- 心动过速会转变为反常的心动过缓提示严重的大循环低血容量，应进行快速补液

挤压综合征

定义

✓ 由于四肢、胸部或腹部受压，引起创伤性横纹肌溶解引发的综合临床表现

诊断依据

背景

- 受困坍顿、挤压、掩埋
- 受压时间
- 严重创伤
- 胸腹部挤压伤
- 既往病史
- 治疗经过

症状

- 意识障碍
- 呼吸困难、发绀、出汗
- 胸痛
- 畸形、肿胀 ↗ 、伤口
- 皮肤苍白、皮肤花斑、水疱
- 远端肢体活动障碍

临床检查

解除压迫前

- 低血容量性休克表现（脉搏细速、动脉血压 ↘ 、脉压差减小、皮肤黏膜苍白，四肢冰冷、焦虑、烦躁、呼吸急促、口渴、出汗）但是血压可通过暂时的止血维持
- 意识状态改变（Glasgow）
- 下肢运动的变化、远端肢体动脉搏动缺失或不对称
- 皮下积气、血胸、气胸

解除压迫后：寻找

- 血肿
- 局限的腹痛（肝、脾）、肋骨触诊、腹腔积血
- 心肺听诊：血胸、气胸、膈肌破裂
- 皮肤破溃、长骨骨折，甚至创伤性截肢
- 其他联合损伤：多发伤、烧伤……

监测

- SpO_2 正常或 ↘
- ECG：节律异常或传导障碍、缺血表现（心肌挫伤）、横纹肌创伤后高血钾表现
- 末梢血糖
- 血红蛋白/血细胞比容：正常或 ↘
- T°
- 动脉血压正常或 ↘

如联合上述4项特征性表现应高度怀疑诊断。

损伤机制

- 胸腹部等大肌肉群长时间、持续地压迫，但无内部损伤 → 窒息造成组织细胞死亡
- 减压早期的损伤：突然高钾血症、酸中毒和低血容量导致的心搏骤停
- 急性肾功能衰竭、酸中毒、血红蛋白尿和休克状态

→ 单纯挤压伤

- 单纯压迫损伤 + 原发创伤所致肌肉损伤
- 的类型和质量、骨折、创伤诱发的序贯性血管损伤

→ 混合挤压伤

治疗

对症治疗

严重

- 解除压迫前
  - 在未被压迫一侧上腔静脉供血区域开放2条外周静脉通路（14～16G）
  - 晶体液扩容：0.9% NaCl
  - 面罩给O_2
  - 减压前晶体补液（500～1 000 mL）（注意：静脉回流机制→压迫解除后去除）
  - 如果存在意识障碍–呼吸窘迫：在脱离现场后尽早进行气管插管，依托咪酯诱导后（0.2～0.3 mg/kg静脉给药）或者氯胺酮（2 mg/kg静脉给药）+琥珀酰胆碱（1 mg/kg静脉给药）
  - 机械通气FiO_2=1
- 解除压迫后
  - 持续补液维持收缩压=80 mmHg
  - 意识障碍–呼吸窘迫→麻醉–插管
  - 准备同种同型血浆输注，或者紧急输注O型（+）[育龄期妇女输注O型（–）]

不严重

- 开放2条外周静脉通路（14～16G）输注0.9% NaCl
- 镇痛–镇静：滴定吗啡±咪达唑仑2.5～5 mg静脉给药
- 预防肾衰竭和高钾
- 血症：持续0.9% NaCl补液
- 抽血进行血型鉴定、交叉配血、血常规、凝血监测

一般治疗

- 根据SpO_2进行氧疗
- 保温
- 心理干预（持续和安抚性交流）
- 留置胃管
- 伤口或皮肤破溃：抗生素治疗使用阿莫西林/克拉维酸钾（2 g静脉滴注或静脉推注）
- 解救过晚>6 h气压止血带=挽救措施
- 如果受困无法解救选择截肢

病因治疗

- 张力性气胸：穿刺放气
- 危险性高钾血症：如果出现心电图改变
- 胰岛素10 IU静脉推注+30%葡萄糖溶液100 mL±10%葡萄糖酸钙（10～30 mL缓慢静脉推注）

转运策略：• 专业医疗转运至具有重症监护室或复苏室的医疗机构。
转运监测：• 意识、心率、血压、呼吸频率、心电监护、溶液、$ETCO_2$、皮肤颜色、心肺听诊、血红蛋白、血细胞比容。

重要提示

- 使用PEEP的机械通气和一氧化氮化合物止痛都可能加重肺部继发性损伤
- 心动过速会转变为反常性心动过缓提示严重的大循环低血容量应进行快速补液
- 应该提前进行补液预防肾功能衰竭和高钾血症
- 减压前应做好各种应急情况准备（吸痰装置、插管、补液、药物）：高钾血症导致的心搏骤停、酸中毒和高钾血症导致的循环衰竭

脊柱创伤

诊断依据

背景
- 事故、多发伤
- 事故现场
- 损伤机制(屈曲、伸展、直接冲击……)
- 伤者姿势和体位改变
- 既往病史
- 治疗经过

症状
- 颈部不稳定或僵硬感
- 自发性脊柱疼痛
- 吞咽障碍(颈椎损伤)
- 四肢瘫痪、截瘫、下身瘫痪
- 呼吸窘迫
- 尿便失禁

临床检查
- 触诊部位剧烈的疼痛
- 肢体感觉或运动功能障碍(注意不同的节段水平)
- 肌肉自主收缩评级
- 呼吸暂停(受累部位≥C4),横膈摆动(受累部位D1～D12)
- 血管张力下降伴心动过缓,导致分布性休克(受累>C7)
- 腱反射不对称或消失
- 提示脊髓损伤的体征:异常勃起、低体温、肌张力减弱、括约肌功能减弱……
- 意识障碍、意识模糊甚至昏迷

监测
- SpO_2正常或↘
- T°
- 心电监护
- 末梢血糖(低血糖)
- 动脉血压正常或↘

如联合上述4项特征性表现应高度怀疑诊断。

↓

机制

- 无论意识清晰或神志不清的脊柱创伤患者,都要怀疑脊柱关节失稳,即便没有临床表现,也需要明确的影像学证据排除

↓

椎体损伤

- 疼痛表现和(或)神经功能缺损
- 损伤后立即发生或之后发生
- 继发的椎体不稳或硬膜下血肿、无骨质受损

↓

脊髓损伤

治疗

对症治疗

严重

- 休克：
  - 晶体液补液：0.9% NaCl（500 mL）维持收缩压 =90 mmHg
  - 非低钾血症所致的心动过缓使用阿托品静脉推注
  - 去甲肾上腺素，最大 2 mg/h（血管麻痹）
- 意识障碍-呼吸窘迫：
  - 手法保护颈椎的情况下经口气管插管依托咪酯诱导后（0.2～0.4 mg/kg 静脉给药）或者氯胺酮（2 mg/kg 静脉给药）+琥珀酰胆碱（1 mg/kg 静脉给药）
  - 机械通气 FiO_2=1

不严重

- 开放外周静脉通路（14～16G）给予生理盐水
- 镇痛-镇静：吗啡静脉推注滴定 ± 咪达唑仑 2.5～5 mg 静脉给药
- 抽血进行血型鉴定、交叉配血、血常规、凝血监测

一般治疗

- 基于 SpO_2 的氧疗
- 保温
- 留置胃管
- 保护接触部位（预防褥疮）
- 颈椎制动、硬颈托固定
- 搬动时置于硬板床
- 真空负压垫进行颈-胸-腰椎固定

转运策略：• 专业医疗转运至指定的医疗机构。
转运监测：• 意识、心率、血压、呼吸频率、心电监护、SpO_2、$ETCO_2$、皮肤的颜色。

重要提示

- 在转运过程中避免粗爆、野蛮的操作，例如急加速、急刹车
- 始终保持头-颈-躯干轴位；10%～15% 病情加重的患者均来源于手法搬运过程中 Toujours respecter l'axe tête-cou-tronc；10% ～15% 的情况恶化发生于转运期间的操作
- 所有的多发伤均要考虑脊柱损伤，直到明确排除

精神病急症

烦躁不安

不要忘记
✓ 使用针剂的镇静剂和抗精神病药

严重表现
- 呼吸窘迫 → 纠正低氧血症：吸氧 ± 插管
- 血流动力学障碍 → 补液和扩容
- 意识障碍 → 纠正低血糖：高渗糖静脉注射
- 出现攻击性 → 对于严重的躁动使用镇静剂→肌内注射抗精神病药（例如洛沙平®3～5安瓿50 mg）± 联合使用苯二氮䓬类（例如安定®1～2安瓿10 mg）

急诊处理
- 纠正低氧血症：吸氧 ± 插管
- 补液和扩容
- 纠正低血糖：高渗糖静脉注射
- 对于严重的躁动使用镇静剂→肌内注射抗精神病药（例如洛沙平®3～5安瓿50 mg）± 联合使用苯二氮䓬类（例如安定®1～2安瓿10 mg）
- 控制高热

↓

急诊处理后没有危重表现
或情况稳定的患者

背景
- 既往病史：糖尿病、癫痫、酒精、药物滥用、艾滋病、内分泌疾病冠心病、产后、近期的颅脑损伤、吸烟史
- 谵妄或精神分裂症、双相障碍（躁狂–抑郁）、痴呆、智力发育迟滞焦虑症
- 日常治疗：抗精神病药物、皮质类固醇、抗结核药、抗胆碱能药物抗帕金森药物、洋地黄、抗寄生虫药物、水杨酸盐
- 社会冲突（夫妻、家庭）

症状
- 言语混乱
- 记忆力障碍
- 觉醒障碍
- 意识错乱
- 兴奋
- 呼吸急促，呼吸缓慢
- 头痛

临床检查
- 控制躁动后进行全身系统体检
- 头面部伤口
- 休克征象（皮肤花斑）
- 血压、心率、皮肤皱褶
- 心肺听诊
- 神经系统体检
- 谵妄
- 幻觉
- 情绪变化
- 定向力障碍

监测
- T°
- 末梢血糖
- ECG
- 指脉氧饱和度
- 红细胞比容/血红蛋白
- 一氧化碳分析仪
- 电解质

如联合上述4项特征性表现应高度怀疑诊断，需要寻找病因。

↓

病因诊断

➤ 觉醒障碍 ➤ +记忆力障碍 ➤ +定向力障碍	➤ 言语混乱 ➤ ± 幻觉	➤ 兴奋 ➤ +欣快 ➤ +多话 ➤ ± 谵妄	➤ 无精神疾病史+社会冲突 ➤ +夸张的日常行为
↓	↓	↓	↓
➤ 继发于器质性病变的谵妄状态 ➤ 中毒 ➤ 神经内分泌代谢，感染，心血管疾病	➤ 来源于精神障碍或中毒（可卡因，致幻药）的急性谵妄状态	➤ 来源于精神障碍或中毒（抗抑郁药物，苯丙胺，可卡因）的躁狂状态	➤ 夫妻，家庭，社会的危机

治疗

➤ 精神错乱的病因治疗 ➤ 苯二氮䓬类药物肌内注射或缓慢静脉注射	➤ 隔离患者，限制其与周围接触交流 ➤ 使用抗精神病药物口服奥氮平®10～20 mg ➤ 肌内注射镇静剂：洛沙平®3～5 mg至多50 mg，氰美马嗪®1～2 mg至多50 mg ➤ 未经患者同意的住院：由随行人员填写住院申请（参见P319）	➤ 隔离患者，限制其与周围接触交流 ➤ 使用口服苯二氮䓬类药物 ➤ 避免住院 ➤ 转诊至门诊或专科

重要提示

➤ 精神障碍或器质性病变所致的烦躁均是排除性诊断
➤ 因继发于器质性病变的患者占危急重症的大多数，所以必须进行器质性病因筛查

精神错乱

诊断依据

背景
- 既往病史：糖尿病、癫痫、酒精、药物滥用、艾滋病内分泌疾病、冠心病、产后、近期颅脑损伤、吸烟、痴呆
- 常用药物：精神药物、皮质类固醇、抗结核药、抗胆碱能药物、抗帕金森药物、洋地黄、抗寄生虫药、西咪替丁、水杨酸类

症状
- 觉醒障碍
- 注意力障碍
- 认知障碍
- 记忆障碍
- 困惑
- 兴奋和抑制交替
- 头痛，头晕
- 时间定向障碍

临床检查
- 充分暴露（患者不着衣）
- 头部或者面部伤口
- 休克表现
- 脱水
- 动脉血压，心率
- 呼吸急促，呼吸缓慢
- 神经系统检查、幻觉、时间-空间定向力障碍

监测
- 末梢血糖
- ECG
- 指脉氧饱和度
- 红细胞比容/血红蛋白
- CO分析仪
- T°

如联合上述4项特征性表现应高度怀疑诊断，需要寻找病因。

病因诊断

- 烦躁
- 类酒醉
- 神经系统局灶性体征
- 糖尿病史

→ 低血糖

- 烦躁
- 呼吸急促和低通气
- 神经系统局灶性体征
- 吸烟、热水器

→ CO中毒

- 烦躁
- 舌咬伤
- 神经系统局灶性体征（痉挛）
- 癫痫或艾滋病病史

→ 癫痫

- 烦躁
- 呼吸急促
- 低血压
- 花斑

→ 休克状态

- 心动过缓
- 高血压
- 头痛
- 眼肌外展受限（第Ⅵ对脑神经）

→ 颅高压

- 发热
- 高血压
- 瞳孔散大
- 幻觉
- 酒精戒断

→ 震颤谵妄

- 烦躁
- 呼吸急促
- SpO_2 ↘
- 慢性阻塞性肺病或急性肺水肿病史……

→ 低氧血症

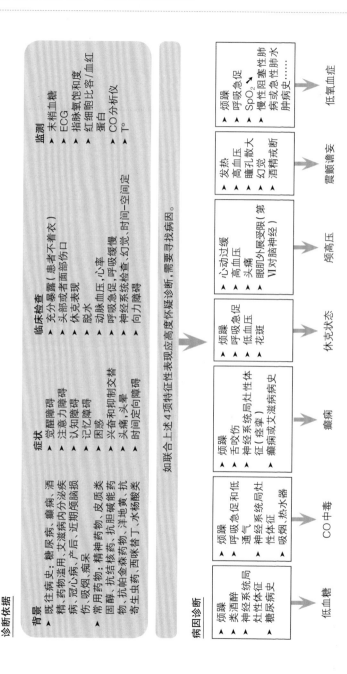

治疗

低血糖	低氧血症	脱水	高热	严重烦躁	明确的阿片类药物中毒
➤ 静脉注射高渗糖	➤ 面罩吸氧或气管插管+机械通气	➤ 根据电解质情况输注相应溶液	➤ 退热+水化补液	➤ 苯二氮䓬类药物镇静（地西泮，咪达唑仑）肌内注射或者静脉注射	➤ 特异性拮抗剂（纳洛酮®），注意使用禁忌

转运策略：• 任何错乱表现都应进行彻底的临床检查。专业医疗转运至具有急诊室或者相应病因的专科部门的医疗机构进行对因治疗。

转运监测：• 意识、血压、心率、呼吸频率、神经系统体征、SpO_2、心电监护、末梢血糖。

重要提示

➤ 错乱表现往往都合并言语和行为紊乱，都提示可能存在精神障碍。心因性错乱属于排除诊断

谵 妄

诊断依据

背景
- 既往病史：酒精、药物滥用、谵妄障碍或精神分裂症双相障碍（躁狂–抑郁）、痴呆
- 常用药物：精神药物、皮质类固醇

症状
- 言语混乱
- 行为紊乱
- 幻觉
- 兴奋
- 躁动

临床检查
- 心肺听诊
- 动脉血压，心率
- 完整的神经系统检查

监测
- 末梢血糖
- T°

如联合上述4项特征性表现应高度怀疑诊断，需要寻找病因。

病因诊断

- 没有既往病史
- 持续数天或数周
- 时间定向力障碍
- 情绪变化（欣快和抑制交替）
- 非系统性，无固定主题的谵妄，伴有幻觉
- 不知所措的变化

→ 阵发性狂躁

- 精神分裂病史
- 持续数周或数月
- 思维不连贯、古怪
- 不恰当的情感、淡漠
- 常规发作或不常规发作的谵妄，伴有幻觉（倾听）
- 患者抽搐

→ 精神分裂症急性期

- 双相障碍病史
- 欣快
- 兴奋
- 语言增多
- 语言杂祥
- 可能的谵妄，伴有狂妄自大，被害妄想或物理影响的妄想

→ 狂躁发作

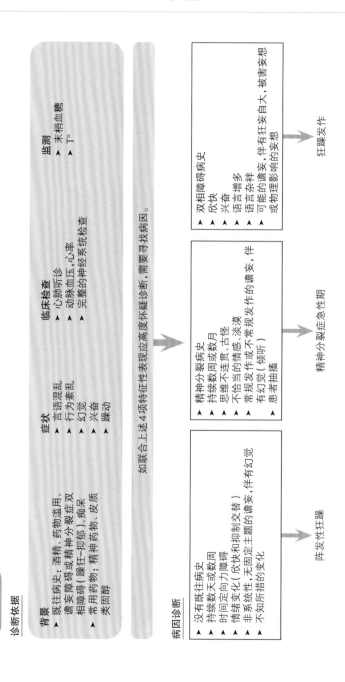

治疗

- 如果不进行镇静就无法进行转运：
  - 立即使用抗精神病药物肌内注射（洛沙平®3～5 mg，最多50 mg，氰美马嗪®1～2 mg，最多50 mg）
  - 镇静剂（安定®1～10 mg）

- 未经患者同意的住院：由随行人员填写住院申请（参见P319）

重要提示

- 谵妄患者并不全部需要进行镇静或约束。通过对话，充分理解患者，可说服其进行专门的咨询

第 2 部分

技 术

家庭分娩（AAD）

适应证

原始信息

❖ 目的：

根据宫缩和宫颈口开放情况和产程具体情况确定是否实施该操作；

评估即将分娩；

发现并发症。

❖ 宫缩＝子宫间歇性硬化或多或少伴随疼痛。

❖ 记录开始时间、频率、强度。

❖ 羊膜腔破水——液体的流出（有色液体＝胎儿窘迫的迹象）：

它可能发生在分娩的任何阶段；

收缩发生和羊膜腔破裂之间没有时间顺序。

❖ 母体不一定能感受到的主动症状。

❖ 临床检查：

腹部触诊：识别宫缩；

用左右脐带旁多普勒采集胎儿心脏噪声（如果是有经验的检查者，被检查者不会感到不适）。心率＜100次/分＝胎儿窘迫表现；

阴道触诊：

- 患者仰卧，拳头放在臀部下，双腿弯曲，脚跟紧贴臀部。医生在患者的右侧，右臂在两腿之间，在床的平面上，用两个手指进行检查，Ⅱ和Ⅲ在阴道内，使用无菌手套，在2次宫缩之间进行检查。
- 表现：
  - 宫颈长度和扩张度（图2-1）

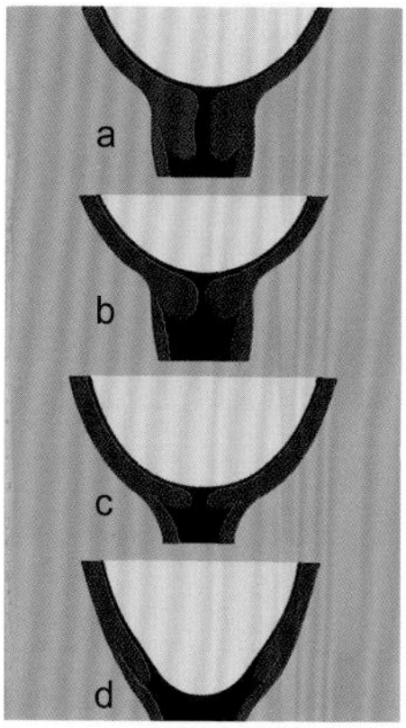

图2-1　宫颈长度和扩张度

a. 宫颈长，未开；b. 宫颈变短；c. 宫颈发动；d. 宫颈完全开放

- 表现：
  - 头位（圆而硬）
  - 有时难以判断（进行超声波检查）
- 高度：
  - 高位：刚及指尖
  - 着冠：到达道格拉斯腔（图2-2）
  - 低位：到外阴

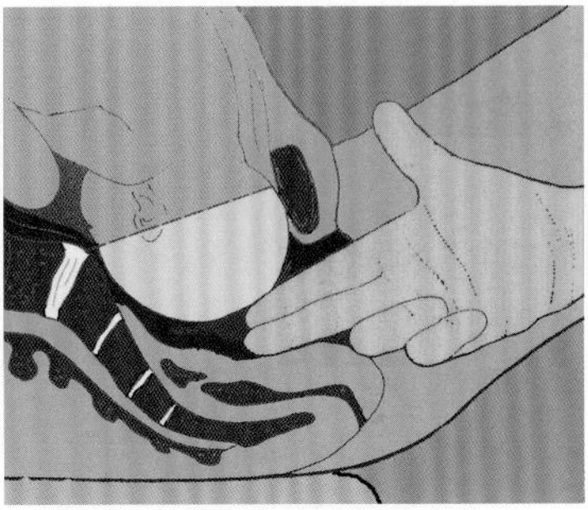

图2-2　着冠

- 常规：T°，动脉血压，心率。

问诊-产妇记录-补充检查

❖ 怀孕过程（平均动脉压、高血压、糖尿病）。

❖ 预产期（预计出生日期）。

❖ 最新的超声波（描述，胎盘插入）。

❖ 以前怀孕的情况（剖宫产、分娩时间、平均动脉压）。

❖ 监测艾滋病毒血清学（如有必要，采取预防措施）。

操作描述：分娩迹象

❖ 马上生产➞进行家庭分娩。

❖ 迫近生产=不到1 h。准确评估是困难的，可以利用Malinas评分：
外阴表现；
患者有便意：产程开始（阴道触诊证实）；
阴道指检子宫颈软，扩张（＞8 cm经产妇，初产妇宫口全开）。

❖ 非急迫的生产：
宫颈闭合，没有液体流出或出血，宫缩也不剧烈（可能是假分娩=宫缩没有改变宫颈）➞**非医疗转运**；
宫口未开全（＜5 cm）高位表现➞**医疗转运**；
宫口开全趋势（＞5 cm，初产妇宫口开全），胎儿高位➞**快速的医疗转运**。

禁忌证

❖ 出血的时候不要做阴道检查➞**紧急转运**。

材料准备

- 手套、敷料、无菌单。
- 排尿导管。
- 2个Kocher钳子。
- 1把剪刀。
- 3个夹子。
- 吸引装置。
- 儿童生存毯。
- 针织帽子。
- 剃刀。
- 药物：

  间苯三酚；

  胶体液。

技术描述

准备

- 给患者输液、监测。
- 留置尿管导尿。
- 仰卧，臀部贴在床边，双腿弯曲，每只脚放在一个椅子上，抬起头。
- 臀部下面垫塑料布，床边放盆。
- 在附近的桌子上准备材料，上面覆盖着一片无菌区域。
- 如果可能准备新生儿干净衣物。
- 消毒

  ☞ 在准备期间，解释每一项操作以让患者安心。

头位分娩（95%）

☞ 通常枕骨在联合之下（枕耻骨呈现）；罕见的是背部（枕骶骨呈现）→分娩动作是相同的，但是建议会阴侧切。

☞ 在头部未着冠不要用力，随着宫缩进行用力，吸气停止。随着收缩，吸气放松，向下，下巴收起来，每次收缩2～3次。

- 在左手手掌的控制下，通过挤压的力量让头部慢慢外露（图2-3）。右手可以帮助将下巴钩向会阴（图2-3）。
- **头娩出后，头部会自发旋转，将枕骨朝向背部。母亲必须停用力。**
- 如果有脐绕颈，把绕住的部分固定在头部。
- 用两只手握住下巴和枕骨之间的头部［下颌和乳突下的示指和中指（图2-4）］，将头部降低到床平面（固定前肩），然后抬起后肩（图2-5）。
- 水平牵引牵引躯干和座椅。
- 把孩子放在母亲的肚子上。
- 用2个钳子夹住脐带，夹在中间。

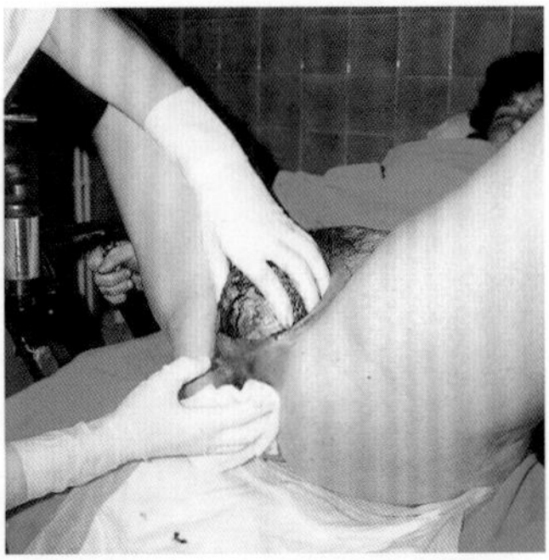
图2-3 头部分娩操作

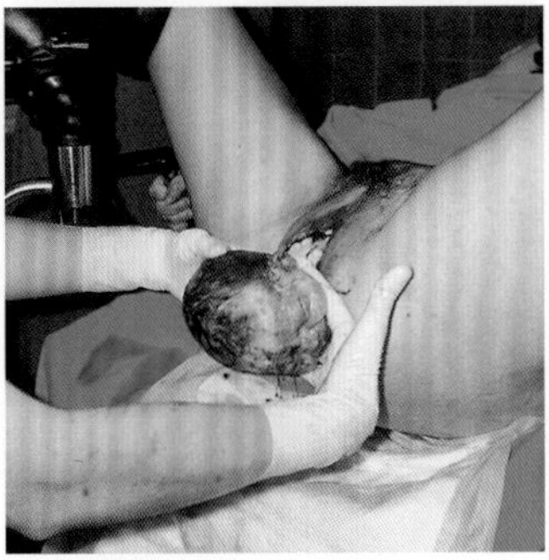
图2-4 头部分娩操作

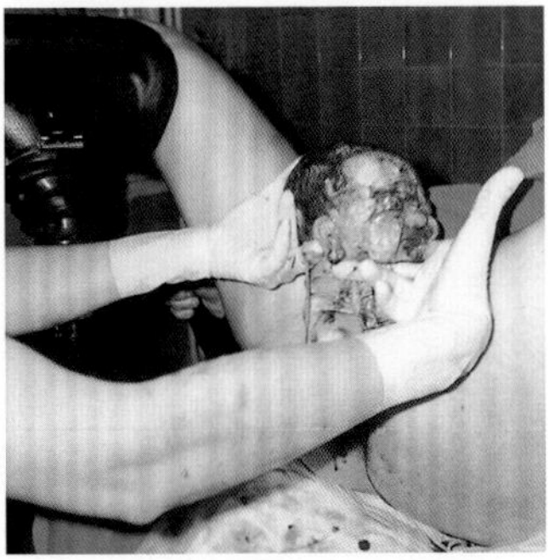
图2-5 头部分娩操作

臀部分娩

- 如果不可避免即接受=足部（整个足部）或臀部（不完全的臀部）到达会阴。
- 快速自发的臀围=医生不干预。
- 在母亲的前面放一张小桌子接住孩子。
- 自发生产：
  要求有良好的生产动力；
  臀部扩张会阴=常规侧切。
  背部向前（图2-6、图2-7）；
  肩膀娩出：没有牵引力（图2-8）；
  利用婴儿自身重力娩出头部。

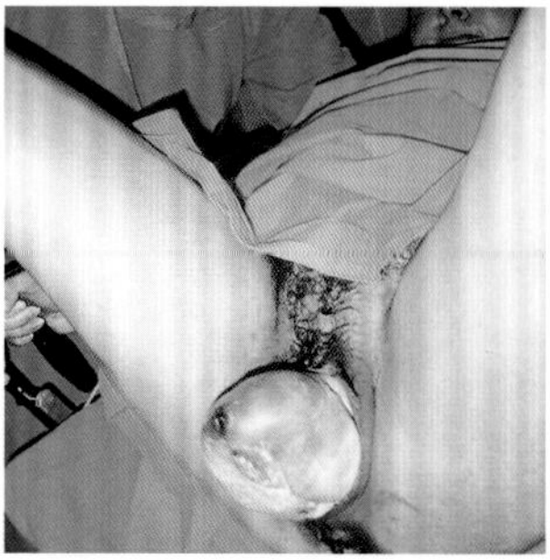

图2-6　臀部分娩操作

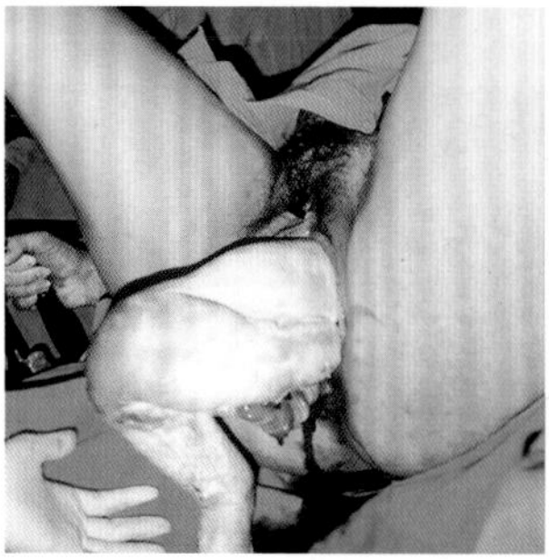

图2-7　臀部分娩操作

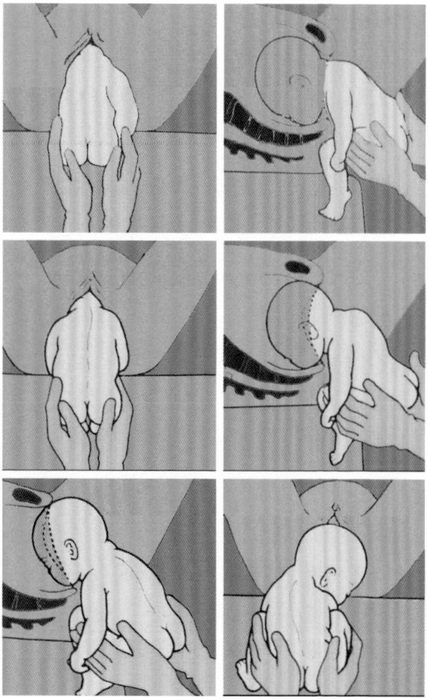

图2-8　肩膀娩出操作

❖ **3种并发症=3种娩出动作：**

背部向后=下颌会卡在耻骨联合下。要把背部转向前，朝掌心方向，使产妇髋关节对准婴儿腰部（图2-9）；

抬起手臂（有时是自发的，主要是由于对婴儿的不受控制的牵引）。不要对婴儿的胸部进行推挤，不要牵拉。抓住孩子的骨盆（腰椎上的英寸），向母亲的左边旋转90°（使胎儿的右肩在下面）。

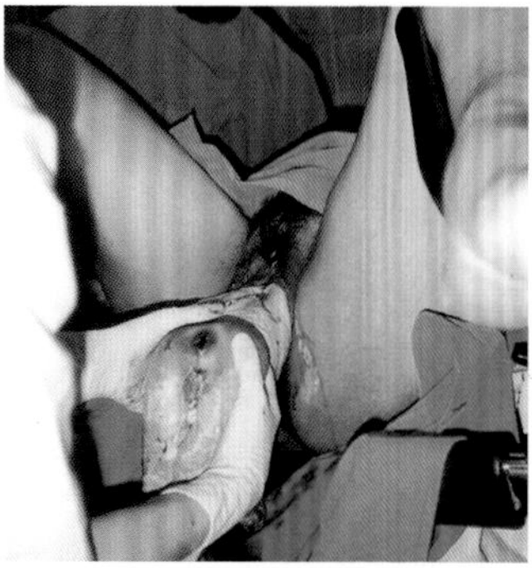

图2-9　背向后分娩操作

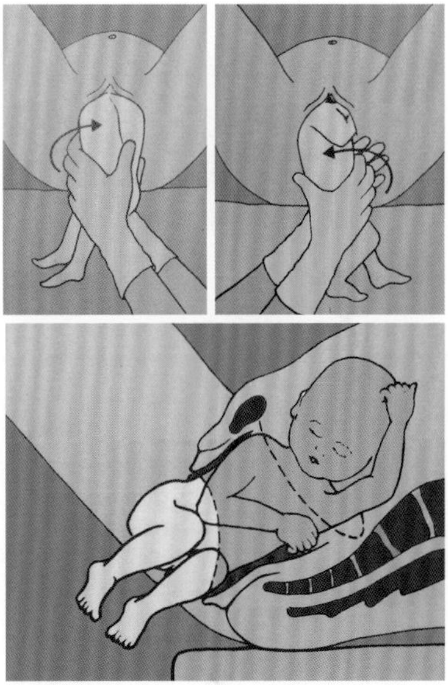

图2-10　背向前分娩操作

背部向前，向右转（右臂出现，左臂下降）（图2-10）。

- **头部控制（图2-11）：**
  - 左手2、3指分开呈“V”压在婴儿肩膀上将枕骨下置于联合之下；
  - 右手2、3指钩住胎儿的嘴让其低头。
  - 托住头部拉出胎儿放在母亲肚子上。

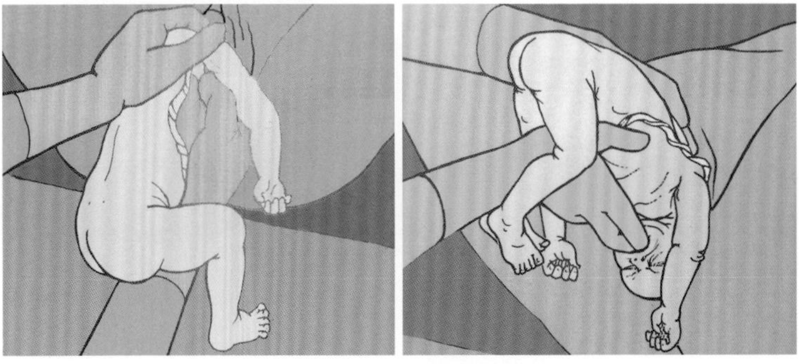

图2-11　头部控制分娩操作

侧切术

- 在以下情况下建议施行：不能避免的臀先产、枕-骶骨位、初产、巨大儿、剖宫产既往史。
- 从外阴连接处倾斜45°，左侧2个手指阴道内呈“V”分开3～4 cm（图2-12、图2-13）。
- 剪切：
  在会因扩张时；
  在宫缩母亲开始用力的时候。
- 如果在分娩后发现流血：放置Kocher。

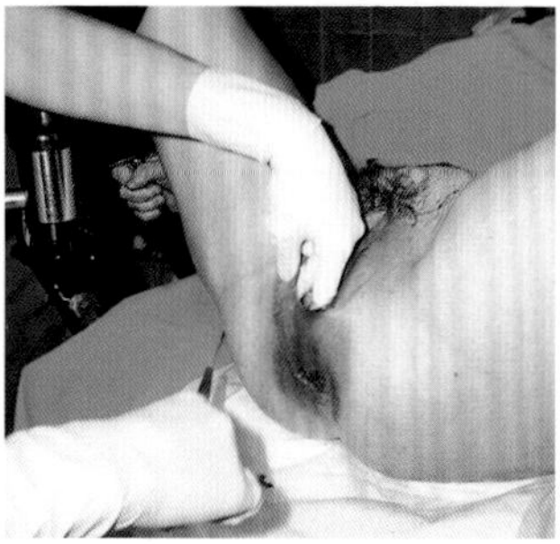

图2-12　侧切术

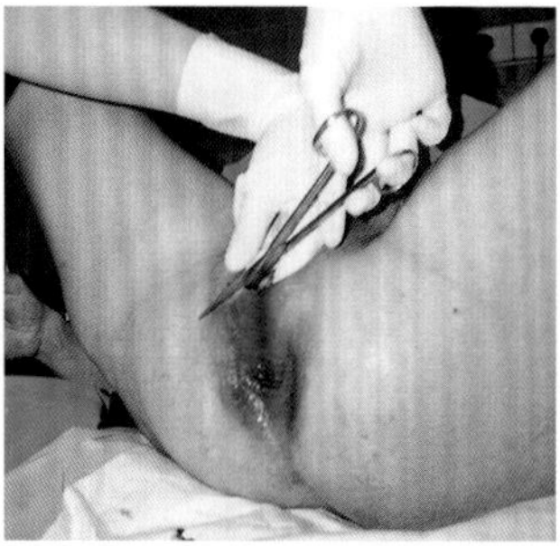

图2-13　侧切术

胎盘娩出

- 最好在院内操作，一般在胎儿娩出45 min内发生。提前考虑转运。
- 胎盘自发出现在外阴：
  在外阴前放置容器；
  通过对子宫底部的压力促进胎盘的娩出；
  胎盘带胎膜自然落入携带膜的容器中；
  一只手放在耻骨上将子宫耻骨向上推（图2-14）；
  永远不要拉脐带；
  注射后：缩宫素®输注（10 IU/500 mL，300滴/分）；
  把胎盘带到妇产医院。

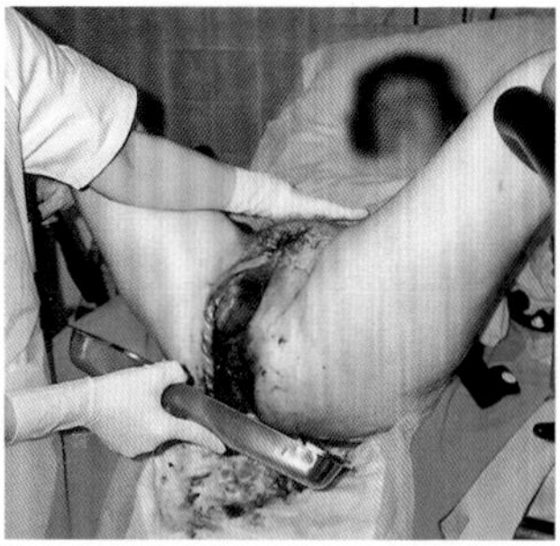

图2-14　胎盘娩出

新生儿护理

- ❖ 仰卧，头朝医生。
- ❖ 加热：用暖和的布（或生存毯）+帽子擦拭和包裹。
- ❖ 清除堵塞：鼻（6号吸引管）和口腔（8～10号吸引管）（清除分泌物）。
- ❖ 氧气，如果发绀的话。
- ❖ 脐带：在肚脐2 cm处无菌夹紧，在肚脐上方1 cm处消毒，用绷带和Velpeau胶带包裹。
- ❖ 学会排除食道闭锁（注射器测试），肛门闭锁。
- ❖ 股动脉搏的触诊。
- ❖ 测量T°，末梢血糖（脚跟或拇指外表面），Apgar评分。
- ❖ 可以通过5%葡萄糖溶液（5 mL）灌胃，如果母亲情况允许早期母乳喂养早产儿来纠正可能的低血糖。

操作注意事项

孕周＜37实际孕周＝早产

- ❖ 即将分娩➞呼叫院前急救和儿科，常规进行切开术
- ❖ 非即将分娩➞转运到产科

  输注间苯三酚®：5瓶/500 mL

  头低脚高位。

潜在并发症

脐带脱落（罕见）

- ❖ 可以看到脐带（膨胀和摇摆）。
- ❖ 如果羊水突然破裂，宫颈扩张，就有风险。
- ❖ 评估胎儿预后++。
- ❖ 采取措施：

  即将分娩➞大口径的会阴切开，迅速去除孩子；

  非即将分娩➞转运到急诊室：

  - 头低脚高位；
  - 用手托住阴道，不要挤压脐带（如果外露，用湿辅料包裹）；监测脉搏率；

策略　技术　备忘录　药物

间苯三酚输注；

通知中心准备剖宫产。

分娩时出血

❖ 无论它发生在胎盘娩出过程中，还是在胎盘娩出之前或之后，都需要子宫内填塞止血和扩容。

外阴消毒，周围无菌区域，无菌手套。

不完整娩出：人工辅助胎盘娩出（AD）。

在患者面前，左手放在腹部，握住子宫底部，右手折叠，进入阴道。然后沿着脐带进入子宫，手指滑入胎盘/子宫裂面，取出胎盘（图2-15～图2-17）。

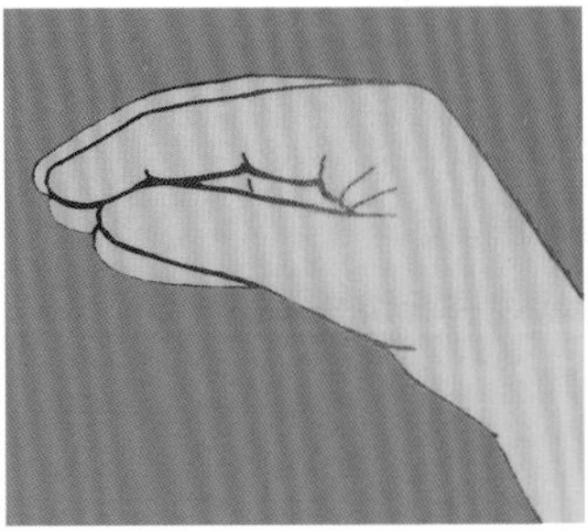

图2-15　右手折叠

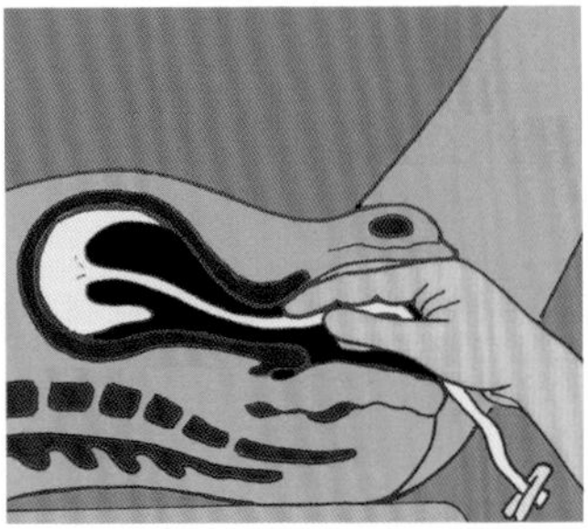

图2-16　沿脐带进入子宫

❖ 胎盘娩出或人工辅助胎盘娩出：做子宫检查（RU）。将手插入子宫。用手指有条不紊地探索每一面，清除胎盘碎片。

❖ 空的子宫收缩：

- 按摩子宫底部，使其变硬；
- 缩宫素®输注（10 IU/500 mL或300滴/分）± 10 IU肌内注射；
- 检查膀胱排空；
- 如有必要：骨盆上方的施压。

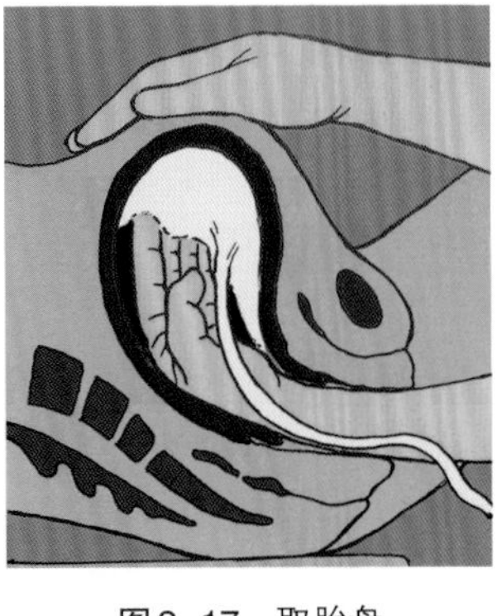

图2-17　取胎盘

转运监测

- 母亲：一般状态，各种通路：
  已生产：会阴切开术时的包扎和出血监测。如果胎盘娩出→缩宫素®；
  没有生产：头低脚高位；左侧卧位；间苯三酚®。
- 孩子：
  保温；
  皮肤颜色。

重要事项

- 家庭分娩→急产：简洁的助产，让人安心。分娩的迫切性也取决于环境（6楼没有电梯，离医院很远）。
- 会阴侧切更优。
- 分娩→不要拉脐带。臀位分娩：背部必须向前。
- 如果分娩出血：一个拯救的手势=子宫搔刮［人工胎盘辅助娩出和（或）RU］。
- 胎儿多普勒=谨慎解释。没有经验且没有产检的情况下母亲没有经验也不能做出适当的医疗行为。
- 在工作场所熟悉这些事件和手势。

弗朗索瓦丝·海诺（Françoise HAINAUT）

策略 技术 备忘录 药物

院前局部麻醉

- ☞ 处理疼痛，无论它是什么性质和发生在哪里，都是必不可少的。医生可以使用多种镇痛技术。
- ☞ 局部麻醉(ALR)是肠内、肠外或肺部镇痛产品的替代方案。
- ☞ 有些ALR并不是麻醉师和复苏者的专属领域，在院前急救医学中，每个人都可以合法地使用它们。

院前的适应证

- ❖ 仅限于特定的解剖区域，比如肢体。其原理是尽可能有选择性地释放有限数量的局部麻醉剂(la)使其与相应区域的神经干接触作用。
- ❖ 这些麻醉涉及：
  - 通过向口咽部、声门和气管喷洒局部麻醉剂。
  - 通过喉和气管上部神经(喉上部神经)、上肢感觉运动神经(臂丛、肘正中神经、桡神经、尺神经)或下肢感觉运动神经(股神经、股皮神经、封闭神经和大坐骨神经)的骨干阻滞。
- ❖ 接触麻醉，一种非常简单的操作。脊髓刺痛不能使用，因为它们对多发伤患者的血流动力学影响显著，存在潜在的不稳定性。这里不讨论。
- ❖ 解剖学基础知识是成功实施这项技术的必要先决条件。
- ❖ 局部麻醉的实施需要考虑患者意识状态，在"饱腹"患者中要关注血流动力学或呼吸情况。它不应该是一项冒险的操作。如果避免直接血管内注射，铝过量的风险是例外的。风险在于麻醉超剂量或局部麻醉药物入血。
- ❖ 使用的主要技术如下：

  咽喉多重阻滞：为了经口气管插管进行患者意识水平的"控制"。根据患者意识水平(例如：中毒性昏迷)控制患者的上气道时会加重其本身的病理生理学损伤(例如：颅脑创伤后的颅高压)。

  股部(或股骨)阻滞：股骨中段骨折。

坐骨阻滞（下肢骨折时联合股部阻滞）。在这里将描述这3种阻滞。

- 这涉及远端肢体损伤需要的单侧或双侧的阻滞（如手内侧损伤时要进行肘正中和尺侧神经联合阻滞）。
- 这些区域的阻滞可以联合进行（唯一的限制是局部阻滞时麻醉药的总量）或者是有其他的止痛技术。

禁忌证

- 已知或怀疑的、原发或继发的血肿。
- 穿刺点部位的感染导致使用另外的麻醉技术或者选择另外的麻醉部位。

物品准备

- 无菌物品准备盘：一块洞巾（如果可能），无菌敷料，不含碘的消毒液、一双适合操作者尺码的无菌手套，一个麻醉药抽吸器，2个23G的短针，一组不同长度的“隔离”针用于神经刺激（图2-18），一个带luer-lock的延长管，一个10 mL和两个20 mL注射器。
- 一种特殊的神经刺激器（低强度/短刺激时间/1～2赫兹/电池供电）。
- 一瓶20 mL的2%无肾上腺素的利多卡因。

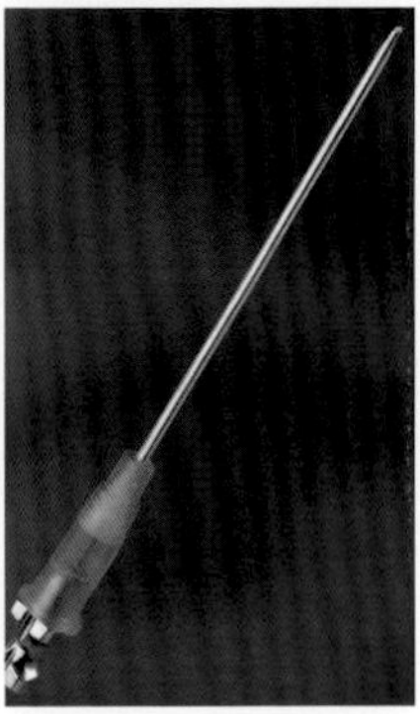

图2-18 神经刺激针

技术实施

- 神经刺激器的使用对全科医生来说仍然很简单。它有助于定位，提高根尖麻醉的成功率。在这种情况下，神经定位超声的使用是困难的，因为这种设备在住院前的实用性仍然相当低，而且需要非常专门的培训。
- 神经刺激器产生低强度电流，当应用于混合神经时，会诱导大神经纤维的早期潜伏运动反应（在感觉纤维之前），此是常规的运动反应。一次性专用针连接到神经刺激器的负极（图2-19），正极将连接到先

策略 技术 备忘录 药物

前附着在患者身上的心电图电极。在实践中，首先从皮下局部麻醉按钮开始，然后按照通常的解剖学定位插入特定的针。其次，启动神经刺激器，寻找最小强度（＜0.5 mA）来触发预期的肌肉收缩（例如：膝关节伸入脚部神经）。需要注意的是，注射几毫升局部麻醉药（试验剂量）后，宫缩会消失。

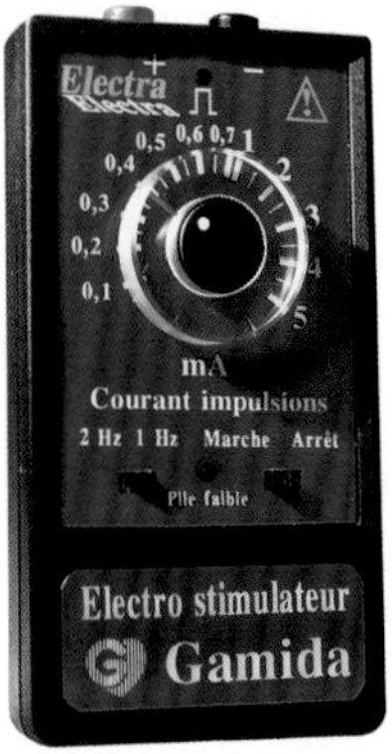

图2-19　神经刺激器

股部阻滞

❖ 患者仰卧，操作者立于骨折的一侧。注射点位于股骨动脉外1 cm，腹股沟韧带下2 cm处（图2-20）。

❖ 触及股骨动脉并向内挤压。针垂直于皮肤平面插入，插入2～4 cm（取决于脂肪薄片的厚度）。使用神经刺激器，我们试图以尽可能低的刺激频率（＜0.5 mA）使四头股肌收缩。如果没有神经刺激器，就不应该寻找感觉异常，因为两者是同一回事。只有严格按照解剖标记才能指导注射。

❖ 在成人中，20 mL 1%利多卡因（200 mg）分阶段缓慢注射。大腿前部有一种温暖的感觉，几分钟后就会开始有感觉。

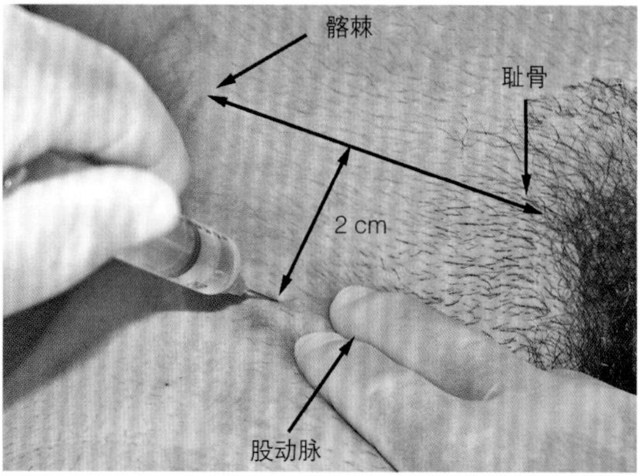

图2-20　股部阻滞穿刺点

❖ 一种被称为“三合一”的混合药剂允许在一次注射中阻滞足神经、股骨皮神经（大腿外表面）和内侧皮神经（膝盖内表面），从而改善阻塞的范围和质量。该技术与“单独”阻滞技术相似，但针的方向必须向上朝向骨弓，并施加下压，使药物向腰鞘其他神经的出现方向移动。注射量更大（图2-21），成人局部麻醉溶液为30 mL（300 mg）。在这里，用生理盐水稀释局部麻醉药物以增加注射体积（“体积效应”），将利多卡因溶液从1%减少到0.75%（225 mg）或0.5%（150 mg）。

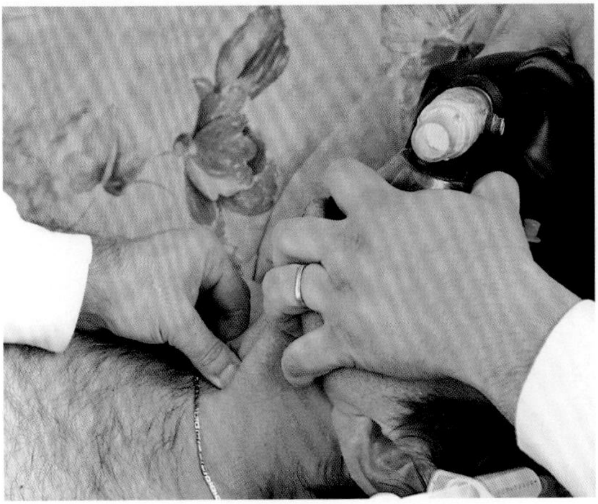

图2-21　中央阻滞：“三合一”扩展麻醉

坐骨神经阻滞

❖ 坐骨神经是人体最大的神经。它从骨盆穿出坐骨大孔。在臀部，它位于坐骨结节和大粗隆之间的神经沟中，然后下降到大腿后部，并支配这个区域。

它可以通过几种方式被阻塞。在院前实践中，前路通常是最容易到达的。

❖ 患者仰卧位，定位腹股沟韧带。一个平行的crurale拱廊通过大trochanter被具体化。注入点位于这条线内1/3和中1/3的交点。

策略
技术
备忘录
药物

❖ 一根12.5 cm的针垂直于皮肤平面，稍微向外插入，直到接触到骨（小粗隆）。然后针被重新定位，以穿过小粗隆的内边缘。坐骨神经位于背部约5 cm处。使用神经刺激器，预期的运动是：腿部弯曲，足背和足底弯曲。所需容量为30～35 mL 1%利多卡因（300～350 mg）。操作时间很长，大约20 min。在腿部骨折的情况下，它必须与足部阻滞相结合，以达到充分的效果。

喉-气管多重阻滞

❖ 它包括将2个喉上神经的双侧阻滞与最后气管环和舌头前部的接触麻醉结合起来。

❖ 每一条喉神经都是气膈神经的分支。本质上是一种感觉神经，支配着舌根、会厌、喉和第一气管环。它走在舌骨的大角附近，舌骨是马蹄形骨的后部，在后面开放，位于颈部上方。

❖ 通过对侧角施加横向推力来“突出”每个角。

❖ 用一根细针，垂直穿过皮肤，与舌骨接触。

❖ 从舌骨下边缘下面经过。在这个水平注射3 mL利多卡因。

❖ 然后，在不改变穿刺针方向的情况下，从骨接触处取出，进行非常浅的示踪注射，向下和向前4 mL。

❖ 对侧也做同样的动作。

❖ 每一次注射都必须与特别严格的抽吸试验，因为该区域的血管非常丰富。

❖ 不需要寻找感觉异常。唯一可以注意到的变化是声音的变化（如果患者说话）。使用神经刺激器对这种敏感神经没有益处。

❖ 最后在阻滞区域进行温和的按摩对阻滞区域有影响，可以促进局部麻醉药物的良好扩散。局部麻醉药物凝胶被涂在舌头的前部（例如：挤压和降低舌头）。

❖ 最后，穿刺环甲膜的中间部分，迅速向气管注入3 mL局部麻醉药物，通过唾液反流和患者的咳嗽来识别麻醉效果。

❖ 这种技术不能完全排除吸入的风险。因此，原则上应将这些患者视为“饱腹”患者，并采取必要的插管措施。

操作注意事项

- 局部麻醉是一种与其他镇痛、镇静和麻醉技术相同的安全、规范的医疗行为。
- 因此，需要注意患者正确的体位、输液、给氧和心肺监测。
- 必须保证有经验能随时处理复杂的并发症。

潜在并发症

- **失败：**需要其他复杂性的技术支持。
- **神经损伤**是对神经本身进行压力注射（而不是接触神经），用针和长斜面进行“随机”穿刺，并寻找感觉异常。
- **氨基酰胺类过敏**（如：利多卡因）。
- **真正的过量：**利多卡因的神经系统过量症状（主观感觉不适、肌张力障碍、眼球震颤、抽搐，或高剂量时抽搐后昏迷）早于心脏并发症的发生，这些并发症与该产品的负肌力、时变和屈肌作用有关。
- 对于布比卡因（marcaine®）或罗哌卡因（naropeine®），过量的心脏症状总是严重的（顽强的心脏循环无效），同时发生的神经系统损伤不再起警报作用。因此，应禁止在院前使用布比卡因，因为布比卡因的作用时间较长（2～3 h）。
- 常规进行5 mL的“剂量试验”。
- 利多卡因的总剂量不应超过5 mg/kg。

转运监测

- 监测包括：

  阻滞效果：注意“最佳”的概念，在阻滞前后使用疼痛视觉模拟量表来评估效果，如果无法通过询问获得信息，则需要通过间接征象：心率和动脉血压或者插管的时候没有咳嗽，气管插管时经过来判断。

  注意过量的表现。

  监测创伤患者和容易发生失代偿的患者的一般情况。

重要事项

- 抽吸试验是必不可少的。必须在注射过程中重复（每5 mL），必须缓慢且无疼痛。
- 在针头和注射器之间使用延长管，可以在注射过程中保持针头的远端不移动，最好是由辅助设备进行。
- 无菌措施必须严格（不得在医院外放置导管进行持续镇痛）。
- 在多数的情况下，通过降低药物的浓度（从而降低总给药量），优先考虑“体积效应”。
- 必须清楚地向患者解释，获得积极的合作（个人意愿+++）。
- 局部麻醉的价格/质量比非常好。其中一些必须在手术室外进行。练习局部麻醉一开始也意味着接受失败，然而失败很快就会减少。

奥利维尔·拉穆尔（Olivier LAMOUR）

院前麻醉和镇静

☞ 镇痛的目的是使患者保持镇定、无痛的状态并有良好的认知。

☞ 全身麻醉会导致知觉和反应能力的改变，这取决于麻醉剂作用的持续时间：患者不是简单地入睡；能保持“清醒的”“定向力正常”的语言交流。

☞ 在院外环境中所进行的麻醉操作要求特别严格，因为患者相关的疾病（有时是多发伤，常常是器质性衰竭，经常是饱腹），以及艰难的物质条件准备和技术条件容易发生不可逆转的并发症。在麻醉师-复苏师指导下，需要在手术室学习并重复这些程序。

适应证

❖ 院前镇静或麻醉的目的是有助于管理：

疼痛。

创伤记忆造成的躁动和焦虑。

具有生命危险：有创正压机械通气（气管插管后）；氧耗（VO_2）和患者对应激和压力反应下降。

禁忌证

❖ 有2种类型：

可预见的不良反应造成的预期获益下降。

受限于技术。

没有安全的镇静或麻醉的条件。

人员和设备

❖ 后备救助是必要的。必须具备所有复苏救治的条件：

氧气源、减压阀、面罩、储气球囊。

真空源、吸痰器。

喉镜检查和气管插管所需的设备。

静脉通路、扩容液体、阿托品、儿茶酚胺类药物。

静脉麻醉剂。

预先安装的监护设备：心电图、脉搏血氧仪（SpO_2）、血压测量（自动）、呼气末二氧化碳压力测量（PCO_2）。

❖ 操作的安全性取决于所需设备的即时可用性，以及在院外紧急情况之外事先重复对程序的练习：在手术室中紧急情况下学习麻醉技术至关重要。

❖ 安全的第一法则是可以预测危险的发生。

技术的描述

❖ 根据紧急情况的严重程度，以下情况可能序贯出现，也可能是联合出现。最初的病因学诊断是必要的，因为症状和一般体征将被合理和精准的镇静止痛对症治疗所掩盖。

❖ 病因治疗和对症治疗需要分开考虑：例如，镇痛在一定程度上决定了特殊治疗有效性的判断（例如：急性主动脉夹层期间的降压）。在任何情况下，一个有意识的患者都应该被告知对他或她采取的行动和作出的决定。

病因治疗（实例）

❖ 增加动脉携氧能力 O_2（TaO_2取决于Hb的功能，血SaO_2）：通常躁动的患者都存在缺氧，除非有明确的其他证据。

❖ 纠正已经发生的低血糖。

❖ 消除伤害因素：骨折的固定……

❖ 特殊治疗：溶栓、腺苷（室上性心动过速）、支气管扩张剂（哮喘）、排气/气胸以及张力性气胸的气体排出、膀胱引流（膀胱急性尿潴留）。

❖ 心理支持。

对症治疗（镇静镇痛），治疗指数高

❖ 预先通过EVA或EN评估疼痛。

❖ 镇痛药（对乙酰氨基酚），静脉推注。

❖ 注射用非甾体抗炎药静脉推注。

❖ 雾化吸入液体镇痛剂（甲氧氟烷）。
❖ 氧气一氧化二氮等摩尔混合物（MEOPA）。
❖ 吗啡类镇痛药：吗啡滴定法，推注1～3 mg/5 min直至镇痛作用。
❖ 呼吸抑制的风险并未完全消除：明显困倦时应考虑换气不足。
❖ 副作用（恶心、定向障碍等）在老年人中很常见。
❖ 任何情况下，静脉注射都应缓慢。
❖ 抗焦虑药：低剂量苯二氮䓬类药物：咪达唑仑：1～2 mg静脉推注。
❖ 极低剂量的精神安定药（屈哌多醇：1.25 mg静脉推注）可以预防和治疗与吗啡滴定相关的恶心和呕吐。
❖ 应进行镇痛镇静水平评估。

全身麻醉（治疗指数）

➢ **麻醉药物**

❖ 催眠药。
❖ 镇痛药。

以中枢神经系统为作用部位。

或多或少地选择性地抑制觉醒、信息传递和伤害性暗示。

❖ 阿片类药物（μ受体激动剂）引起的呼吸抑制与镇痛程度平行发展：使用过程中要注意觉醒程度的下降预示着肺泡通气不足的风险。
❖ 使用常见的镇痛镇静药物，要了解药物（苯二氮䓬类药物、吗啡类药物）的药理作用或药物在使用不同剂量时出现的不同表现。进行镇静和麻醉。实际上，要考虑不同药物镇静和（全身）麻醉之间的剂量依赖程度的差异，最终是不可能完全实现的。最大的风险是忽视这个“边界区域”，它依赖于药代动力学（“患者对产品的影响”）和药效学（“产品对患者的影响”）。数据略有不同，特别是在紧急用药情况下。
❖ 肌松弛剂（curares）作用于神经肌肉连接处，对警觉性和疼痛没有任何干扰。

➢ **全身麻醉导致意识丧失**

❖ 这是想要的效果。这种意识丧失伴随着通气和循环中枢的抑制，这在麻醉诱导时尤为明显。

- 气管插管和正压机械通气可保持气道通畅和进行气道保护，保证氧合和肺泡通气“可控性”。在这些情况下，呼吸抑制不是选择麻醉剂的决定因素。
- 循环抑制更加重要，因为血流动力学有代偿机制，特别是交感神经，首先关联调节。
- 各种麻醉剂的特定药效学特性突出了麻醉的敏感性和血流动力学结局，尤其是在诱导过程中。
- 心脏循环功能不稳定导致麻醉诱导和维持所需的剂量（“滴定”）减少，这与所使用的药物无关。注射后经常发生药效延迟。在这些不利情况下，禁用硫喷妥钠和丙泊酚。在大多数院前复苏情况下（心功能不全，需要密切治疗和关注），依托咪酯是合理的首选。

表格：药品在“正常容量”受试者中的特定循环变化

	PAM	FC	DC	RVS	Cap. Vein.	Vxdil. C	$CMRO_2$
硫喷妥钠	↘	↗	↘	○/↗	↗	○	↘
丙泊酚	↘	↘/↗	↘	↘	↗	○	↘
咪达唑仑	○/↘	↘/↗	○/↘	○/↘	↗	○	↘
依托米酯	○	○	○	○	○	○	↘
氯胺酮	↗	↗	↗	↗	○	↗	↗
伽马-OH	○/↘	↘	○	↘	○/↗	○	↘
芬太尼	○/↘	↘	○/↘	↘	↗	○	↘
氟哌利多	↘	○/↗	↘	↘	↗	○	↘

PAM：平均动脉压；DC：心输出量；RVS：外周血管阻力；Cap. Vein.：静脉容量；Vxdil. C：脑部的血管舒张；$CMRO_2$：脑氧耗；↘：减少；↗：增加；○：没有改变。

➢ 麻醉诱导

❖ 需要紧急气管插管。

❖ 标志着麻醉的开始。

❖ 只有在有可以手动面罩通气或者气管插管机械通气的条件下方可进行。

❖ "饱腹"状态（=吸入胃内容物的风险）：只允许快速序贯性诱导插管：

预给氧：是否戴面罩取决于自主通气情况下SpO_2；可在环状软骨压迫（Sellick手法）和球囊通气辅助下进行。

超快速催眠（可逆）缓慢静脉推注（20 s）：依托咪酯（0.3～0.5 mg/kg），氯胺酮（2～3 mg/kg）。

排除禁忌证，无意识状态下立即行环状软骨压迫（CC：在环状软骨上施加强力压力，压迫颈段食管并防止胃内容物反流）（图2-22）。

快速作用去极化肌肉松弛剂（琥珀酰胆碱1 mg/kg）静脉推注。

不进行主动人工通气（除非出现$SpO_2 < 90\%$：通气不足+进行手动通气）。

琥珀酰胆碱静脉给药约45 s后放入喉镜（在休克状态下需要延迟操作时间）。

径口插管；连接简易呼吸气囊进行人工通气。

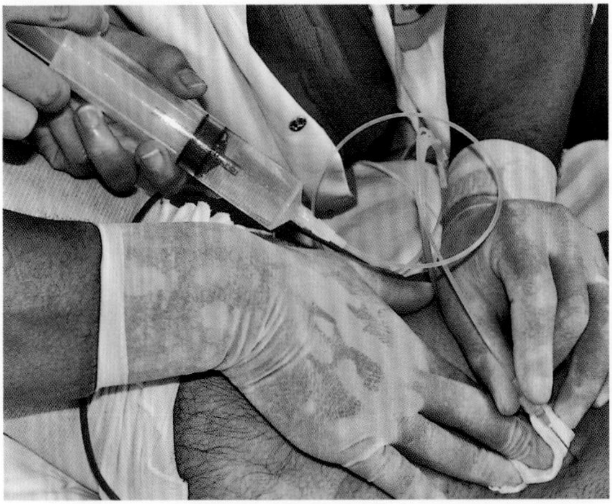

图2-22 注射催眠药开始时环状动脉压迫（Sellick手法）

手动通气。

确认导管位置：通过验证4个呼吸周期的呼气末CO_2（$ETCO_2$）、肺部听诊（双侧）还有胃区。

❖ **插管失败：** 面罩辅助通气（$+O_2$）+手动通气指导自主呼吸（VS）恢复。然后使用面罩进行自主呼吸直到意识恢复。

❖ 如果预见到面罩给氧，喉镜暴露或插管困难，应保留自主呼吸进行插管：通常涉及在患者清醒的情况想进行插管（预给氧后）：通常给予小剂量的咪达唑仑（Midazolam® 1 mg/1 mg ± 吗啡2 mg/2 mg）和局部麻醉（利多卡因5%喷雾）。

➢ 麻醉监测

❖ 在麻醉诱导、气管插管和控制通气之后进行维持麻醉。

❖ 通气是根据患者的需要和病理情况进行调整的。

❖ 药物和剂量的选择取决于引起的心血管反应后果：

催眠药：苯二氮䓬类药物（咪达唑仑®：诱导：0.05～0.1 mg/kg，然后持续静脉泵入：2～10 mg/h）、伽马-OH［20 mg/（kg·h）］、然后持续静脉泵入［1 mg/（kg·h）］。

吗啡类镇痛药：芬太尼®（50～200 μg/h），阿芬太腻®持续静脉泵入［0.5～2 μg/（kg·min）］。

具体情况下，心血管功能的不稳定性使得催眠镇痛药物使用剂量的减少。伽马-OH+/-联合低剂量苯二氮䓬类药物，或持续输注依托米脂［0.5～1 mg/（kg·h）］在此类情况下更合适。

非去极化肌松剂（维库溴铵、泮库溴铵、阿曲库铵等）：这些药物的院前适应证很少见（哮喘和高碳酸血症、呼吸衰竭、颅内高压、大量减少催眠药和镇痛药的剂量）。

使用注意事项

❖ 使用镇静-麻醉的拮抗剂：监测意识状态（“镇静：患者被唤醒并定向活动”），呼吸状况，动脉血氧饱和度（SpO_2），血流动力学指标（心率、血压）。在麻醉镇静后血压下降时，建议使用麻黄碱：3～6 mg静脉推注。

❖ 预测可能出现的并发症（低氧血症、误吸、心血管衰竭），特别是在镇静-麻醉“临界值”：事先安装监测、准备复苏设备。

❖ 麻醉产品的选择：首先以起效时间短、可逆性（作用时间短）和产品的循环影响为指导。

❖ 接诊的地点可能会影响药物选择（例如，内科或外科部门的接诊不可能选择院前使用阿片类药物）。

潜在的并发症

意识改变超出目的（镇静）：低氧血症

❖ 上气道阻塞导致的肺泡通气不足。

❖ 气体交换器的改变（吸入胃内容物、气道阻塞、低肺血流量）。

心脏循环抑制

❖ 在麻醉或镇静过程中，这是可以预测和预期的，特别是交感神经补偿机制已经被激活。在非特异性麻醉诱导中尤其明显。麻醉产品的选择是次要的。维持血管活性和心肌收缩力的外源性儿茶酚胺的使用与扩容可以同时进行。

转运过程中的监控

❖ 这一点尤其重要，因为生理性的预警机制被抑制了。

持续性监测

❖ 来自监测设备的报警代替了生理报警：

临床表现：医生和护士（神经系统、心血管系统、通气功能、功能体征的检查）。

SpO_2、心率、动脉血压。

通气压力、二氧化碳图曲线和$ETCO_2$（插管机械通气的患者）。

动脉血O_2、CO_2分压。

间断性监测

❖ 体温、心电图、肺活量测定、血糖（动脉血气）。

❖ 使用镇静剂和麻醉状态甚至是箭毒肌松的患者的转运和活动必须小心，尤其是保持“头-颈-躯干”轴线笔直。

重要事项

- 医生必须有与他所从事的行为相适应的能力。
- 除紧急情况外，所使用的所有程序必须重复进行学习。
- 安全是必须常规考虑到的条款。
- 镇静或麻醉使用的好处必须大于所用技术中存在的风险才能使用。

参考文献

1. Recommandations formalisées d’experts 2010: sédation et analgésie en structure d’urgence. Ann. Fr. Med. Urgence (2011)1: 57–71.
2. Lapostolle F, Galinski M et Adnet F. Intubation en urgence. Réanimation, 24(2015)S413–S419.
3. Timmermann A, Russo SG, Eich C, et al. *The out-of-hospital esophageal and endobronchial intubations performed by emergency physicians*. Anesth Analg 2007; 104: 619–623.
4. Mechlin MW, Hurford WE. *Emergency tracheal intubation: techniques and outcomes*. Respir Care. 2014 Jun; 59(6): 881–892.
5. Jabre P, Combes X, Lapostolle F, et al; KETASED Collaborative Study Group. *Etomidate versus ketamine for rapid sequence intubation in acutely ill patients: a multicentre randomised controlled trial*. Lancet. 2009 Jul 25; 374 (9686) : 293–300.

卡里姆·塔扎鲁特(Karim TAZAROURTE)

二氧化碳图

院前适应证

❖ 公认的适应证：
气管插管的确认和食管插管的鉴别。
监测体外心脏按压的效果。
对处于危急状态的插管通气患者进行监测。

❖ 待确认的适应证：
监测自主通气中的镇静深度。
通过分析二氧化碳图的形态来评估支气管阻塞的程度。
通过分析肺泡平台的斜率监测自主通气患者对支气管扩张剂的反应。

没有禁忌证

材料准备

❖ 有2种类型的二氧化碳图：

非吸气性二氧化碳图	配备了一个直接连接到气管导管的探针，其响应时间很短，不受分泌物干扰，但增加了探头末端的额外质量，也增加了死腔，在自主呼吸时难以校准不建议使用。
吸气性二氧化碳图	采集气体样本，并由设备远程分析。响应时间长，但可能会受到水蒸气或分泌物的干扰，但可用于自主通气。

❖ 对于CO_2的监测使得监测数据更完整，通常是可靠而精确的，响应时间短，通常约为100 ms。

技术使用的描述

❖ 目前的二氧化碳分析仪通过红外光吸收来测量。

❖ 肺泡CO_2的浓度，以及呼出气CO_2的浓度，取决于新陈代谢、循环和通气。

- 在健康人群中，在稳定的血流动力学和呼吸状态下，动脉CO_2分压（$PaCO_2$）和呼出气中CO_2（$EtCO_2$）的梯度是恒定的，大约是5 mmHg（$EtCO_2=PaCO_2-5$ mmHg）。
- 紧急情况下$EtCO_2$是一个非常有趣的参数，其取决于身体的两大重要功能，通气和循环。
- 因此，在危重状态下，其变化迅速而灵敏。在这种情况下，除非在严重过低体温时，否则代谢的影响不太重要。
- 呼吸气体中CO_2测量（二氧化碳测定法）只有在与信号的图形可视化（二氧化碳图）相关联时才能提供真正的信息。
- 在正常肺中，二氧化碳图(图2-23)有一个略微上升且清晰可辨的肺泡平台，代表肺泡气体的呼出。该平台在呼气末（$EtCO_2$）对应了CO_2二氧化碳显示和监测的上限值。

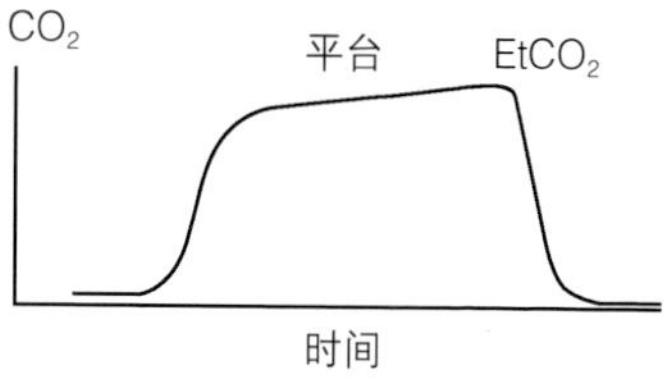

图2–23　正常二氧化碳图：时间和CO_2呼气的函数
肺泡高原可见的略有上升，曲线高点是二氧化碳浓度计测量的$EtCO_2$

- 在没有很好识别平台的情况下，CO_2上限值不一定反应$PaCO_2$。
- 二氧化碳图分析基于以下几个要素：

首先是呼吸频率、吸气和呼气时间。它可以评估呼吸的规律性和是否有任何意外暂停。

二氧化碳图的形式也提供了许多信息（图2–24），主要信息如下：

- 在高流量氧气治疗的情况下，二氧化碳图呈“帽状”改变。在这种情况下$EtCO_2$是无法确定真实情况的（图2–24）。
- 或多或少明显的心源性振荡（图2–24）。
- 在人机对抗的情况下的曲线（图2–24）。
- 慢性阻塞性肺疾病的斜率增加，具有S型曲线特征（图2–24）。
- 严重支气管痉挛期间的“铁茅状”曲线特征（图2–24）。
- 支气管主干不完全闭塞或大面积肺栓塞时，两肺通气–灌注不同步的两相曲线（图2–24）。

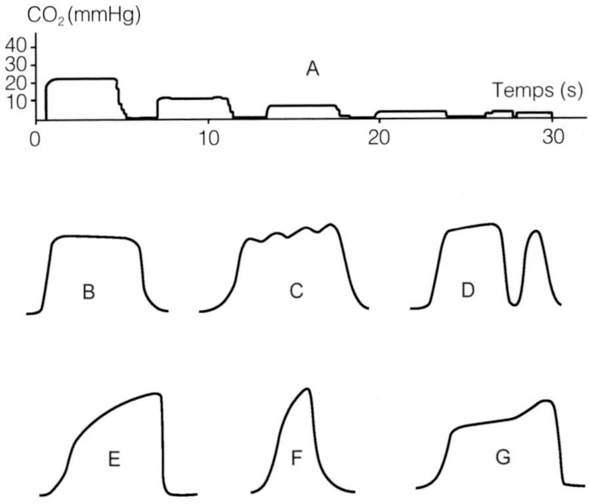

图2-24　二氧化碳图在不同情况下的外观变化

A. 食管插管；B. 高流量氧疗；C. 心源性振荡；D. 呼吸器不匹配；E. 支气管肺炎；F. 支气管痉挛；G. 两肺之间的通气和（或）灌注不对称

使用注意事项

- 使用注意事项主要表现为测量方法的限制，必须避免错误的解读。
- 在某些特定条件下，幻影曲线提示患者不再与呼吸机连接。
- 在意外食管插管的情况下，胃 CO_2 可以在几个通气周期（通常少于6～8个周期）中表明导管是否处于正确的气管内位置（图2-24）。
- 注入碳酸氢盐会导致呼出二氧化碳的短暂增加，但其强度和持续时间（通常是几分钟）难以预测。
- 冠状动脉灌注压力和 $EtCO_2$ 通常在心肺复苏过程中相关，但在注射肾上腺素后不相关。因此，肾上腺素以至于增加冠状动脉灌注而产生的 CO_2 的增加不能够 $EtCO_2$ 的平行增加中分辨出来。
- 气胸和心脏压塞的存在是降低心输出量的因素，这对 $EtCO_2$ 有显著影响（$EtCO_2$ 降低）。
- 在危重患者中，$PaCO_2$ 不能从 $EtCO_2$ 中推导出来。肺泡-动脉 CO_2 梯度可能增加（有时＞15 mmHg），并随时间变化。有时甚至这2个参数（$PaCO_2$和$EtCO_2$）的变化方向相反。因此，在严重血流动力学或呼吸损伤的情况下，呼吸机参数设置不能仅仅基于$EtCO_2$值。

潜在并发症

- 理论上：无。
- 实际应用中，$EtCO_2$的错误解读可能是呼吸机参数调整不正确的根源，这可能是导致患者病情恶化的原因（例如：头部外伤导致过度换气）。

转运过程中的监控

- $EtCO_2$监测在医疗运输过程中非常有趣，因为它可以敏感反应诸如意外导管断开或拔管等事故。在这种情况下，它被证明比其他传统的监测技术例如监测SaO_2、血压或心率，更有效。
- 新的非侵入性二氧化碳图方法似乎对监测自主通气患者的镇静很感兴趣。这些方法应该可以通过检测通气不足、呼吸暂停或阻塞的早期迹象，优化急诊室麻醉、术后镇痛或镇静的监测，如院前急救。

重要事项

- 呼吸气体（$EtCO_2$）中的CO_2测量值只有与信号的图形可视化相结合才能提供真正有用的信息。
- 二氧化碳图是检测食管插管或呼吸机断开的可靠且快速的参数。
- $EtCO_2$和SpO_2监测是互补的。它们给出不同但必要的结果，应该一起使用。
- $EtCO_2$是一种监测体外心脏按压效果和心脏活动恢复的简单方法。其预后价值是有争议的。
- $PaCO_2$-$EtCO_2$梯度及其变化在严重血流动力学和呼吸障碍的情况下既不是恒定的也不是可预测的，二氧化碳测定法不再能够评估二氧化碳或改进呼吸机设置。

帕特里克·普莱森斯（Patrick PLAISANCE）

中心静脉导管放置

院前适应证

- ❖ 无法找到外周静脉通路（循环塌陷、大面积烧伤、吸毒、肥胖等）。
- ❖ 用于快速扩容（口径太小的浅静脉）。
- ❖ 通过外周途径给予有血管血管活性药物或刺激性药物。
- ❖ 需要放置内部起搏器。
- ❖ 监测中心静脉压。

材料准备

- ❖ 洞巾、手套、无菌敷布。
- ❖ 碘酒。
- ❖ 穿刺针。
- ❖ 20 mL注射器。
- ❖ 利多卡因® 1%（1瓶）+1个10 mL注射器。
- ❖ 皮肤缝线。
- ❖ 无菌管。
- ❖ 三通阀。
- ❖ 输液瓶。
- ❖ 20～70 cm导管（可通过Seldinger穿刺法导入）。

操作技术描述

股静脉

- ❖ 优势：

  在院前（困难的技术条件）特别受偏爱，尤其是在心搏骤停+++的复苏期间（其安装不需要停止基本的心肺复苏操作）=国际指南推荐。

  唯一一条经下腔静脉留置的中心静脉通路。

  与其他2条途径（颈内静脉和锁骨下静脉）相比，引起的直接并发症更少。

策略

技术

备忘录

药物

❖ 患者体位：仰卧，稍倾斜。
❖ 穿刺点：
在腹股沟三角区穿刺静脉，动脉内侧1 cm，腹股沟韧带下2 cm。
针头在与皮肤平面成30°的血管轴上向上穿刺。在该轴通过用另一只手的手指同时触诊动脉路径来识别。

颈内静脉

❖ 患者体位：仰卧，头低脚高位（如若可能双腿抬高），头转向与穿刺相反的一侧：前入路。头在矢状面中线。最好在右侧穿刺。
❖ 穿刺点。有3条通路：
- 前路（De Boulanger）：穿刺点在胸锁乳突肌（SCM）的内缘，甲状软骨缘高度，由另一只手的手指控制颈动脉搏动（图2-25）。首先将针头向下、向后和向外，以与额面成50°的角度穿刺胸锁乳突肌深面。一旦进入静脉，针头就会回血。
- 中路：Sédillot三角形顶部的穿刺点：
  • 基部（锁骨上缘）。
  • 侧面（胸锁乳突肌肉的锁骨和胸骨的边缘）。针在与皮肤平面成30°角的旁矢状平面中向下定向。颈动脉通过用另一只手的示指和中指搏动来识别（图2-26）。
- 后路：穿刺点位于SCM后缘，锁骨上方朝向胸骨分叉2指位置（图2-27）。

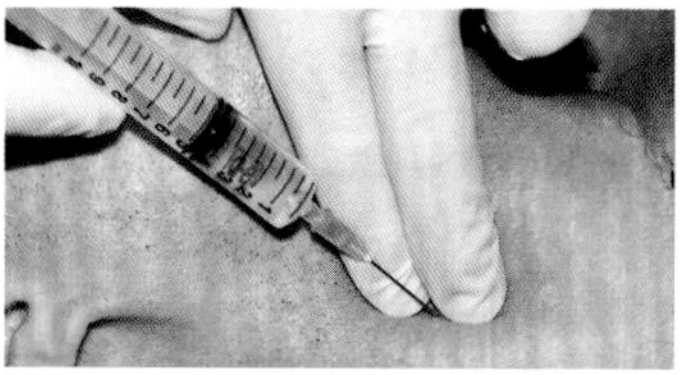

图2-25　前路穿刺

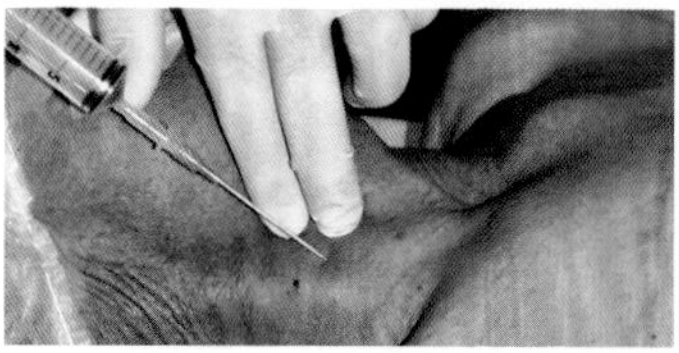

图2-26　中路穿刺

锁骨下静脉

❖ 患者体位：仰卧，头转向穿刺对侧。上肢沿身体同两侧向下拉。最好在左侧穿刺。穿刺点：在锁骨下缘以下几毫米处，锁骨中、外1/3交界处。针头向内、略微向上（10°～30°）和向后（10°～30°），针对胸骨叉的后表面穿刺锁骨的下边缘（图2-28）。

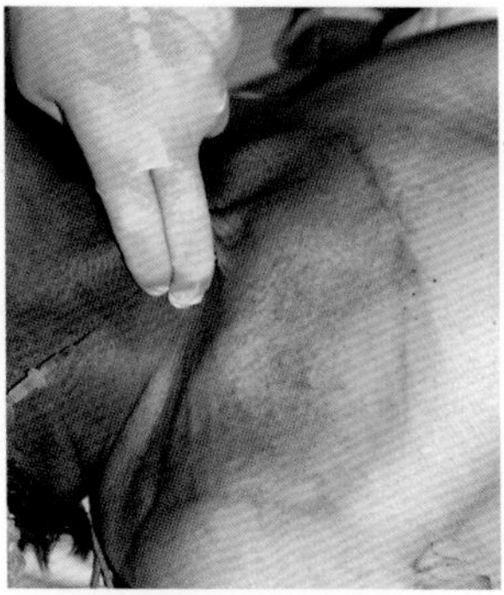

图2-27　后路穿刺

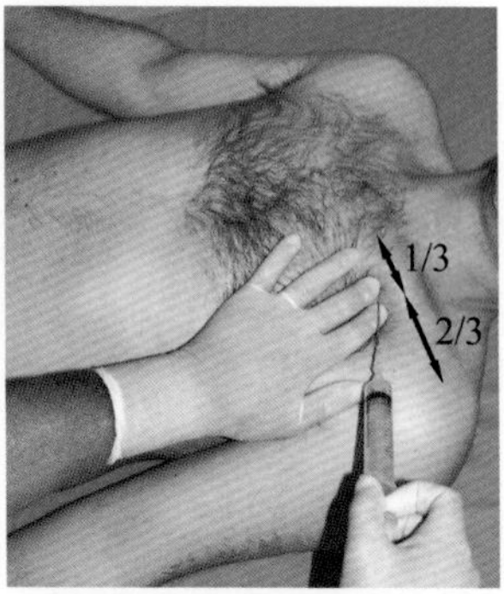

图2-28　锁骨下静脉穿刺

- 对于颈内静脉和锁骨下静脉导管插入术，如果失败，请勿进行双侧穿刺。最好先改变路线同侧穿刺（否则有双侧气胸的风险）。
- 不要过度打紧导管上的固定线（有切割和空气栓塞的风险）。
- 如果有胸部伤口、气胸或先前存在的血胸，请在同侧穿刺。

一般规则

- 中心导管放置需要手术类似的无菌条件。
- 除心搏骤停或绝对紧急情况，或镇静患者外，应使用局部麻醉：
  使用装有1%利多卡因®的20 mL注射器上的肌肉针头进行穿刺。
  缓慢地通过不同平面，交替推注利多卡因，回抽注射器，直到它穿透静脉。
  利多卡因®穿刺针维持负压进针，直到渗透到静脉，血液回流到注射器为标志。
- 标记针的路径并将其取下。
- 穿刺过程中，始终用手真空回抽，直到获得清晰的静脉回流（图2-29）。对于股静脉导管置入术，针行进的方向将由另一只手的手指提供的动脉搏动标记引导。

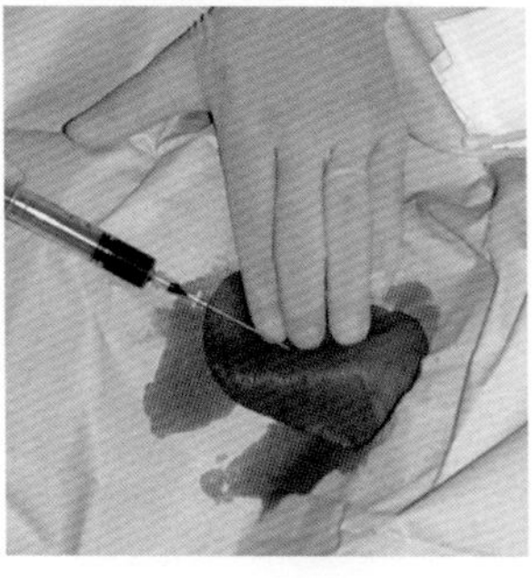

图2-29　真空抽回

- 回流时，牢牢握住针的近端。
- 将注射器与针头分离。
- 握针手的拇指立即堵住开口，避免任何空气栓塞的风险。
- 导丝的钝端穿过针头（图2-30）。
- 导丝应该毫无阻力地推进（有静脉夹层的风险），直到外露长度与导管相同。
- 将导丝固定到位并取下穿刺针（图2-31）。
- 通过金属导丝插入导管。
- 当导管尖端通过皮肤平面时，导丝应从导管远端略微突出。
- 通过在拇指和示指之间扭转导管来促进皮肤平面的通过。
- 小心不要同时推入导管和导丝（图2-32）。
- 一旦导管被置入所需的长度（使用管上的标记），取出导丝（图2-33）。

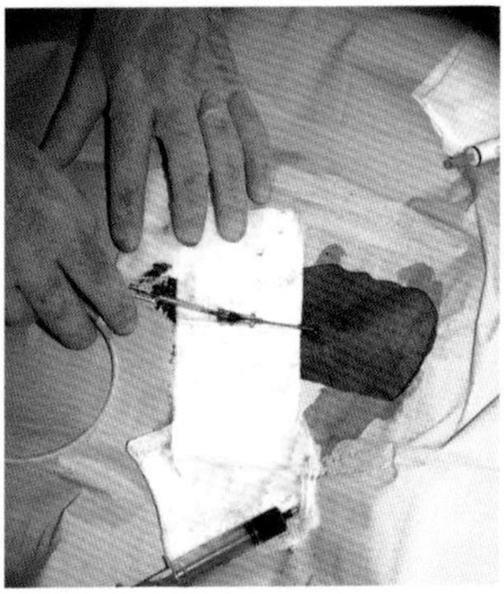

图2-30　导丝钝端穿过针头

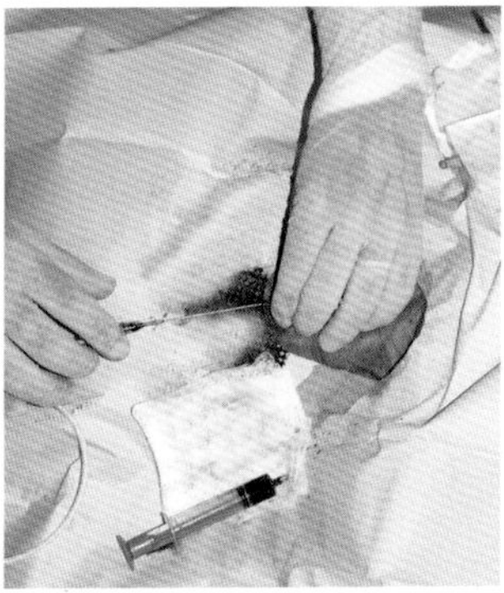

图2-31　固定后取针

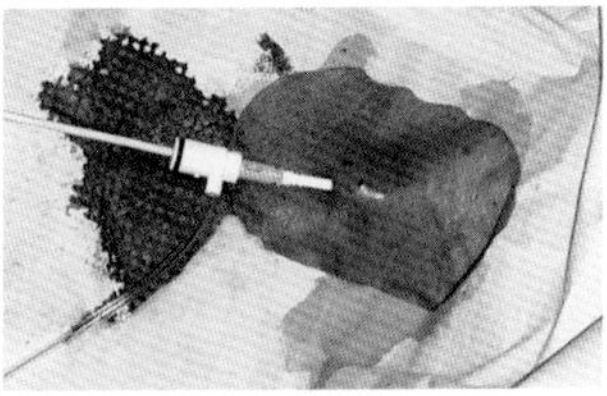

图2-32　导管和导丝不同时推

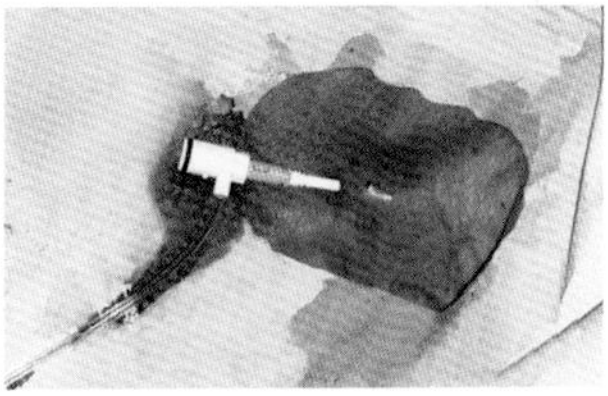

图2-33　取出导丝

潜在的并发症

❖ 一般并发症：

动脉穿刺，特别是在锁骨下，因为很难压缩。

静脉内损伤（→导丝流畅推进的重要性；切勿强推）。

导管部分（手术刀损伤或缝合线太紧）。

感染性疾病（无菌的重要性，尤其是在股静脉区域）。

❖ 特殊并发症：

颈静脉和锁骨下静脉途径：

- 气胸。
- 空气栓塞（→始终用拇指塞住针头开口。如果患者自主通气，呼气时快速插入导丝）。

锁骨下静脉途径：和颈内静脉路径相同。

转运过程中的监测

❖ 听诊：寻找血胸或气胸。

❖ 监测皮肤穿刺点：渗漏、血肿、发红。

❖ 监测通透性：回抽操作。

重要事项

- 安装中心静脉导管是一项困难的程序，需要事先在人体模型、手术室或重症监护室进行培训。
- 股骨入路是最容易学习的入路，这种入路引起的直接并发症最少，而且无疑是循环停止时的最佳途径。

安东尼·乔文（Anthony CHAUVIN）

体外电除颤

院前适应证

❖ 心室颤动：AHA和ERC 2015版推荐的一线治疗。
❖ 耐受性差[虚脱和(或)心绞痛]、对药物治疗无效的室性或室上性心动过速。

禁忌证

❖ 不用于减少心室颤动。
❖ 如果出现以下情况，不建议使用CEE：
抗心律失常药(洋地黄)中毒。
强烈怀疑低钾血症。
高度房室传导阻滞。
接受过长期培训的心脏起搏器携带者。

材料准备

除颤器的特点

❖ 它可以：
自我保护：包含除颤仪的心电监护装有器具有防电击的保护作用。因此，它可以在电除颤间使用，检查正在使用的心电图仪是否是此种类型。
同步或非同步模式：除颤仪在QRS波峰或R偏转期间自动放电时以同步模式运行，避免室性心动过速减少时的不应期(图2-34)。
手动或半自动触发：半自动除颤仪能够诊断需要外部

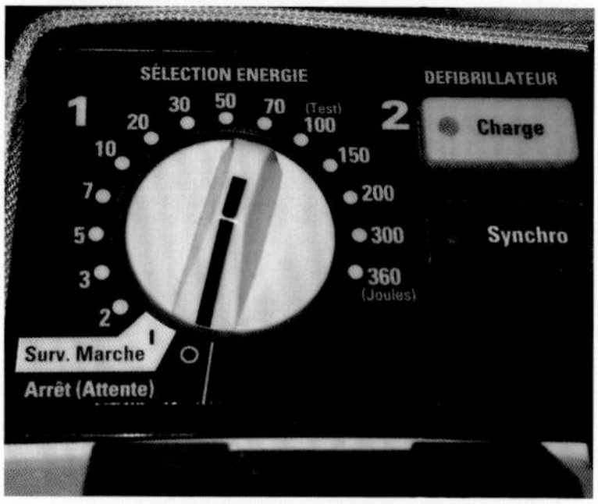

图2-34 除颤仪

电击的心律。操作员仍然可以控制除颤的实现。

单相或双相：除颤的电波以其形状为特征。大多数传统的手动除颤仪产生单相的正弦波。最新的除颤仪产生低功率的双相波。

电极板

❖ 它们的直径超过10 cm（图2–35）。手柄末端有一个按钮。儿科电极的直径为5 cm。

❖ 电极也可以是具有黏性的➞这样更安全（图2–36）。

导电凝胶

❖ 需要涂满整个电极板。

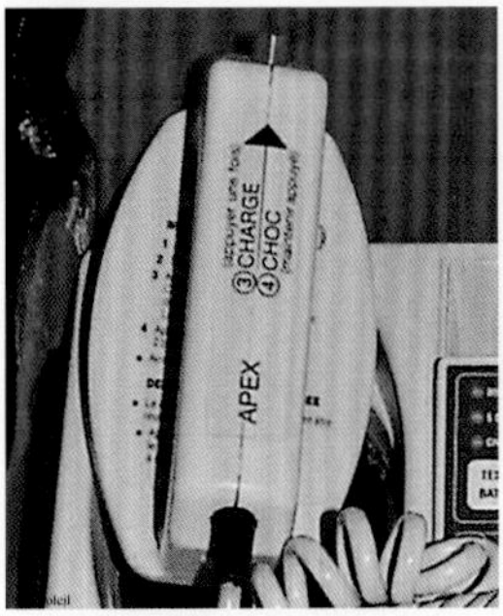

图2–35　电极板

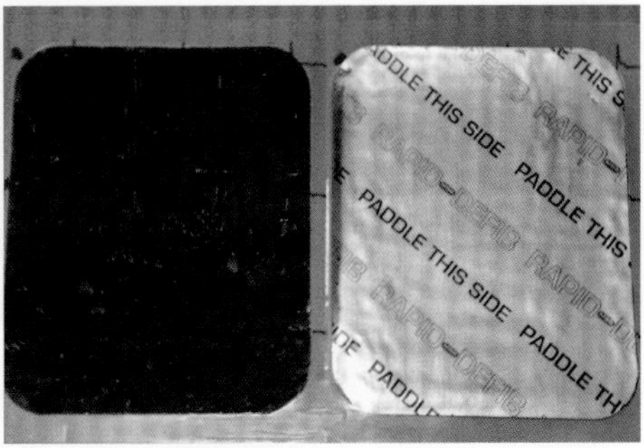

图2–36　黏性电极

实践技术描述

❖ 面罩预先给氧。

❖ 如果患者有意识，置入静脉导管并用苯二氮䓬类咪达唑仑（2.5 mg静脉推注）镇静。如果循环塌陷严重：依托咪酯（0.2～0.3 mg/kg静脉推注）或氯胺酮（0.5 mg/kg静脉推注）。

❖ 为了限制麻醉药物剂量，要求患者垂直抬起一只手臂。轻轻注射麻醉剂。一旦语气平缓（手臂回落），我们就停止注射并镇静。

❖ 如果不是有自动保护功能的心电监护仪，请拔下监护仪。

❖ 选择强度并按下2个电极之一的按钮为设备充电：声音（哨子）和指示灯（二极管或指针）：

心室颤动，尽快除颤：

- 单相除颤器：第一次电击360 J。
- 双相除颤器：第一次电击150～200 J，具体取决于胸腔阻抗，然后接下来电击为150～360 J。

室性和室上性心动过速：

- 单相除颤器：以200 J的电击开始，在室性心动过速或心房颤动的情况下同步，或在室上性心动过速的情况下以100 J的速度启动。后续除颤的能量都逐渐增加。
- 双相除颤器：对于室性心动过速或房颤，初始电击为120～150 J，对于室上性心动过速，初始电击为70～120 J

❖ 将涂有凝胶的电极，一个放置在锁骨下胸骨右缘（胸骨电极），另一个放置在左乳头（第5肋间）外侧腋平线（心尖电极）（图2-37）。

❖ 通过紧贴胸壁，在呼气结束时，伸直双臂并同时按下按钮触发电击。

❖ 如果不成功，可在恢复心肺复苏操作前以30 s的间隔连续进行3次电击。

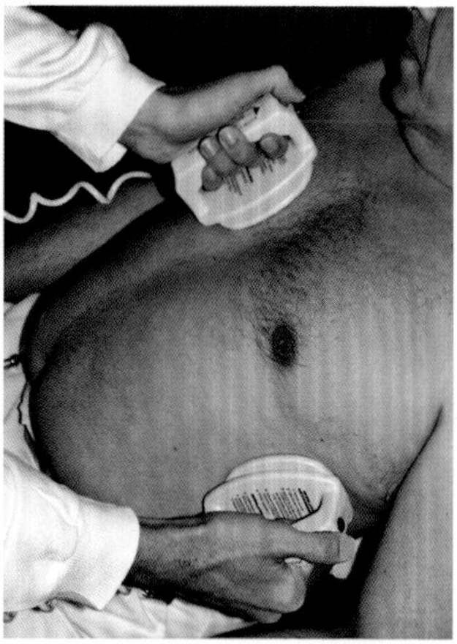

图2-37　电极放置

使用注意事项

❖ 电击时不得接触患者、担架或床。

❖ 在放电之前警告周围的人。

❖ 在潮湿的环境中尽可能避免放电。

❖ 移除位于电极板之间的示波器的皮肤贴片。

❖ 在CEE之前去除所有电极片（烧伤风险）。

❖ 定位可能的起搏器并将胸骨板放置在至少距离10 cm的地方。

❖ 如有必要，去除位于电极板外的凝胶擦拭胸部（电弧风险）。

潜在并发症

- 如果电除颤不同步，可能出现心室颤动。
- 如果多次或异常强烈电击（400 J），可能心肌坏死。
- 组织坏死伴横纹肌溶解。
- ST段孤立抬高。
- 浅表皮肤烧伤。

转运中的监测

- 重复心电图和范围。
- 除颤器必须始终可用：电击后测试电池，必要时更换。
- SpO_2，反复测量血压。

重要事项

- 体外除颤是至关重要的，没有禁忌证。
- 其有效性取决于实际传递能量的时期和强度，这取决于电极的尺寸（大）、皮肤-电极接触的质量（施加在电极上的压力、凝胶）、胸部的厚度（如果胸部厚度↗增加功率），呼吸循环阶段（呼气末的体外循环）。
- 将电极板地放置在胸部，可以即时了解患者的心率。如果发生心搏骤停，快速执行此操作，而不是插入电极：这将节省时间。

塔哈尔·乔赫德（Tahar CHOUIHED）

呼气末正压自主通气：CPAP（持续气道正压通气）

- 急性肺水肿是继发于急性左心衰竭的呼吸窘迫。其原因是：
  由于氧气在肺泡-毛细血管膜弥散障碍而导致低氧血症（间质水肿液，肺泡表面因子改变，终末细支气管塌陷伴功能残气量降低和动静脉分流效应）。
  呼吸力学的改变继发于肺依从性降低，支气管阻力增加伴反应性通气→呼吸功增加。
  呼吸周期中胸腔内压力（PIT）的显著变化导致左心室功能的改变。
- 吸气时，由于大的压力变化使得胸内压下降→。
  右房压力 ↘ →静脉回流 ↗ →肺血容量 ↗ 。
  由于双心室相互依赖的关系左室舒张顺应性 ↘ 。
  后负荷 ↗ 左心室收缩功能下降（左心室和主动脉的跨壁压 ↗ ）。
- CPAP→：
  通过重新打开萎陷的肺泡和预防小气道闭合改善O_2的弥散（动静脉分流 ↘ ）。
  呼吸肌做功 ↘ 。
  改善了肺的顺应性。
  前负荷 ↘ （静脉回流 ↘ ）左室后负荷（跨壁压 ↘ ）下降，从而改善心输出量。
  避免患者气管插管。
  迅速逆转上述情况。
- 综上所述，CPAP改善左心功能，减少呼吸功。
- CPAP是在由头戴保持密封的面罩或完全围绕头部的头盔中产生的，高流量气体持续维持一个胸内正压状态。呼气是需要对抗一个被称为呼气末正压阀门的瓣膜进行的。这个瓣膜保证了在整个呼吸周期内保持胸腔内的正压。

院前适应证

- 意识清醒患者心源性肺水肿。

禁忌证

- 单纯右心力衰竭。
- 意识障碍。
- 肺气肿相关病史。
- 气胸相关病史。
- 瓣膜狭窄（主动脉和二尖瓣狭窄）。

材料准备

封闭系统

- 涡轮呼吸器。单向阀在患者吸气时产生的胸腔内负压最小时打开。气体的排放就这样发生了。

开放系统

- 文丘里系统（压力容器）：带有流量计直接连接到流量计或瓶子上的3通氧气插座的流量发生器。到达患者面罩的流量约为100 L/min。这种设备要轻得多，最重要的是，由于它的高吸气流量，避免了患者吸气时正胸内正压的显著下降。
- 当呼气时，最大流量为20～40 L/min，混入了流量发生器提供的混合气体。PEP阀门的气体流量为120～140 L/min。通过始终保持开放，它可以在气道中保持恒定的正压。
- 所提供的气体混合物（壁挂式或瓶装式O_2+文丘里系统吸入的环境空气）在固定FiO_2系统中对应于33%～37%比例（图2-38～图2-42）。还有另一个可变FiO_2系统。

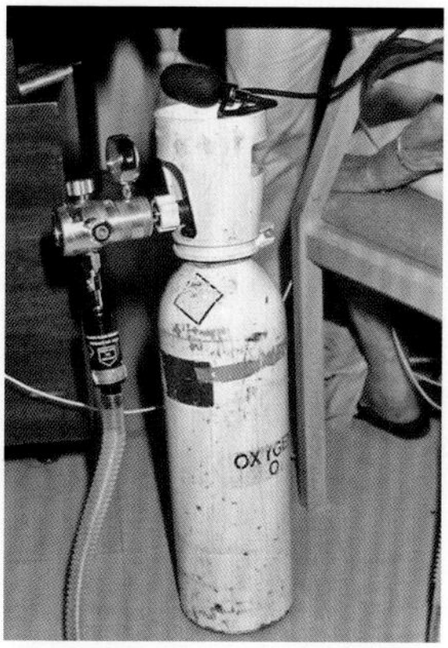

图2-38 文丘里系统-吸入氧浓度固定（连接氧气瓶上）

策略 技术 备忘录 药物

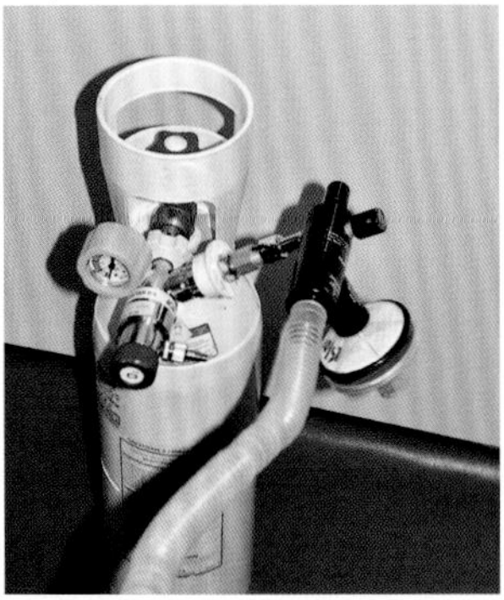

图2-39　文丘里系统-吸入氧可调(35%～100%)

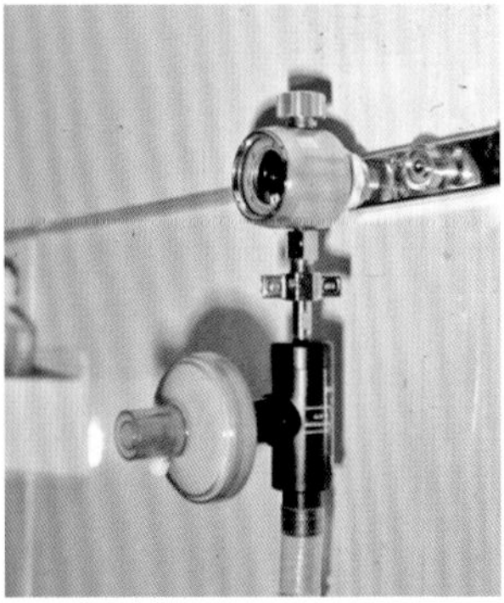

图2-40　文丘里系统-吸入氧浓度固定(挂墙式)

不同系统共用的硬件

- 连接气体和面罩的环形管道。
- 面罩。
- 主机。
- PEP阀。

特殊设备:

- 文丘里系统:
  流量发生器;
  在不同压力水平下校准的一些一次性PEEP阀;
  过滤加湿器和抗菌剂。
- CPAP Boussignac:这种装置是由George Boussignac医生发明的,它从一个小管子中产生正压力,小管子中有横向通道,其轴线朝向中心,使得可能提高注入气体的速度,从而产生一个虚拟阀门。氧气流量越大,管子中产生的压力就越大。

操作描述

文丘里系统

- 文丘里系统的安装:

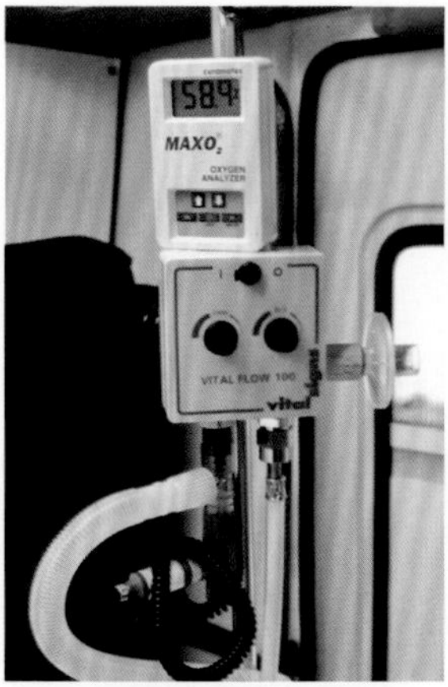

图2-41　可调节文丘里系统100(Gamida)

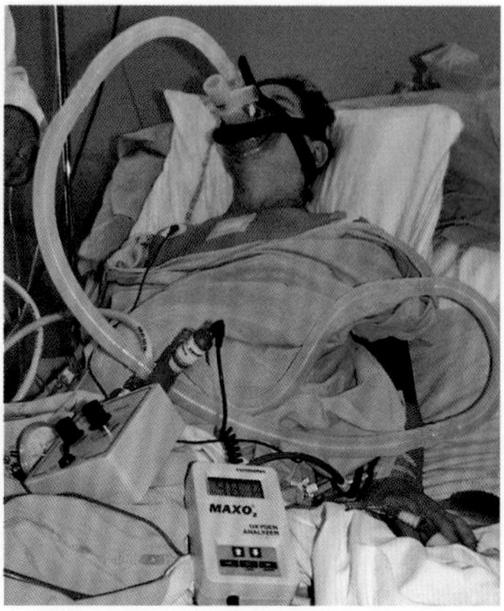

图2-42　文丘里系统连接患者

连接氧气来源的发生器;

加湿器和抗菌过滤器连接到流动发生器的环境空气抽吸分支;吸入氧浓度测量装置;

连接到CPAP面罩吸气口的环形软管;

带有可调低压气垫的透明面罩,确保密封性。

- 打开氧气开关。
- 在没有打开PEP阀和没有面罩固定带的情况下,将面罩置于患者脸上,使患者适应高流量的新鲜气体(持续1 min)。
- 将PEP阀压力设置为5 cmH_2O(不要固定面罩固定带)让患者放心。
- 系紧面罩固定带。
- 通过改变每个线束带的张力,并在必要时使用空气注射器调节面罩垫的压力,以确保面罩周围没有泄漏。很好的密闭脸部。
- 根据SpO_2和临床症状(FR、噼啪声、PA、呼吸困难),在必要时逐步增加PEEP。

CPAP Boussignac

这是一种开放系统技术,易于操作:

- 将绿色管道连接到最大30 L/min的流量的装置；
- 将阀门连接到适合患者的面罩；
- 将另一个CPAP管连接到压力表；
- 将流量打开至15 L/min（相当于约5 cmH_2O）；
- 将面罩置于患者的脸上，以防止漏气；
- 应用面罩束缚带前等待几分钟；
- 增加氧气流量，直到呼出压力约为7～8 cmH_2O。

操作注意事项

- 患者必须意识清醒，愿意配合。
- 如果CPAP压力水平过高，静脉回流 ↘ 血压 ↘ PAt，特别是患者血容量过低（实际情况下，PEEP不能超过10 cmH_2O）。

潜在并发症

- 胃胀。
- 支气管吸入。
- 气胸。
- 循环塌陷。
- 患者对面罩的不耐受。

转运过程中的注意事项

- FR、肺部听诊（胸痛、气胸）、呼吸困难。
- PA，发绀，SpO_2。
- 面罩的密封情况。
- 将肺活量计放置在PEP阀的呼气部分，以监测空气流量。
- 通过连接面罩上的压力传感器来监测面罩内的压力（胸内压力的反射），压力传感器连接到参数监视器。以监控实际的PEP水平（图2-43）。

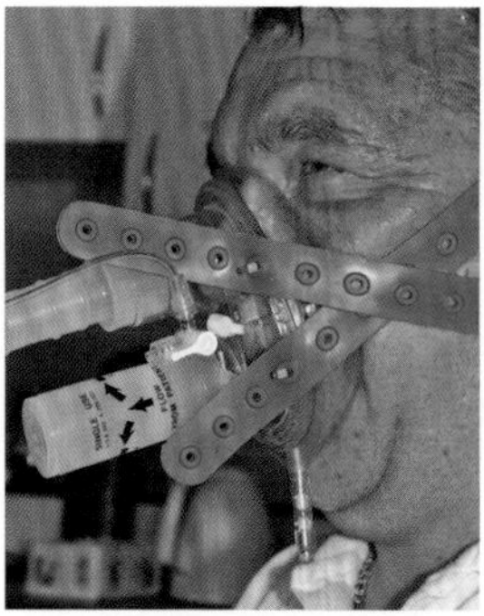

图2-43　面罩连接

重要事项

- CPAP的效果主要表现在临床表现较前改善(呼吸困难↘,呼吸频率↘,辅助呼吸肌的活动↘),SpO_2升高。
- 和药物不同,CPAP的作用几乎是即刻的了。
- CPAP的效果是立即可逆的(只需将其移除)。
- 急性左心衰患者死于呼吸窘迫(30%的心输出量降为7%)。这表明了CPAP的重要性。
- 不要犹豫花3～4 min为患者应用这个技术,他会很感激你!

帕特里克·普莱森斯(Patrick PLAISANCE)

血管多普勒

☞ 血管多普勒可以从一个固定的源（探头）测量红细胞的移动速度。这个速度是由一个电脉冲（听不见的）被换能器（晶体）转换成超声波（听不见的）和它的波被移动的红细胞反射来计算的。

☞ 测量速度：
与发射和接收频率差成正比；
与发射光束和通量轴的夹角的余弦成反比。

院前应用指征

☞ 在休克患者或婴儿中测量动脉压示波法或听诊法已经过时（remplace la méthode du flush）。使用肱动脉多普勒可以测量极低的血压。

☞ 在循环停止的过程中，有时候很难通过心电监护，触及颈动脉、股动脉的搏动判断心脏的机电分离或自主循环的恢复。颈动脉和（或）股动脉的多普勒可以确认动脉的搏动。

☞ 创伤时需要检查血管问题：骨折下段是否有脉搏。

☞ 颈动脉听诊作为脑血管意外病因评估的一部分。通过肱骨或股骨听诊寻找脉搏不对称，以诊断主动脉夹层和主动脉瘤。

☞ 有分娩危险的妇女，确认是否存在胎儿心脏杂音和节律异常。

☞ 在休克或心力衰竭患者中测量主动脉流速（即心输出量）。

没有任何禁忌证

材料准备

❖ 根据发射类型，血管多普勒装置有2种类型：
连续发射多普勒：
包含2个晶体：一个发射信号，另一个接收反射信号。
分析光束区域内的所有粒子运动，不分深度，使用便捷。
- **脉冲发射多普勒：**
  • 只包含一个晶体，发送频率为可调的脉冲超声波（因此可以调节测量深度），并在两次脉冲之间接收反射的超声波；
- 分析反射光束的持续时间是可调节的，并确定要测量的血液柱的体积；
- 因此，它比连续发射多普勒更精确，但更难操作。

❖ 连续发射多普勒的简单性使其在紧急情况下具有优势。

❖ 袖珍的测量仪，没有屏幕，适用于所有类型的胎儿血管和心脏检查。重量轻、电池供电、续航时间长、可以显示心率（图2-44）。

❖ 更复杂的多普勒，通过电池上工作，显示血流动力学参数和曲线，这些曲线的轮廓立即提供了一些信息。记录是定向的，可以诊断动脉或静脉反流。

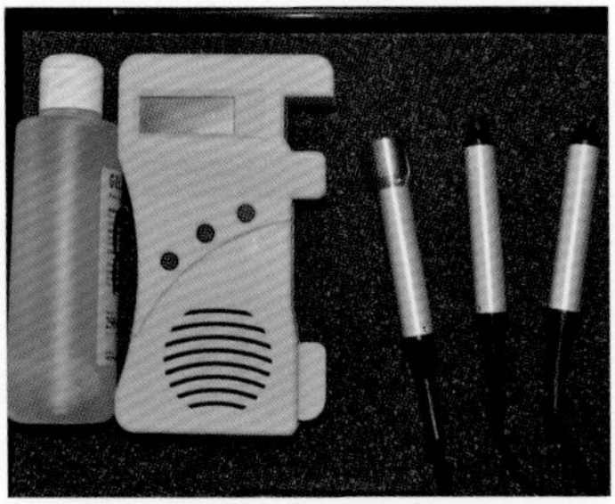

图2-44　袖珍的测量仪

技术操作说明

❖ 超声波逐渐被组织吸收。发射频率越高，组织吸收越多。因此，测量深部血管流动需要较低的发射频率（主动脉/胎儿心脏杂音2 MHz），而测量浅部血管则需要较高的发射频率（颈动脉、桡动脉、股动脉等4或8 MHz）。

❖ 血管流速测量：通过触诊或其解剖部位来定位检测动脉血管。探头末端（铅笔）涂有耦合剂。探头在血管轴线上与皮肤平面成＜45°的角度。

❖ 探头的最佳位置对应于通过多普勒可听到最大搏动声处。

❖ 测量：

- **主动脉流量：**
  - 心输出量等于速度（cm/sec）× 主动脉表面积（cm^2）。
  - 最佳测量发射频率采用2或4 MHz。
  - 锤式探头表面涂有凝胶。执笔式握住探头，垂直于胸骨上凹处的胸部平面纵向朝胸骨端放置传感器探头（图2-45）。

- 探头的最佳位置是通过探头听到的最大搏动声和获得的曲线形状来确定的(图2-46)。流量测量是在一个湍流少的区域进行的，在这个区域，红细胞的流速在整个血管截面上是相同的，即在主动脉瓣上方1 cm的升主动脉上。后者是通过其特有的钝音来识别的。测量体积在4～8 cm的深度测量。
- 正常速度曲线：
  曲线基数=收缩期持续时间(流动时间：Flow Time：FT)：正常值330～360 ms。它取决于前负荷和全身动脉阻力(低值=低血容量或血管收缩)。

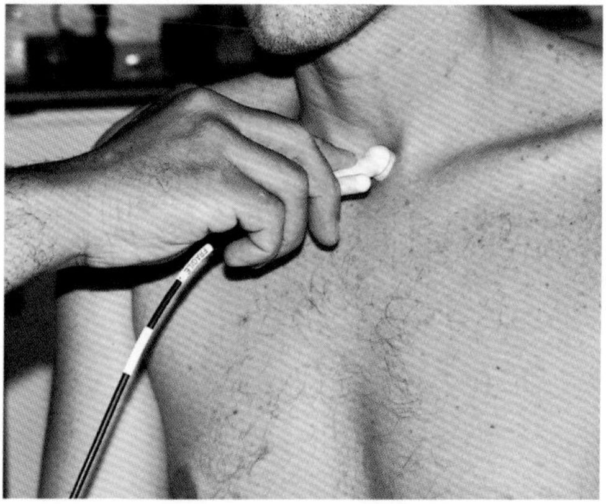

图2-45　探头放置

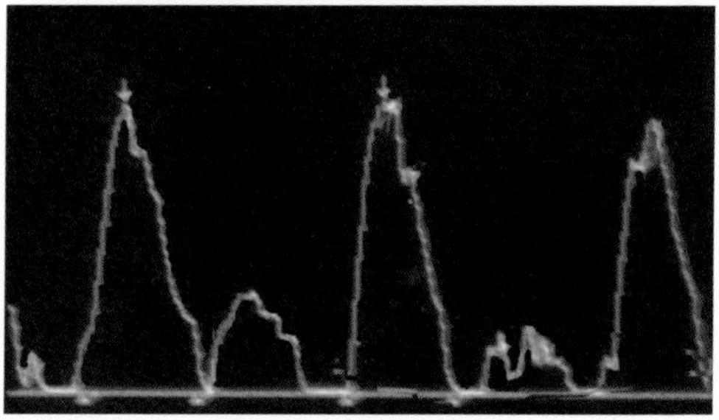

图2-46　搏动曲线

曲线下面积=射血距离（stroke distance：SD），即每次收缩时血液柱所经过的距离。收缩期射血量=SD×血管横截面积。

曲线的顶点=每个收缩期的峰值血速（PV）。其与心肌收缩力良好相关。

心输出量的计算可以近似地通过一个常模图来完成。

- 在升主动脉或降主动脉的连续多普勒可以更容易地测量速度。

– **外周血管**

- 测量动脉血压：

  优点在于听诊和示波方法失败的情况下能够无创地测量动脉收缩压。

  通过触诊，在肘窝处（二头肌内侧缘）找到肱动脉。然后将探头置于图2-47水平，沿血管轴线上。探头皮肤平面成＜45°的角度。寻找最佳部位，以便听到的搏动声是最大的。然后将探头保持在该位置。袖带充气，直到听不到搏动声，然后逐渐放气。再听一遍对应的动脉收缩压的搏动音。

- 血管狭窄的测量：

  狭窄上游：漏斗现象，伴有湍流噪声（如果狭窄＞80%）。

  狭窄处：流动加速=尖锐声和嘶嘶声。

  狭窄下游：流量减慢=极大的噪声。

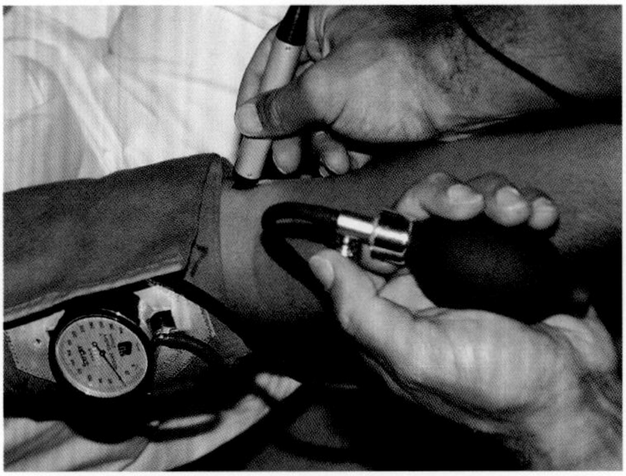

图2-47　外周血管测压

注意事项

- 多普勒探头的轴面与血管的轴面之间始终保持相同的角度，以确保可重复测量。
- 如果多普勒探头轴面与血管轴面之间的夹角为0°～45°，测量的速度变化会很小。
- 不要过度按压探头，以免人为地改变血液速度。

帕特里克·普莱森斯（Patrick PLAISANCE）

紧急情况下急性疼痛的治疗

❖ 紧急情况下急性疼痛的主要作用是帮助病因诊断和指导进一步的治疗。这一实用性解释了在院前医学中经常避免治疗急性疼痛的原因。然而,治疗这些疼痛需要基于2个基本影响:

从根本上说,疼痛的出现和持续会导致参与控制痛觉神经结构的原发和继发超敏反应。其后果是导致疼痛阈值的降低和疼痛感觉的放大;

从临床角度来看,缺乏止痛治疗会产生神经、心血管、呼吸和代谢后果。因此,疼痛可能导致:

- 脑外伤患者颅内压升高。
- 高血压,可加重心血管病史患者预后的心动过速。
- 躁动会加重原发病变,使查体和病灶评估变得困难。
- 胸部创伤患者呼吸功能恶化。

❖ 必要时,在下述情况下进行急性疼痛的管理。然而,这种紧迫性取决于一些规则,这些规则值得回顾:

推荐的止痛治疗应能维持稳定的血流动力学和通气条件。在选择药物和给药时,必须考虑到它们对以下两个因素可能产生影响:

应仔细观察疼痛综合征及其伴随体征,以及在止痛药物的作用下,疼痛综合征及其伴随体征的演变情况;

应优先考虑提供快速起效和持续时间短的治疗,以便重复评估疼痛的感觉。

止痛药物

❖ 除了局部镇痛技术,这将是一个特别章节的主题(参见P194),紧急情况下的止痛治疗包括4类止痛药:

非阿片类止痛药;

抗痉挛药;

吗啡类药物;

气体混合物。

❖ 静脉和吸入给药将是首选，因为其提供了快速的起效时间，作用持续时间短，可重复给药，并可延长止痛治疗。

非吗啡类止痛药

➢ 作用方式

❖ 通过抑制环氧化酶，非吗啡类止痛药降低了前列腺素的合成。前列腺素存在于许多组织中，分布位置不同将具有不同的功能。前列腺素参与伤害表现，使游离神经末梢对疼痛刺激敏感。

❖ 可以使用2种药物：扑热息痛和非甾体抗炎药（NSAIDs）。扑热息痛具有解热和止痛作用，而非甾体抗炎药具有抗炎作用。

➢ 适应证

❖ 无论病灶或外科来源的疼痛或剧烈程度如何，其均为首选用药或直接与其他止痛药联合使用。

❖ 对于由炎症引起的疼痛，应首选非甾体抗炎药。如四肢或口腔颌面部的单一创伤、口腔感染、风湿病和妇科疾病等。

➢ 禁忌证

❖ 禁忌证与各种外周组织中前列腺素合成抑制的后果有关。扑热息痛具有中枢作用，不良反应很小。然而，在药物过量的情况下，可以观察到严重的肝细胞溶解。

❖ 相比之下，非甾体抗炎药既作用于中枢前列腺素，也作用于外周前列腺素。因此，该类药物具有许多不良反应，在有高危因素的患者中是禁忌的。

消化道疾病，从单纯的胃炎到溃疡。

凝血障碍或抗凝治疗。

肾功能不全，或可能影响肾功能的因素，如服用抗利尿剂、低血容量、脱水或老年患者。

孕妇或哺乳期妇女。

非甾体抗炎药“过敏”，哮喘患者或Vital病。

> 使用注意事项

- 丙扑热息痛（prodafalgan®）是扑热息痛的注射针剂，2 g。Prodafalgan®，每单位剂量包含扑热息痛1 g。用溶剂稀释（戴手套进行），使溶液的pH接近血浆pH，并在15～20 min内输注，可减少注射痛。
- 起效时间为20～30 min，单位剂量可每6 h重复1次。每日最大剂量为4 g扑热息痛，相当于8 g Prodafalgan®。
- 目前，所有的非甾体抗炎药似乎都具有相同的止痛效力。其差别在于不良反应的发生率，但文献中的数据仍然不足。酮洛芬（profenid®）是唯一一个在术后有MAM的药物，因此常用于临床中。然而，其他的非甾体抗炎药如双氯芬酸（伏他林®）、吲哚美辛（Indocid®）、萘普生（Apranax®）也可以使用。
- 静脉给药不需要特别的预防措施，除了药物必须在15～20 min内输注。

抗痉挛药

> 作用方式

- 抗痉挛药物发挥止痛作用的机制在于松弛肌纤维，尽管程度很低（例如：肾绞痛时输尿管的松弛）。在这些药物中，铁米尼（内脏止痛剂®）和间苯三酚（Spasfon®）通常在紧急情况下与非吗啡类止痛药联合使用。
- 当心许多含有抗痉挛药物和去甲酰胺比林衍生物的药物制剂S（Viscéralgine forte®、Baralgine®和Avafortan®），暴露于此有通过免疫过敏现象暴露于骨髓发育不全的风险。

> 适应证

- 痉挛样疼痛，如肝绞痛和肾绞痛。从一开始就需要与非吗啡类止痛药联合使用。

> 禁忌证

- 没有禁忌证。
- 无不良反应。

> 使用注意事项

- 在同一溶液中混合抗痉挛药和非吗啡类止痛药并不是不相容的。

策略 技术 备忘录 药物

❖ 应始终持续15～20 min的输液时间，以免降低止痛效果。

吗啡类药物

➢ 作用方式

❖ 吗啡类药物作用于位于脊髓的特异性受体，减少了脊髓神经调节因子的释放，模仿向下抑制性控制的作用→以增加痛阈。

❖ 强而有效，剂量依赖性，可被解毒剂纳洛酮逆转（Narcan®）。

➢ 适应证

❖ 吗啡类药物是有效的中枢止痛药，因此常用于治疗中：
非常剧烈的疼痛：四肢的孤立性创伤，其疼痛无法精确到某一部位，腹部外伤、小骨盆创伤、多处创伤、烧伤；
中度疼痛：当对非吗啡类止痛药或特殊治疗没有反应时。在大多数情况下，这种治疗方案对应于与医学疾病（肝绞痛、肾绞痛、胰腺炎等）有关的疼痛。

❖ 吗啡类止痛药的应用不会引起诊断或治疗困难。

➢ 禁忌证

❖ 吗啡类药物会引起不良反应（恶心、呕吐、尿潴留、瘙痒），但最重要的是呼吸抑制。因此，当病因本身具有呼吸抑制的因素时，无论是直接创伤（胸部、口腔颌面部或头颅创伤）还是间接创伤（肺栓塞、心脏压塞），都应避免使用阿片类药物，因为它可能导致潜在的呼吸失代偿。

❖ 低血容量时避免使用吗啡，因其会降低外周阻力。脂溶性吗啡类药物对血流动力学影响较大。

❖ 此外，低血容量血症通过其产生的血液浓度增加了吗啡类药物的作用。因此，对于相同的剂量，当血容量得不到控制时，呼吸抑制和低血压的风险更高。

❖ 因此，建议优先使用脂溶性吗啡类药物，并减少其剂量。

➢ 使用注意事项

❖ 吗啡类药物中，我们需要区分：
- 具有剂量依赖性止痛作用的单纯激动剂：当增加该类药物的剂量

时，它们的镇痛作用就会增加，唯一的剂量限制是由不良反应的出现决定的。脂溶性分子如舒芬太尼®其作用时间和持续时间比吗啡短，镇痛效力是却是吗啡的50～100倍。但不推荐用于紧急情况下镇痛；

- 部分激动剂和激动剂-拮抗剂分别是丁丙诺啡（Temgesic）®和纳布啡（Nubain®）以"天花板效应"为特征。当剂量增加超过一定阈值时，镇痛效果不再增加，但可能出现不良反应。因此，应避免使用这些阿片类药物。

❖ 无论使用哪种阿片类药物，在紧急情况下，静脉注射阿片类药物都是首选的，因为静脉注射时阿片类药物的生物利用度最大，作用时间和作用持续时间短，因此药理作用更容易控制。

❖ 患者需要量需要滴定，定期短时间给药低剂量吗啡类药物（吗啡：3 mg/5 min静脉推注直到EVA＜3），为患者提供有效的镇痛，同时避免嗜睡和（或）呼吸抑制的发生。对于严重疼痛的患者，特别是在急救的情况下，0.05～0.1 mg/kg的负荷剂量是可以的。定期重复注射有助于延长镇痛时间。此外，停止注射可快速解除镇痛作用，可重新评估疼痛综合征。

❖ 最后，使用阿片类药物时最好有呼吸复苏设备可供使用，必须在具有呼吸抑制的最初迹象时使用。最后，使用阿片类药物时最好有呼吸复苏设备可供使用，必须在具有呼吸抑制的最初迹象时使用。

一氧化二氮吸入镇痛

➢ 作用方式

❖ 一氧化二氮和氧气的化学混合物（Entonox®和Entonal®）提供相对有效的镇痛。

❖ 这些混合物的主要优点是：

起效迅速；

作用时间短；

通过吸入纯氧或空气迅速逆转镇痛作用；

吸入气体混合物时出现的嗜睡是中度的，可迅速逆转。

策略

技术

备忘录

药物

❖ 然而，这种方式并不经常使用。这可能是由于该类镇痛气体混合物的保存方式有所限制：必须置于瓶内，且始终保持直立，防止极端高温环境（暴露在阳光下，T° < 7℃），以避免气体混合物不稳定。

➢ 绝对禁忌证

❖ 昏迷患者。

❖ 血流动力学不稳定。

❖ 创伤性气胸或急性胃扩张的患者（NO会增加患者胸腔内和消化道内气体体积导致气压升高）。

❖ 怀孕前3个月。

➢ 其他方法

❖ 应该记住一些简单的措施，因为它们有助于改善患者疼痛的缓解：
用夹板或真空垫固定骨折处；
在梗阻综合征的情况下放置鼻胃管……

❖ 最后，必须首先使用的病因学治疗：例如，硝化衍生物治疗与冠状动脉功能不全相关的疼痛，然后才考虑使用止痛技术。

治疗评价

❖ 无论什么治疗方法对其有效性的评估效率是关键的一步治疗。术后一维量表评估，必须在院前使用（图2-48）。

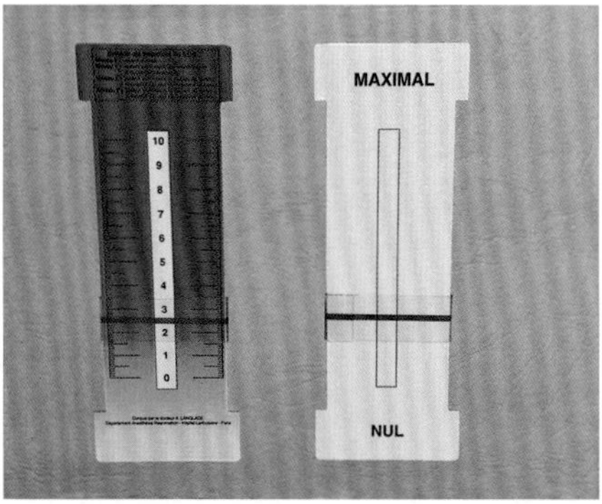

图2-48　一维量表评估

重要事项

- 紧急情况下的疼痛管理应在全面的临床检查后进行，以便为病因诊断提供指导。
- 通过为患者提供身体和精神上的舒适，镇痛治疗可以通过最大限度地减少疼痛感觉的有害影响来改善这些患者的生存预后。
- 止痛治疗应严格遵循其使用说明，从而使患者的心血管系统和呼吸系统的功能保持完整。
- 治疗策略应考虑病因病理因素、患者的个体敏感性和既往史，镇痛药物的不良反应。
- 在可能的情况下，应优先考虑病因治疗。
- 静脉给药是首选的，因为只有静脉给药才能维持在相应时间内带来持续缓解。
- 患者吗啡类药物的用量需要滴定，这是静脉注射这些强效止痛药时的一个基本概念。
- 疼痛管理的质量取决于治疗方案的建立和对治疗效果的持续评估。

参考文献

1. MINER J., BIROS M.-H., TRAINOR A., HUBBARD D., BELTRAM M. «Patient and physician perceptions as risk factors for oligoanalgesia: a prospective observational study of the relief of pain in emergency department». Acad. Emerg. Med., 2006 Feb., 13(2): 140–146.
2. BESSON J.-M., GUILBAUD G. «Mécanismes fondamentaux de la douleur». Rev. Prat., 1994, 44: 1867–1873.
3. COUSINS M.-J. «Acute pain and the injury response: immediate and prolonged effects». Reg. Anesth., 1989: 14: 162–179.
4. ELLEDJAM J.-J., GALLAUD E., VIEL E. «Les agents analgésiques: classification et mécanismes d'action». In: JEPU, 1996, ed Arnette, pp. 35–47.

策略 技术 备忘录 药物

5. SERRIE A., LANGLADE A. «Les analgésiques périphériques: utilisation en pratique quotidienne». In: La douleur en pratique quotidienne. Serrie A., Thurel C. eds. Arnette, Paris, 1994, pp 65–80.
6. CHAUVIN M. «Morphiniques et douleur aiguë». In: Douleurs aiguës, FLETCHER D., CHAUVIN M., éd. Arnette, Paris, 2006, pp. 9–29.
7. McHALE P.-M., LOVECCHIO F. «Narcotic analgesia in the acute abdomen–a review of prospective trials». Eur. J. Emerg. Med., 2001 Jun., 8(12): 131–136.
8. GALLAGHER E.-J., ESSES D., LEE C., LAHN M., BIJUR P.-E. «Randomized clinical trial of morphine in acute abdominal pain». Ann. Emerg. Med., 2006 Aug., 48(2): 150–160.
9. LANGLADE A., SERRIE A., BONNET F. «Traitement des douleurs dans le cadre de l'urgence». In: La douleur en pratique quotidienne, A. Serrie, C. Thurel eds, Arnette, Paris, 1994, pp. 550–560.
10. AUBRUN F., MONSEL S., LANGERON O., CORIAT P., RIOU B. «Postoperative titration of intravenous morphine». Eur. J. Anaesthesiol, 2001 Mar., 18(3): 159–165.
11. RICARD-HIBON A., BELPOMME V., CHOLLET C., DEVAUD M.-L., ADNET F., BORRON S., MANTZ J., MARTY J. «Compliance with a morphine protocol and effect on pain relief in out-of-hospital patients». J. Emerg. Med., 2007, Oct. 12.
12. BRASSEUR L. «Mélange équimolaire oxygène-protoxyde d'azote» In: DUCASSE J.-L., groupe Dequad Urgences, éd. Arnette, Paris, 2004, pp. 78–80.

文森特·布恩斯，帕特里克·普莱森斯
（Vincent BOUNES, Patrick PLAISANCE）

体外起搏

院前适应证

- 具有临床症状的心动过缓，无论其病因是房室传导阻滞还是心脏功能障碍（窦性停搏、窦房传导阻滞、房室交界性心动过缓）。
- 设备“待命”：心动过缓突然发作有显著症状的高风险的患者：
  晕厥；
  某些心内传导阻滞；
  起搏器故障；
  心肌梗死伴心肌传导障碍；
  心肌梗死性溶栓；
  高钾血症；
  β受体阻滞剂和洋地黄中毒。
- 通过超速抑制来减少心律失常，如复发性室性心动过速、联动性心动过速和某些室性心动过速，在紧急情况下不使用。
- 心搏骤停对体外起搏器没有反应，应按照常规的心肺复苏标准进行治疗。

禁忌证

- 绝对禁忌证：体温过低的心动过缓。
- 相对禁忌证：疼痛、不适等。

设备准备

起搏器

- 它集成在监视器-起搏器组件中，提供单相、矩形或梯形的不连续电流，有时是指数电流，具有以下特性：
  根据型号，强度从0～150 mA可调；
  刺激频率可调，从30脉冲/分到180脉冲/分；

有些设备具有超速抑制功能，允许达到300个脉冲/分；
根据设备的不同，脉冲的持续时间为20 m或40 m。
- 电源可以与起搏器监视器共用，也可以通过电池或电池组独立供电。

配件

- 患者端电极是起搏功能专用的或与除颤器共用的。
- 电极是一次性的、自黏的、预凝胶的，表面为70～120 cm^2 而且极性已经确定了。
- 它们最初是起搏专用，现在通常是多用途的，也允许除颤。电极阻抗似乎对患者疼痛影响不大。

操作说明

电极的放置

- 在皮肤保持脱脂和干燥状态之后，将前负电极定位在心电图导联V2、V3处。
- 后正电极位于脊柱和左肩胛骨尖端之间。
- 它们以极性连接到刺激器。

仪器的使用

- 选择的刺激模式通常是同步模式。

电击能量的选择

- 电击能量的选择对应于达到效率标准所需的强度：
  感知与脉冲同步的脉搏；
  心电图显示捕获波形：持续时间大于0.14 s的Spike-QRS波，随后是T波，没有相关的节律。
- 监护电极最好放置在患者的前额和脚踝处。
- 强度调整从10 mA开始逐步增加。刺激阈值通常达到60～80 mA。高阈值或缺乏捕获需要改变电极的位置。
- 选择刺激频率。
- 对于设备待机，电击阈值要可以被检测到。选择的电流强度刚好高于刺激阈值，然后频率被设置为与监测器心动过缓报警相对应的水平。

❖ 当超速抑制使用时，必须将频率调整到略高于自发心率的水平，然后在短时间内逐渐降低，观察是否达到了异常节律的减少。

使用注意事项

❖ 在将电极连接到患者身上之前打开设备，或在带电的情况下移除电极，可能会导致操作者触电，虽没有严重事故的报道。

❖ 在没有捕获到异常的情况下，应检查：

电极的位置；

与皮肤接触；

电极的固定；

电源；

患者端电极；

起搏阈值。

❖ 如果在起搏器故障时使用，使用的能量是最小的。有通过预先存在的电极传导和心肌损伤的风险。

❖ 电极通常是刺激器专用的。通过将电极连接到第二个设备来更换设备，第二个设备的电流强度被设置为稍高的水平。取下第一个装置的电极，安装新的电极。启动第二个刺激器，逐渐降低电流强度。

潜在并发症

❖ 耐受性差、不适或疼痛可能需要苯二氮䓬类药物的镇静或吗啡类药物的镇痛。然而，寻求最低的有效强度往往不考虑这些。

❖ 体外起搏可以掩盖内在的心率，包括心室纤颤的出现。临床监测和监护电极的正确定位可以解决这个问题。

❖ 在动物身上出现过的损伤在人类身上没有发现。它们可能与长时间的训练有关。

转运监测

❖ 临床表现：外貌、皮肤颜色、外周脉搏。

- 监测的技术手段包括心脏监测(起搏器心率和患者自主心率),非侵入性AP,指脉血氧饱和度测定。
- 二氧化碳图和大血管多普勒监测是可以互补使用的。

重要事项

- 用于有症状的心动过缓。
- 临床严密监测其有效性。
- 经常需要镇痛、镇静。
- 电极背面的绝缘足以满足进行心脏按压。

弗雷德里克·拉波斯托勒(Frédéric LAPOSTOLLE)

海姆立克急救法

院前适应证

❖ 异物导致的急性窒息（患者不能说话，烦躁不安++，不能发出声音，三凹征+++→完全梗阻）。

❖ 掌心拍打患者两肩胛骨之间的手法无效。

没有任何禁忌证

手法操作

❖ 患者取立位或坐位：
需要站在患者后面，把手臂放在患者的手臂下并且手臂环绕患者的腰部；
一手握拳，掌心朝向地面，置于上腹部凹陷处；另一只手握住这只手手腕。做一个突然向内上方压迫的动作（图2-49）。重复操作直至异物排出。

❖ 无意识的患者：跨坐在患者的大腿上。把手掌根部放在患者上腹部凹陷处然后用另一只手盖住。绷紧手臂，给内上方一个突然的压力。如果无效，可以重复几次（图2-50）。

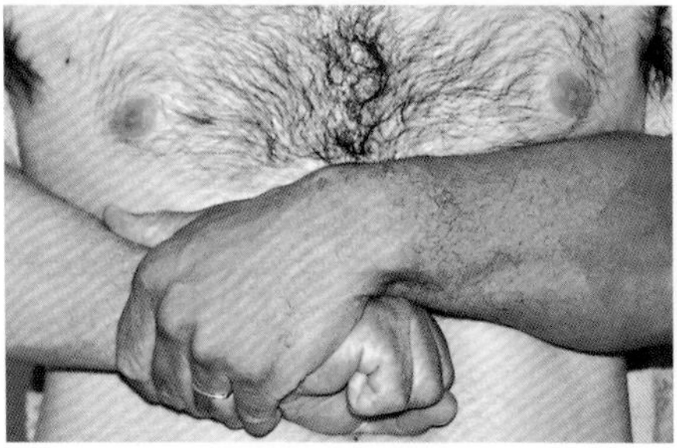

图2-49　压迫动作

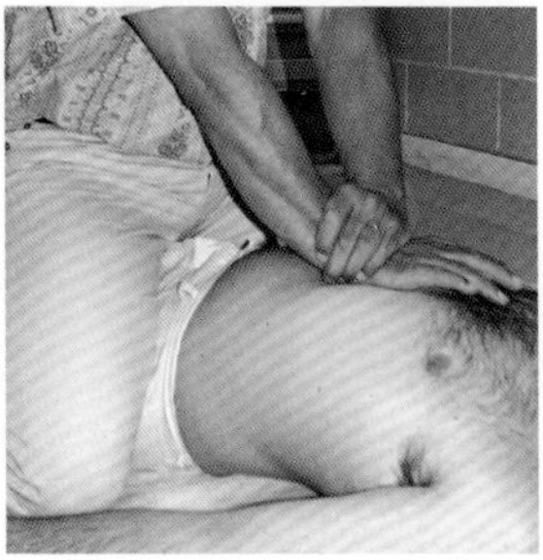

图2-50　对无意识患者的手法操作

操作注意事项

- 避免按压肋骨。
- 操作成功后手动或用Magill插管钳解除梗阻，如果患者处于有效的自主通气状态则将患者置于安全侧卧位，如果不能自主通气则辅助通气 ± 胸外心脏按压（MCE）。

潜在并发症

- 腹部损伤、肝脏或脾脏损伤、肋骨骨折。
- 呕吐伴误吸胃液。

转运监测

- 将患者置于安全侧卧位。
- 呼吸频率、SpO_2、动脉血压。

重要事项

- 这是在没有任何准备下的急救操作。
- 随后通常在喉镜下清除患者口腔异物，并将患者置于安全侧卧位。
- 如果重复操作失败，可以尝试强制吹气将异物推入右支气管树。
- 对于1岁以下的儿童，猛烈拍打背部更有效。
- 如果没有完全梗阻就不要做这个操作。

塔哈尔·乔赫德（Tahar CHOUIHED）

困难气管插管

紧急插管适应证

- 当呼吸困难,神经系统和循环系统障碍时,为了确保:
  气道保护;
  气道通畅;
  辅助通气。
- 始终优先保证患者持续供氧。对于氧饱和度低的患者毫不犹豫地供氧。
- 困难气管插管(ID)的定义是2次喉镜操作失败和(或)进行替代操作,进行了或没有进行喉部的操作。
- 为了减少困难气管插管的风险,最好从第一次尝试开始就满足提高成功率的操作的所有条件:
  快速诱导程序的规范性进行,紧急情况下的麻醉方法参考:安眠药+速效箭毒(碘化琥珀胆碱),结合Sellick手法;
  优化患者位置(Jackson改良姿势)和操作者位置;
  MacIntosh金属镜片式喉镜;
  准备长轴支撑的Eschmann导引装置。
- 困难气管插管应提前考虑。麻醉中使用的评分不太适用于紧急情况。然而,应该考虑插管的困难评估。它可以从以下情况考虑:
  主体形态(Mallampati气道分级Ⅲ级或Ⅳ级,颈部僵硬,距甲状腺<6 cm或3指,嘴巴张开<3 cm或2指);
  病理学:颈面部外伤、烧伤、耳鼻喉科病理学等;
  操作的环境和地点。
- 应该拟定气道操作方案,作为服务风险控制措施,包括至少一种替代操作和一种急救操作。
- 该方案应包括2个部分,一个是可预见的困难气管插管情况的特定决策性分支,另一个是不能进行气管插管和(或)不能面罩通气情况的分支。它还应规定一个强化程序,包括院前医疗,入院24 h内医疗方案(图2-51)。

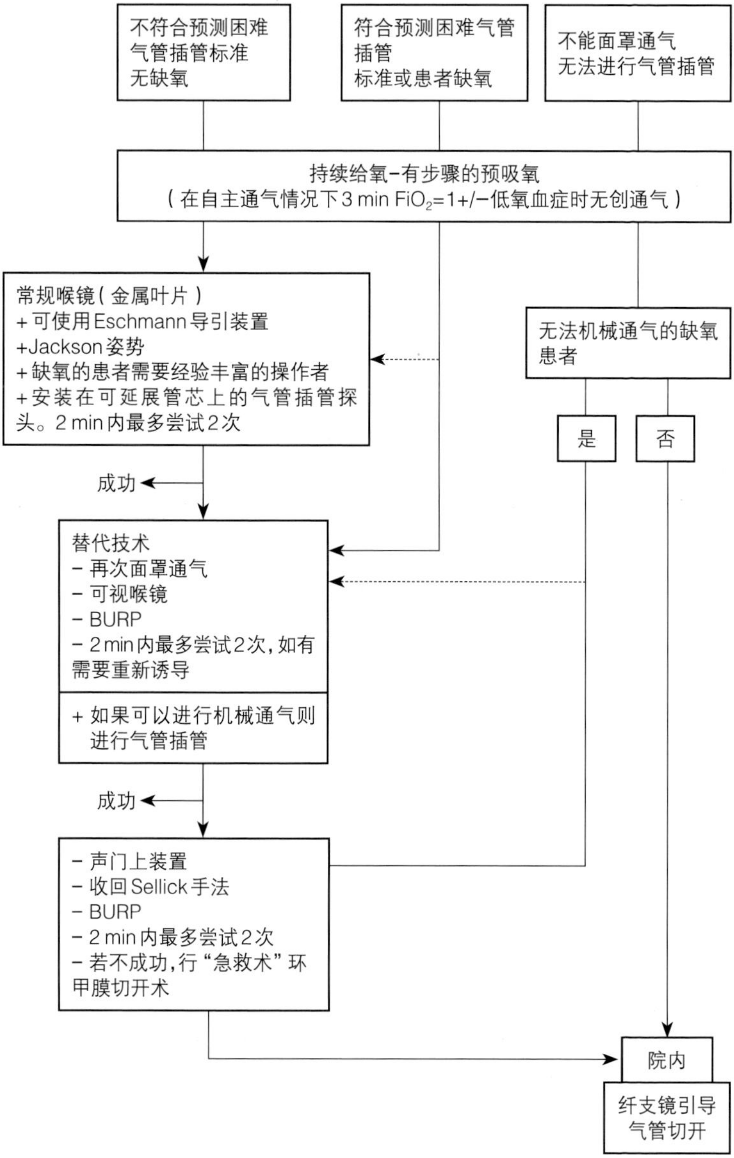
不符合预测困难气管插管标准
无缺氧
符合预测困难气管插管
标准或患者缺氧
不能面罩通气
无法进行气管插管
持续给氧-有步骤的预吸氧
（在自主通气情况下3 min FiO_2=1+/-低氧血症时无创通气）
常规喉镜（金属叶片）
+可使用Eschmann导引装置
+Jackson姿势
+缺氧的患者需要经验丰富的操作者
+安装在可延展管芯上的气管插管探头。2 min内最多尝试2次
无法机械通气的缺氧患者
是
否
成功
替代技术
- 再次面罩通气
- 可视喉镜
- BURP
- 2 min内最多尝试2次，如有需要重新诱导
+ 如果可以进行机械通气则进行气管插管
成功
- 声门上装置
- 收回Sellick手法
- BURP
- 2 min内最多尝试2次
- 若不成功，行“急救术”环甲膜切开术
院内
纤支镜引导气管切开

图2-51　插管方案

❖ 这意味着要努力获得所选的物料，首先在人体模型上对所有参与者进行整体持续培训，然后是到手术室进行训练。

方案示例：

评估气管插管的困难程度；

评估面罩通气的困难程度；

SpO_2的监测是必须的。

禁忌证

❖ 缺乏急救设备。

❖ 缺乏与不同困难气管插管技术相对应的设备。

❖ 缺乏不同技术的培训。

材料准备技术描述

导管和操作

➢ 材料

❖ 在紧急情况下，只推荐长的、有一定支撑力、半刚性的Eschmann导引装置（图2-52）。

❖ 这种类型的导管应该在早期使用，如果可以的话从第一次喉镜暴露开始，因为它可以简单快速地解决困难气管插管情况。导管末端结合半刚性材料，允许足够容易地将导管插过较高的声门（图2-53）。

❖ 导引装置可变为中空的管道为患者给氧。

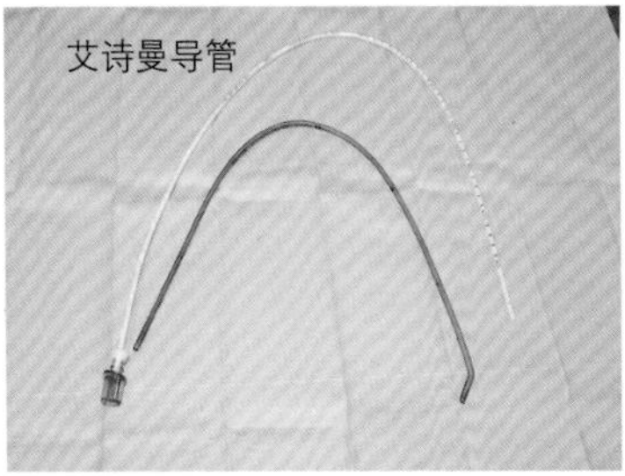

图2-52　导引装置

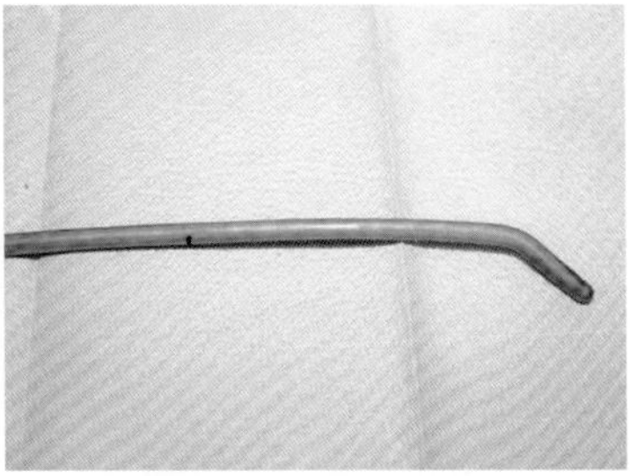

图2-53　半刚性材料

❖ 另一种长且中空的导管“交换导管”，可以在更换导管时为患者提供氧气。末端可以连接不同类型的氧气接口（图2–54）。它在困难气管插管中没有特殊作用。

❖ 同样的，短的金属可延展导管也被排除。

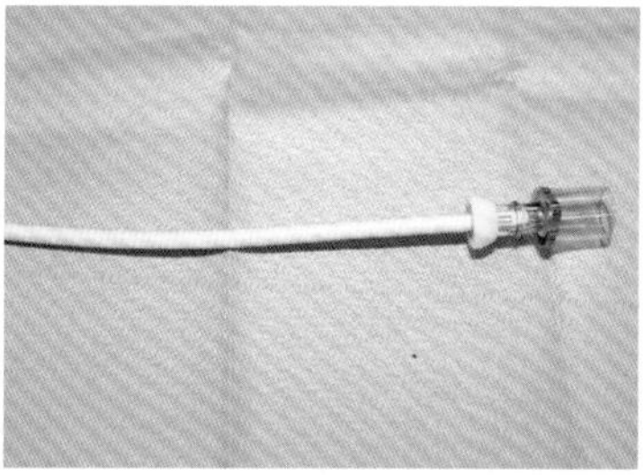

图2–54　氧气接口

➢ 技术

❖ 患者预给氧或再次通气。

❖ 润滑探头内部管道。

❖ 在喉镜下气管插管，导管远端指向前。

❖ 当导管向前推进时，寻找气管软骨环传递到手指的感觉。

❖ 继续推进直到遇到阻力（在主支气管水平阻塞），确认导芯所在的气管位置。

❖ 保持喉镜留置。

❖ 在导芯上滑动气管导管直到导管出现在气管插管探头出口处（如果需要把导管再拉出来一点）。

❖ 在喉镜下，将气管导管探头沿着导芯推进到气管中。

❖ 取出喉镜和导芯，给球囊充气。

❖ 通过可视化二氧化碳图确定探头处于正确位置（$EtCO_2$：参考方法）。

❖ 固定导管。

MLI–FASTRACH导管

➢ 材料

❖ 这个装置是喉罩的演变。它坚硬的结构使其与喉罩区分开来，并且使气管插管更容易。

❖ 在困难气管插管的情况下它的使用是一个很好的选择。一旦到位，能够给患者通气和给氧。

❖ 在第二次尝试中，可以使用特殊的导芯进行气管插管。

- ❖ 有一次性使用的模型(图2-55)。
- ❖ 提前培训是必不可少的。可以先使用模型再到手术室完成。
- ❖ MLI-FASTRACH的通气成功率约为99%,气管插管成功率约为90%。

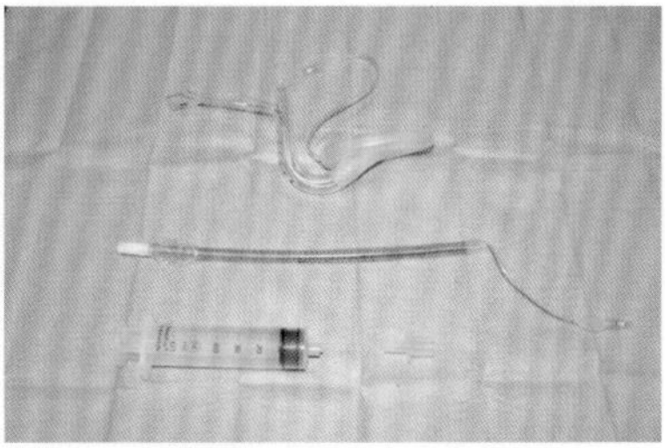

图2-55　一次性材料

- ❖ 根据患者的体重选择不同导管、充气量(表2-1)。

表2-1　不同体重的患者喉罩充气的面罩尺寸、充气量、导管尺寸

面罩尺寸	患者估计体重	最大充气量	导管尺寸
3	30～50 kg	20 mL	7 mm
4	50～70 kg	30 mL	7.5 mm
5	70～100 kg	40 mL	8 mm

➢ 技术

❖ 给需要机械通气的患者放置MLI-FASTRACH导管:

在准备材料期间持续给氧;

适当润滑面罩,在使用前把导管划入罩内;

推入MLI-FASTRACH,将面罩的尖端平放在硬腭上,用手柄沿着金属管的弯曲向前推动(图2-56);

在金属管未接触下颏前不要开始移动手柄;

在移动过程中,保持对腭部和咽后壁的压力,不使用手柄(图2-57);

一旦到位,给喉罩充气,直到不漏气(表2-1);

给患者通气(图2-58)。

❖ 通过MLI-FASTRACH气管插管:

患者通气和给氧后插入特殊气管插管导芯(不要使用传统探头);

气管插管时固定喉罩;

策略 技术 备忘录 药物

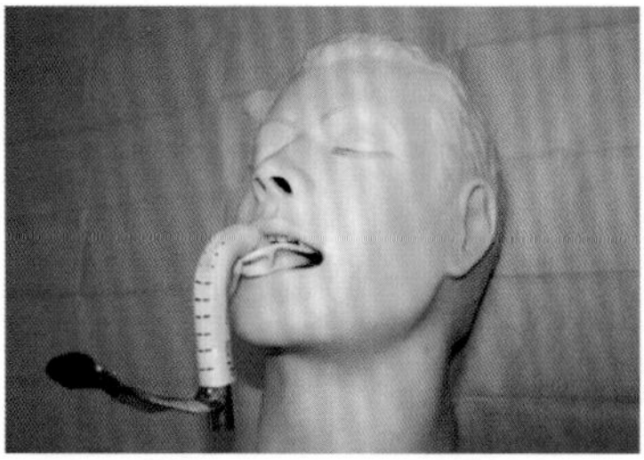

图2-56　MLI-FASTRACH导管推入

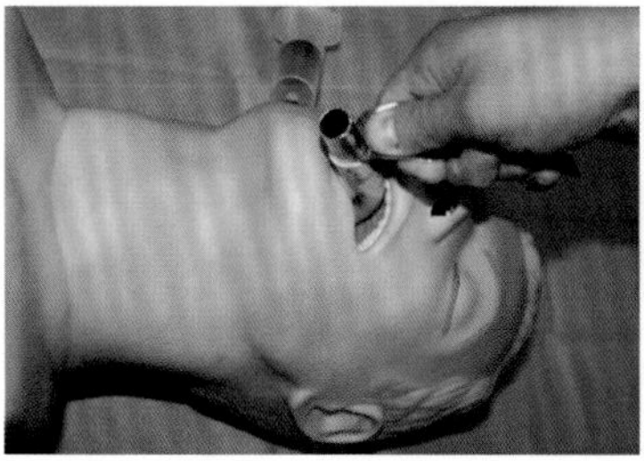

图2-57　移动过程

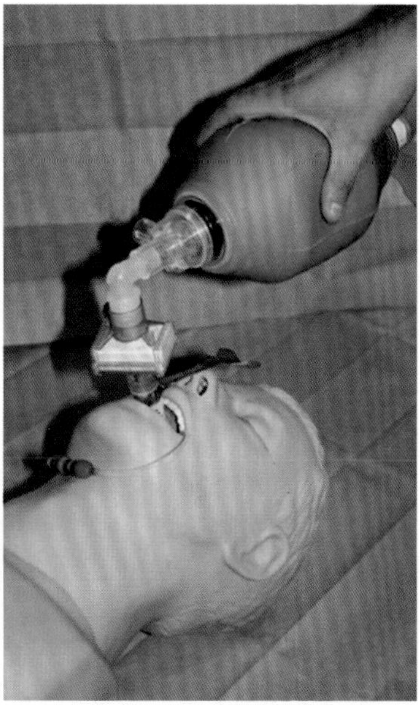

图2-58　给患者通气

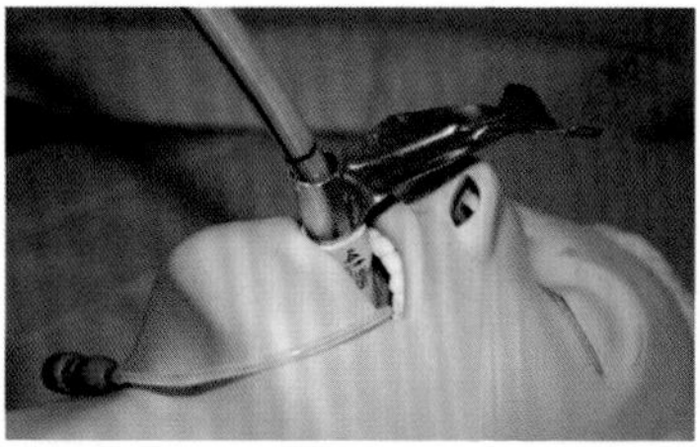

图2-59　探头斜面与MLI-FASTRACH出口平齐

探头1/3处黑色圆形标记确定探头斜面与喉部MLI-FASTRACH出口平齐（图2-59）；

一旦达到这个标记，用手柄将喉部稍稍抬起几毫米，不要撬动，同时轻轻推导管直到完整插入；

导管通过声门气管插管必须在没有阻力的情况下进行（否则可能是错误的食管路线）；

导管球囊充气；

通常的方法检查其正确位置；

如果不成功，取下导管，患者面罩通气；如果成功，则可以考虑摘下面罩。这个额外的操作不是没有拔管的风险，不适合紧急情况。

i-GEL

❖ 这是一种新的声门上设备，没有充气套囊，比普通的喉罩更方便使用。根据患者的体重有不同的尺寸。每种尺寸对应不同的颜色。它有一个特殊管道允许胃内容物吸入。

环甲膜切开术

❖ 环甲膜切开术在紧急情况下推荐用于困难插管的情况。使用为此目的设计和设备的材料。

❖ 环甲状腺穿刺的优点是在口咽交叉口后接近气道，口咽交叉口可能因肿瘤、治疗或感染病理而阻塞。穿刺区域很容易用示指触摸发现（图2-60），没有大血管。

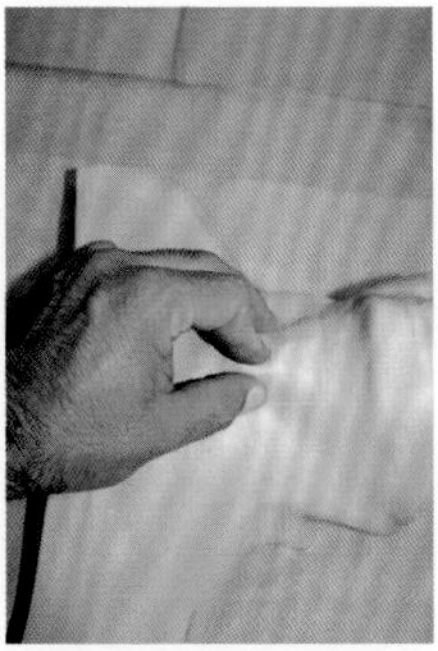

图2-60　示指触摸

❖ 为了降低损伤的风险，建议使用预先装满生理盐水的注射器穿刺。当用注射器抽吸时出现气泡应不再继续：它标志着气管内位置。

❖ 抽吸穿刺后穿入金属导丝（Seldinger技术）。在穿刺点切开后，带有扩张器的微小气管切开探头顺着推送架向主体滑动（图2-61）。

❖ 移去导管和推送架（图2-62），固定导管。

❖ 它的内径允许用球囊进行良好通气。

❖ 提前培训是必不可少的。可以在特定的模型上开始练习。

❖ 这个急救操作的成功率有90%，但是15%的病例伴有并发症。

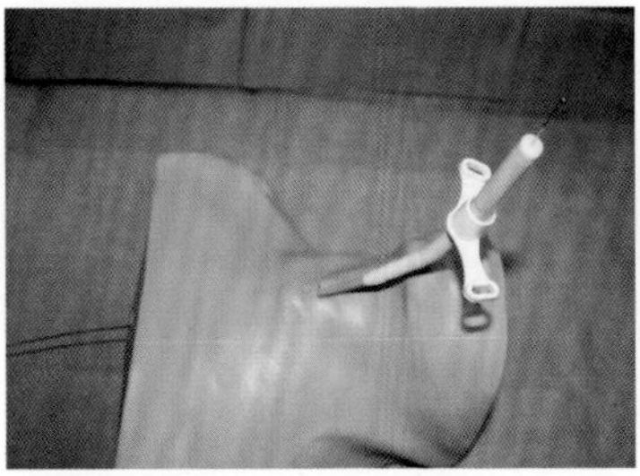

图2-61　推送架

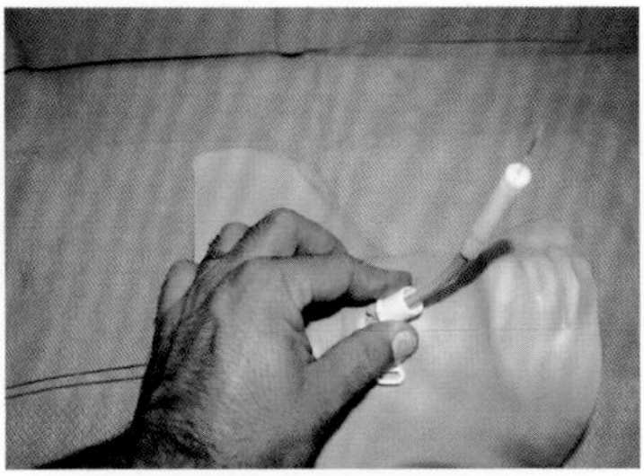

图2-62　移去推送架

❖ 在极度紧急的情况下，在环甲膜切开术之前，可以考虑用14G的短导管进行环甲膜穿刺和通气。

纤维支气管镜

是院内困难气管插管参考的最佳方法，院前急救时使用纤维镜需要准备非常烦琐的基础设备，所以不建议作为常规的替代方法。

重要事项

- 不要忘记无论是程序的哪个阶段，患者的氧合和通气都是优先考虑的。非低氧血症的患者预给氧可以使用简单的球囊。低氧血症患者需通过无创呼吸机预给氧。
- 困难气管插管的管理通过程序化策略实现，由一个方案和特定的流程图来落实。
- 必须在第一次尝试时为成功创造最佳条件。
- 气管插管时的所有困难必须记录在患者的病历中。
- 这种方法，加上对医疗队伍的良好培训和高性能设备的配备，能够使紧急情况下气管插管失败率接近医院内气管插管失败率。

帕特里克·普莱森斯（Patrick PLAISANCE）

新生儿经鼻气管插管

院前适应证

出生时

- 对子宫外生活的适应力弱，表现为无呼吸运动或无效呼吸，无肌张力，心率下降至100次/分，发绀或皮肤苍白。
- 刺激后，头部在正中位，鼻咽和口咽部保持通畅，手动面罩通气和单向阀球囊通气（BAVU），条件允许的话监测吸气相压力和呼气末正压（PEEP）（操作遵循无菌原则且保持适宜温度）。
- 在正确操作的面罩通气失败的情况下。
- 如果需要延长胸外按压以改善通气。
- 有胎粪和由于阻塞面罩通气无效时行气管抽吸（泄漏、阻塞、压力）。
- 持续时间长的面罩通气（如果有效，等待经验丰富的操作者）。
- 从一开始，产前诊断为膈疝的情况下。

新生儿呼吸窘迫

- 取决于正常分娩日期，出生体重、病因、呼吸窘迫、严重程度和发展（Silverman评分＞4和FiO_2＞40%或动态加重）→新生儿转运过程中的无创通气标准有细微差别。

循环衰竭的情况下

- 离开母体的新生儿（晚期母婴感染引起的感染性休克、先天畸形引起的心源性休克等）。

禁忌证

- 缺乏经验的操作者在面对新生儿的实际操作中优先选择经口气管插管。这更简单但是存在导管移动的缺点伴随意外拔管或右肺插管的风险。
- 在胎粪液中出生的婴儿如果足月、身体强壮、无呼吸窘迫或面罩通气反应良好，则不需要进行该操作。

物品准备

- ❖ 这些物品适用于新生儿。每次使用前都要核对。
- ❖ 2种类型的喉镜（准备该型号的2个备用电池）：
  一种喉镜带有传统光源拧紧的白炽灯泡（准备备用灯泡）（图2-63a）；纤维光导喉镜有更白的光源，没有灯泡需要更换或者插管过程中意外脱落的风险。可以兼容一次性镜片。
- ❖ 不同尺寸的直型镜片（图2-63b）可以承托会厌（在一次性镜片中，迄今为止只有金属镜片令人满意）：
  Miller n° 00 适用于＜30周的早产儿；
  Miller n° 0 适用于早产儿和足月儿；
  Miller n° 1 适用于出生体重（PN）3 kg；
- ❖ Magill钳有2种尺寸（一种适用于早产儿，另一种适用于足月儿）：用于引导气管导管末端（图2-63c）。
- ❖ 可以定位声门（探头上有黑线）以及带有厘米刻度的无气囊的气管插管导管，表面光滑，PVC或硅胶材料，最好是透明的，可以看见分泌物和积聚的雾气（图2-63d）：

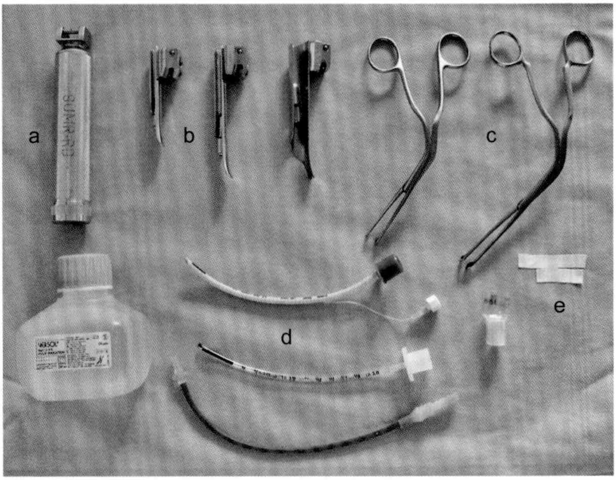

图2-63　物品准备

根据新生儿的体重有3种尺寸（表2-2）。

表2-2　不同体重的患儿适用导管型号

体　重	型号（内镜径）
＜2.5 kg	2.5
2.5～3.5 kg	3
≥3.5 kg	3.5

与成年人相比，声门下区域是最狭窄的区域。如果用气囊，有局部缺血和气管狭窄的风险。

侧孔可以给早产儿滴注表面活性物质。

- Beaufils接头：连接气管插管导管和呼吸机回路或手动呼吸器的接头，用于困难气管插管或高度依赖氧气的新生儿。
- 小胡子胶带固定（图2-63e、图2-64）：把低过敏性的结实胶布剪成不对称的H型，贴在儿童鼻子上，末端轻轻折叠在探头周围，这样就能很容易地取下小胡子胶带。
- 生理盐水。
- 抽吸设备：产生真空和输送真空的线路伴抽吸数据控制接头。压力最大为100～150 cmHg。
- 抽吸导管5F、6F（气管），10F、12F（鼻-口腔-咽）。
- 通气和氧合设备：新生儿手动呼吸器带超压阀、压力表、储气囊、不同尺寸的圆形新生儿面罩、PEEP（呼气末正压）阀。围产期缺氧的情况下不建议给纯氧（自由基毒性）。院外意外分娩，使用室内空气通过单向阀球囊通气

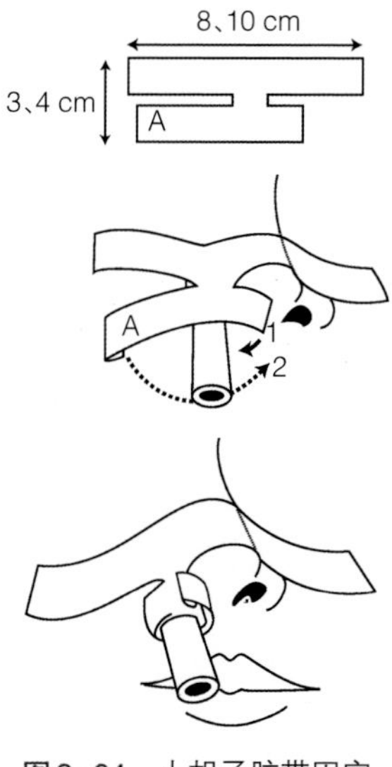

图2-64　小胡子胶带固定

(BAVU)开始复苏是合理的(FiO_2=21%),如果可拆卸则不带储存袋(FiO_2接近100%,O_2<6～8 L/分)。ILCOR与ERC 2015指南明确球囊应该带压力表以便测量注入气体的压力(预防气压伤)。频率:40～60次/分。对于足月新生儿压力在20～25 cmH_2O之间,对于早产儿在15～20 cmH_2O之间且PEEP(呼气末正压)+4 cmH_2O。

❖ 通气回路无加热器和加湿器(更好),吸湿交换器(人工鼻)与呼吸机导管相连也是有用的。

❖ 通气回路无加热器和加湿器(更好),吸湿交换器(人工鼻)与呼吸机导管相连也是有用的。

❖ 监测设备:
新生儿脉搏血氧传感器;
监测心电图;
如果有相应设备,监测经皮测量PO_2和PCO_2;
新生儿传感器的呼出CO_2可以明确气管插管位置(ILCOR 2015)。

技术说明

❖ 要考虑了解剖学特点。在新生儿中出现相对巨舌:喉部位于靠前位置,会厌是短的U型,没对齐气管轴。上气道最窄部分为声门下,气管呈U型而不是圆柱形。

❖ 除了极度紧急严重不适应宫外环境或者呼吸心搏骤停:建议预给药(新生儿专家没有达成用药共识)。在没有血流动力学禁忌证的情况下推荐:异丙酚1～2 mg/kg静脉推注或对于AG<32 SA的早产儿0.5 mg/kg静脉推注,舒芬太尼(0.1～0.2 g/kg静脉推注)± 咪达唑仑(30～60 g/kg静脉推注),总是与阿托品(20 g/kg)联合使用防止新生儿迷走神经过度反射。

❖ 需要3个人:一名操作者和两名助手,其中一人使新生儿处于正中位(头部在中轴线上),另一人抽吸。疏通和排空胃,单向阀球囊通气(BAVU)或最好用面罩和T组合复苏器(Néopuff®)维持空气/O_2、合适的SpO_2或在需要胸外按压时提供纯氧(ILCOR 2015)。

❖ 时间顺序(图2-65):

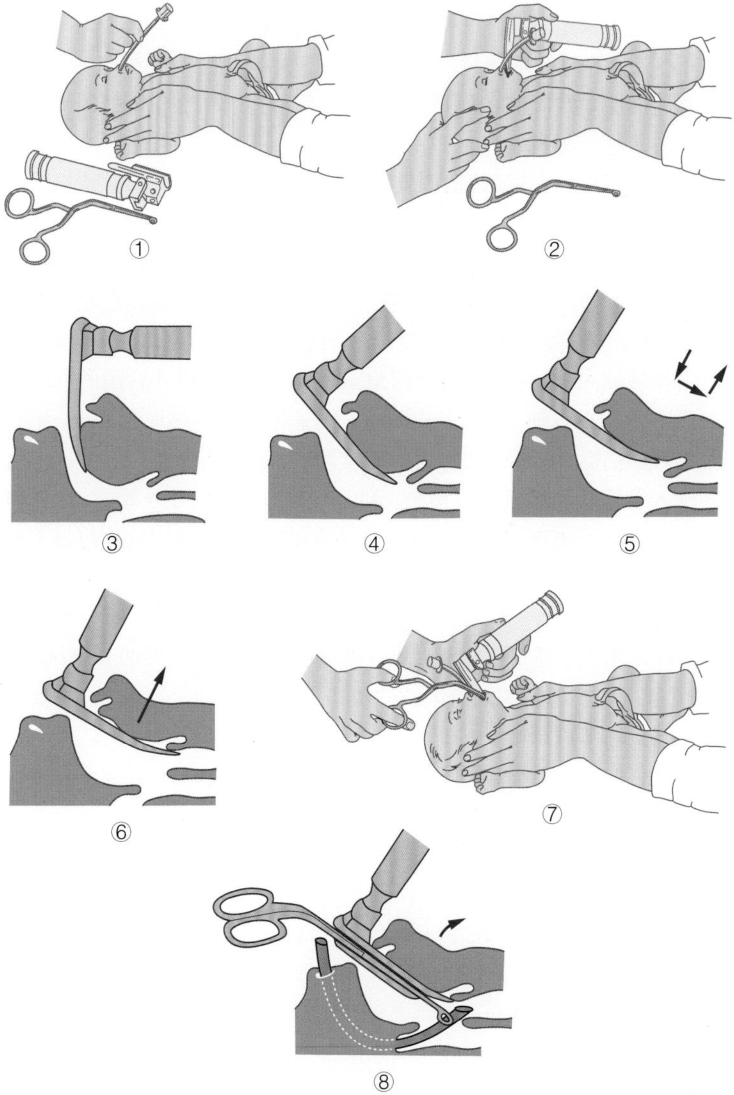

图2-65　经鼻气管插管

把6～8 cm长的气管导管插入鼻孔，超过悬雍垂（图2-65①）。如果很难通过鼻孔，试试另一个鼻孔，不要用力；
用左手水平插入喉镜镜片，由右侧靠近嘴唇（图2-65②、③）。把舌头往上往左推（图2-65④）。定位悬雍垂正中间，在口咽部用气管导管末端遮住食管口；
暴露声门：握住喉镜镜柄抬起舌头和下颌骨（不要撬起）并将镜片准确插入正中平面直到看见会厌（图2-65⑤）。抬起会厌：放低镜片右侧，向前向上直到看见声门孔，在矢状面中呈三角形，侧边是声带（图2-65⑥）。在暴露困难的情况下，操作者或助手可以把左手小拇指轻轻地按在颈前侧气管上使声门下降。良好的视野是必不可少的；
把导管插入声门孔：用右手将Magill钳斜着滑入镜片右侧的口腔中而不是在视线轴上（图2-65⑦）。钳子将导管末端取出1 cm，使它接触声门孔，在声带间不用力地推动它，头部稍弯曲（图2-65⑧）。插入导管直到黑色标记消失。Magill钳是用来引导导管的，在任何情况下都不能穿过声带。在气管插管结束时，在喉镜镜片前将它取出。除了明显的死亡状态，呼气时导管中会出现雾气；
控制和固定导管：操作者将导管固定在鼻孔上，助手用手动呼吸器通过控制压力来通气。胸廓出现呼吸运动，听诊呈对称呼吸音，SpO_2上升，心率（FC）加快。有浓稠的胎粪、母体血凝块。如果30 s内面罩通气无效，应对新生儿进行抽吸；
在气管内，在喉镜暴露下使用10号或12号吸引管或是相应体重推荐的气管插管导管内径大1/2的吸痰管。

❖ 导管放好后，根据7公式调整鼻孔的厘米标记：
7 cm+1 cm/kg（3 kg的婴儿标记10）；
经口气管插管时，公式为：6 cm+1 cm/kg；
用小胡子胶带固定导管。将导管连接到带有压力表的手动呼吸器、Neopuff® 婴儿或T组合复苏器链接到提前设置好的呼吸机上。气管插管后，将胃管斜插入，排出胃中的空气。

使用注意事项

❖ 牢牢固定住导管避免脱管。

- ❖ 遵循无菌原则，对抗体温过低（针织帽、聚乙烯袋）。
- ❖ 监测 SpO_2（脉搏血氧仪放在右手导管上方），监测心率。
- ❖ 通过呼出 CO_2 检查气管导管的正确位置（新生儿传感器）。
- ❖ 保证持续湿化，抽吸分泌物。使用包括加湿器和加热器的回路或连接新生儿呼吸机。
- ❖ 在出现困难的情况下，30 s后手动面罩通气而不是继续困难气管插管，患儿难以忍受。进行密闭良好的手动通气，等待更有经验者的增援。
- ❖ 如果左侧的听诊呼吸音更弱，可能发生右主支气管插管。在听诊器的控制下重新插入导管直到插管成功。注意脱管：通过呼出 CO_2 检验。如有疑问，应在喉镜下检查。在早产儿中，当插入食管听诊音会被误认为是肺泡音。
- ❖ 在严重不适应宫外生活的情况下，首先选择通气。在气管插管和通气后，大多数患儿心率加快、身体红。如果30 s有效通气后心率＜60次/分，则行胸外按压且 FiO_2 增至100%。
- ❖ 难以通过声门下区的情况下，用小内径导管（2.5而不是3）。不选内径＜2.5的，在大多数早产儿中，由于阻力太大无法进行适当通气。
- ❖ 使用大内径导管（3.5而不是3）吸引胎粪或母体血凝块，如果呼吸机潮气量测定的漏气百分比很高则对持续缺氧的患儿重新插管。
- ❖ 特殊情况：伴Pierre-Robin综合征的新生儿（轻度下颌后缩、腭裂、舌后坠）插管非常困难，院外插管是不可能的。放置00号或0号Guedel口咽通气管可以保持气道通畅。体重2 kg以上的新生儿也可以用1个喉罩，尺寸1和1.5。

潜在并发症

操作过程中

- ❖ 最常见的：

  缺氧和高碳酸血症。预给氧 ↘；

  缺氧或迷走神经反射引起的心动过缓，用阿托品预防；

  其他节律不齐：恢复面罩和球囊纯氧通气；

  血压变化导致脑室出血，尤其是早产儿；

插入食管。

- 罕见：
  咽部创伤；
  建立假通道；
  气管撕裂；
  下牙龈损伤。

和导管及其固定有关

- 意外脱管。
- 导管阻塞。
- 导管刺激导致心动过缓。
- 选择右侧气管插管。
- 肺不张，气胸。
- 支气管痉挛。
- 院内感染。
- 拔管失败。
- 声门下区水肿，喉部肉芽肿，声带粘连。
- 声门下区狭窄。

机械通气相关

- 气压伤。
- 早产儿支气管发育异常（气压伤，自由基的作用等）。

转运监测

- 固定导管。
- SpO_2维持，最大限度地调整FiO_2和呼气末正压（PEP）。
- 经皮$PaCO_2$，调整呼吸机的压力和频率。
- 呼出CO_2能检验是否是气管内插管（不能监测循环情况以及没有CT时）。

  由于新生儿的死亡区间非常大，传感器的数值不会一直不变，更不用说早产儿。CO_2值对于肺部疾病不可靠。最好用PO_2/PCO_2来调整通气。

重要事项

- 用直镜片提起会厌。
- 了解适用于不同体重的导管内径以及7号或经口气管插管时的6号。
- 在插入导管前充分暴露声门。
- 如果失败再次用面罩或球囊通气，根据SpO_2调整FiO_2。
- 胎粪吸入不再是面罩通气的禁忌证（ILCOR 2015）
- 面罩通气的唯一禁忌证：先天性膈疝。
- 非紧急情况下进行镇痛镇静。
- 有自主呼吸不要插管。
- 保证通气可控（人工或机械）。
- 监测SpO_2和经皮PCO_2：避免低氧血症和低碳酸血症。

诺埃拉·洛德（Noëlla LODÉ）

胸腔穿刺/引流（自体输血）

院前适应证

❖ 任何有临床表现且危及生命的胸腔积液（气胸、血胸、血气胸）必须在院前引流。

❖ 在没有X线的情况下，完全依靠临床检查明确诊断。

❖ 胸腔积液的2种情况可能危及生命：

血流动力学影响：快速灌注无改善的低血容量性休克或心源性休克（与积液压迫有关的心脏舒张功能不全）；

通气功能影响：肺泡内的气体交换障碍、呼吸窘迫。

禁忌证

❖ 任何能够等到到达医院引流的胸腔积液都是院前引流的禁忌证。

材料准备

❖ 胸腔引流盘包括：

无菌手套；

无菌手术巾和无菌敷料、棉球和碘酒；

注射器和穿刺针；

1%利多卡因®；

手术刀；

尺寸合适的带泡沫端的Joly引流管（成人24或28CH）；

单向Heimlich瓣；

尿袋；

Kocher钳；

带直针的线。

技术的描述

❖ 在院前外伤的紧急情况下，2种危及生命的情况可以进行胸腔引流：

血气胸是首要的临床症状（刀伤或枪伤）。有明确证据显示存在通气障碍和（或）血流动力学障碍：

- 如果是闭合性气胸，患者应在局部麻醉后取半卧位，立即行穿刺针穿刺。排气足以使患者病情改善。
- 如果持续危及生命的是血胸，往往在意识清醒、躁动不安、非常痛苦的情况下首先不进行引流。气管插管后，用纯氧气囊按照其自主呼吸节律通气，然后引流积液。一旦引流管就位，患者可开始控制下通气。

多发伤患者处于非常痛苦的状态，没有明显胸外伤的证据。给患者插管、球囊通气，听诊和胸部检查发现血气胸，在患者连接呼吸机之前引流。

❖ 除了创伤的情况外，自发闭合性气胸是唯一一种用穿刺针简单穿刺就能减轻血流动力学障碍的情况。

穿刺点的选择：关键步骤

❖ 引流管不得放置在：

锁骨中线内侧，因为有损伤胸廓内动脉和压迫纵隔的风险；

两乳头水平线以下（D4），因为横膈上抬会有横膈穿孔伴肝脾伤口的风险。

❖ 在实际操作中，建议2个穿刺点：

锁骨中线第2肋间，但不排除压迫纵隔导致纵隔损伤的风险；

推荐腋中线第4肋间，将引流管朝向上胸部，降低产生纵隔伤口和横膈伤口的风险。

穿刺前的规范

❖ 在闭合性气胸或张力性气胸的情况下，加压空气会从胸腔内逸出。

❖ 它还可以确认穿刺积液的存在和性质并且降低造成肺实质伤口的风险。

穿刺技术

❖ 排出闭合性气胸的气体：

皮肤消毒（敷料和无菌手套）；

穿刺点：锁骨中线第2肋间，患者取半卧位（图2-66）；

用20 mL注射器上的16或14G穿刺针沿下位肋骨的上缘，在持续吸气下进行；
一旦进入胸腔（空气突然涌入注射器），注射器和针芯就与穿刺针分开（图2-67）；
穿刺针用线固定在皮肤上。

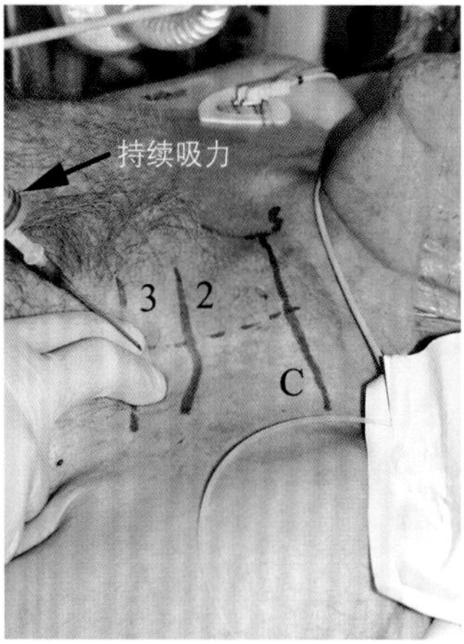

图2-66　穿刺点

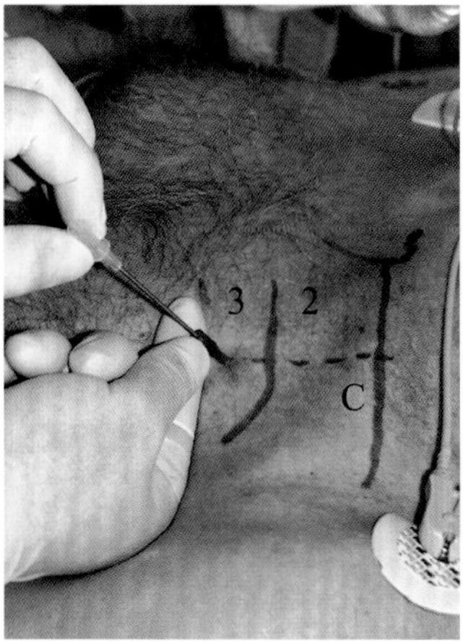

图2-67　针芯与穿刺针分开

Joly引流管

- 放置快速，便于院前紧急情况使用（引流管直接链接在针芯上）。
- 彻底消毒皮肤和严格无菌操作后，示指标记第4肋间隙下位肋骨的上缘以免造成肋间血管神经束损伤（图2-68）。
- 对于意识清醒的患者，我们从不同皮肤肌肉层面到胸腔进行局部麻醉，用10 mL注射器（含1%利多卡因®）保持持续抽吸状态。
- 直接抽出空气或血证实诊断。
- 在平行于第4肋间下位肋骨上缘1 cm处切开皮肤。
- 用小指和手术钳一层一层打开通道直到壁层胸膜。
- Joly引流管垂直地插入皮肤。穿刺针芯泡沫端能通过肋间隙的不同层面（图2-69）。

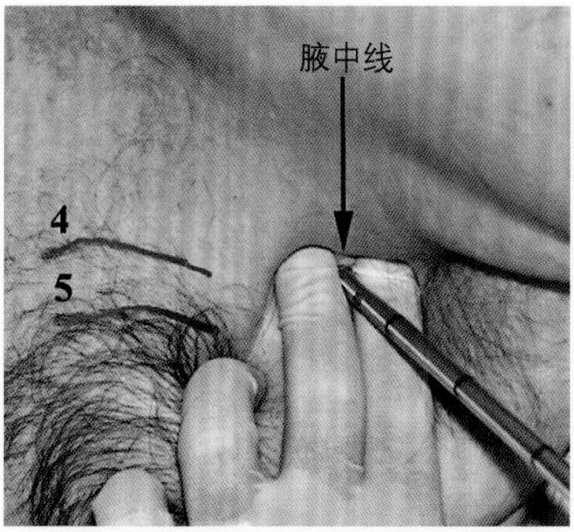

图2-68　示指标记

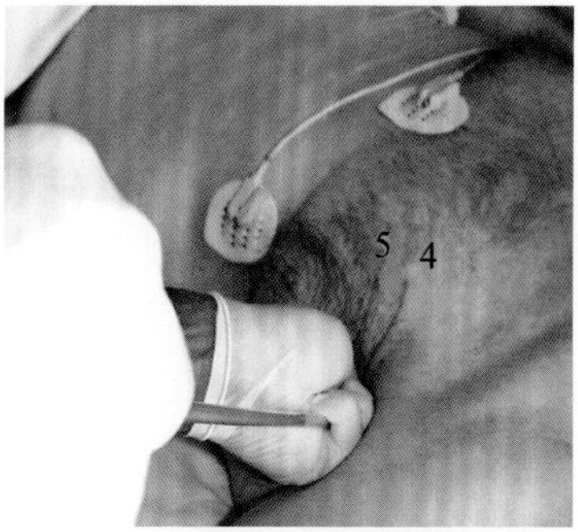

图2-69　垂直插入

- 进入胸腔会有落空感。从那时起，穿刺针就不再深入。
- 穿刺针拉倒引流管内1 cm处，末端变钝。
- 穿刺只能定向引流管，对于血胸患者方向向下向后，气胸患者方向向上、向前。
- 然后拔出针芯。
- 引流管立即连接到Heimlich瓣上，Heimlich瓣又连接到储液袋上（通常是一个尿袋）。用线把引流管牢牢固定在皮肤上。一旦拔出引流管等待囊能够堵住开口。

  Heimlich瓣是一个防逆双阀门，当手动压缩时，它可以形成负压便于积液排出（图2-70）。

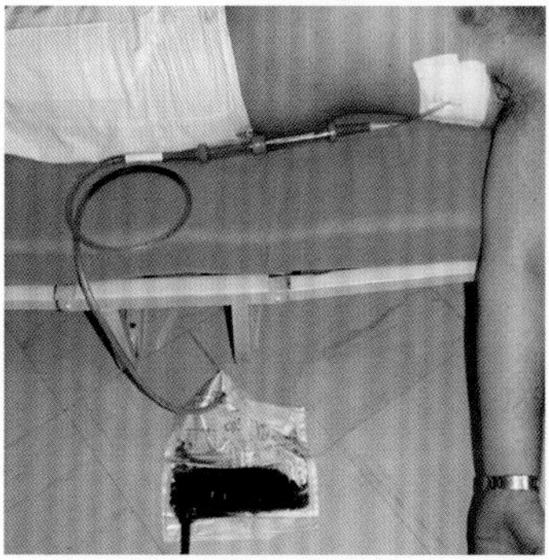
图2-70　排积液

操作注意事项

- 只引流有明显临床症状以及引起血流动力学障碍和通气障碍的积液。
- 在第4肋间腋中线上穿刺。
- 在放置引流管前，先进行诊断性穿刺。

潜在并发症

- 穿刺过多可能会导致纵隔损伤或胸廓内动脉损伤。
- 太低的穿刺可能会导致横膈或肝脾损伤。
- 如果Joly穿刺针芯插得太深可能会导致肺部损伤。
- 左侧横膈破裂腹部脏器会穿到胸腔内，会误诊为左侧血气胸导致引流的医源性损伤（肺部损伤或疝）。
- 右主支气管单肺插管时，会误诊为左侧血气胸导致引流的医源性损伤（肺部损伤）。
- 如果未链接Heimlich瓣，有发生张力性气胸的风险。

转运监测

- 基于反复的临床检查和监测：
  通气监测：听诊两肺野、通气压力、脉搏血氧、二氧化碳图；
  监测血流动力学：脉搏、血压（收缩压、舒张压、平均动脉压）、ECG、颈静脉状态、心脏听诊、微量血细胞比容或血红蛋白；
  从胸腔引流管中排出血：原则上，任何引流超过500 mL血就应夹闭，通过压迫局部止血。在这种尝试失败的情况下，也就是说循环障碍加重，可以尝试自体输血。

自体输血

- 与胸内或心脏大血管损伤有关的血胸，其特征是出血过多超过治疗可控的范畴。想利用钳夹胸腔引流管以控制出血在这种极端情况下是天方夜谭。用胶体溶液快速灌血管会有血液稀释耐受极限。
- 从胸腔收集新鲜血液，立即自体血回输给患者。基础自体输血回输系统在自体输血技术中占有特殊地位：实际上，它是唯一一种在外科手术之外能够容易收集并且通过基础的自体输血路线重新输入血性积液的装置。
- 这种技术的安全性是基于以下情况：
  凝血功能异常和自体去纤维蛋白血液不会引起出血并发症中的严重

凝血障碍；

自体输注的红细胞功能明显优于用不同方法保存的红细胞；

自体血液中的游离血红蛋白从不会导致肾小管-间质性肾病；

自体血液中的微粒和微团从不会导致肺部并发症；

外伤性血胸的自体输血未出现过感染性并发症。

❖ 在临床实践中，自体输血系统非常简单，满足院前医疗的需要，可以在几分钟内实施：将胸腔引流管插入胸膜腔，然后通过Heimlich瓣连接尿袋。当尿袋装满后，断开。

Heimlich瓣，然后连接Blood Pump®球型导管。然后通过简单的重力用14G外周静脉导管或大内径的股静脉鞘管将血液再输注给患者。添加抗凝剂是没用的。根据出血量可以重复操作几次。只有当尿袋没有防回流瓣时，该系统才起作用。否则，必须使用市场上的自体输血套件。引流出的血液被收集到特殊的储存器里（图2-71）。一旦装满，只需按下储存器上方的按钮血液就会流到连接在其底部的血袋里（图2-72）。然后用这个血袋给患者输血（图2-73）

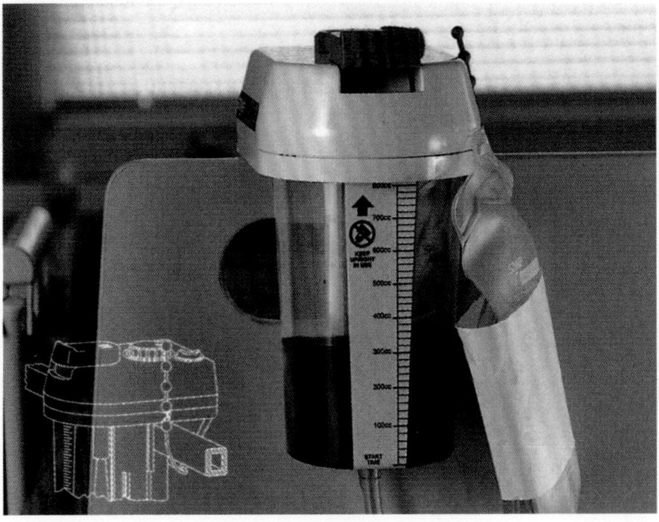

图2-71 血液收集储存器

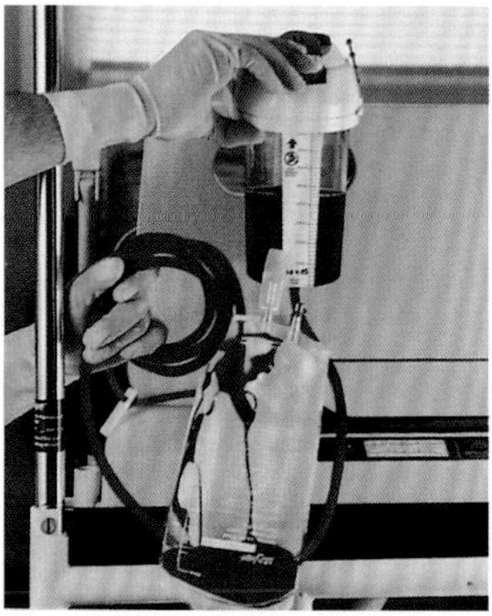

图2-72　血液收集血袋

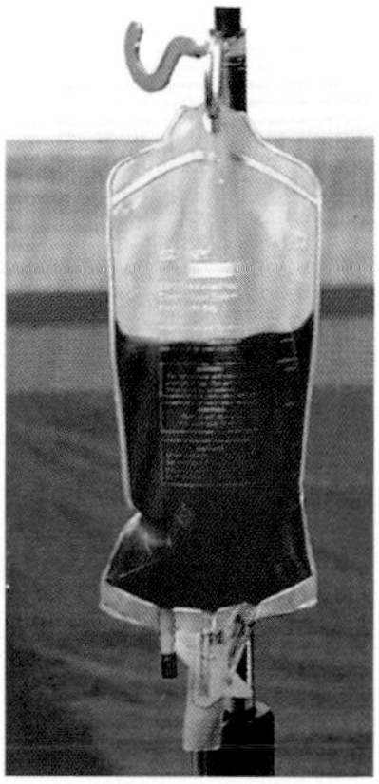

图2-73　输血血袋

重要事项

- 应该首选穿刺针和短导管进行穿刺。
- 只有在明确诊断和危及生命的情况下才设置引流管。
- 用Heimlich瓣缓慢引流积液，避免“空泡”水肿（如果是气胸）或再次出血（如果是血胸）。
- 对于自体输血，血液导管滤过器已足够（120 μm）。不需要40 μm的特殊滤过器。

帕特里克·巴里奥特（Patrick BARRIOT）

心 包 穿 刺

院前适应证

❖ 由于心包积液（尤其是胸部穿透或非穿透创伤、肿瘤、细菌或病毒感染）引起的心包压塞导致的血管扩容治疗无效（1 000 mL胶体液）的严重血流动力学不稳定（持续的血管塌陷，表现为无创的方法测不出动脉血压），无法恢复有效血容量，机械通气患者尤其明显（因为静脉回流受阻）。若不及时处理，将引起心脏泵功能衰竭。

❖ 心包压塞引起的心搏骤停（若不行心包穿刺，体外心脏按压无法使心搏恢复）。

禁忌证

❖ 不能确诊是由积液引起的心包压塞。

物品准备

❖ Kit心包穿刺套件

穿刺

❖ Tuomy穿刺针1个，连接在20 mL注射器上（图2–74）。

❖ 3通接头1个。

❖ 无菌鳄鱼夹1个。

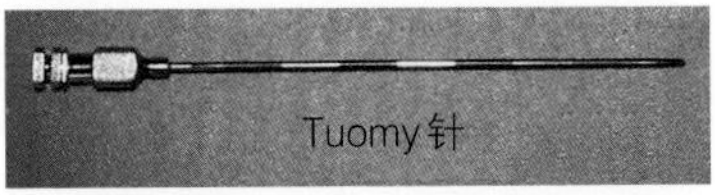

图2–74　注射器

局部麻醉

❖ 10 mL注射器1个。

❖ 皮下注射针1个。

❖ 0.1%的利多卡因®1支。

❖ 无菌洞巾、无菌手套、无菌纱布、消毒剂（碘酒或碘伏®）。

操作步骤描述

❖ 给患者建立至少1条静脉通路（连接大直径输液针），输注生理盐水，连接心电监护。

❖ 患者尽量取半坐位。

❖ 戴无菌手套，消毒穿刺部位皮肤，铺无菌洞巾。

❖ 优先采用剑突下入路：定位点为剑突下 5 cm，胸骨左侧 1 cm（图 2-75）。

❖ 若患者是清醒的，需要局部麻醉（在左侧剑突-肋骨夹角处皮下注射 1% 利多卡因）。

❖ 可以使用鳄鱼夹将穿刺针和心前区监护电极连接起来，以便实时监测穿刺过程（图 2-76）。

❖ 从左侧剑突下与肋缘夹角处进针，针尖向上、向外和向后倾斜，与皮肤成 0°～30° 夹角，从肋骨后方穿入心包腔。

❖ 置入软管引流，置管位置以左锁骨中线为宜。

❖ 进针 2～5 cm 达到心包腔。

❖ 穿刺针进入心包后（有明显落空感，注射器中出现柠檬色液体或不凝血）停止进针。

❖ 穿刺针若接触到心外膜引起心电图变化，如 ST 段抬高（接触到右心室），P 波增宽或 PR 段抬高（接触到右心耳）。

❖ 抽液 50～100 mL→，颈静脉怒张 ↘，血压 ↗。

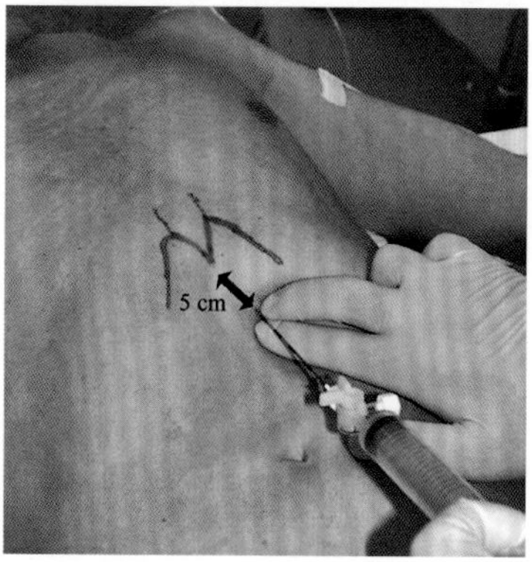

图 2-75　剑突下入路

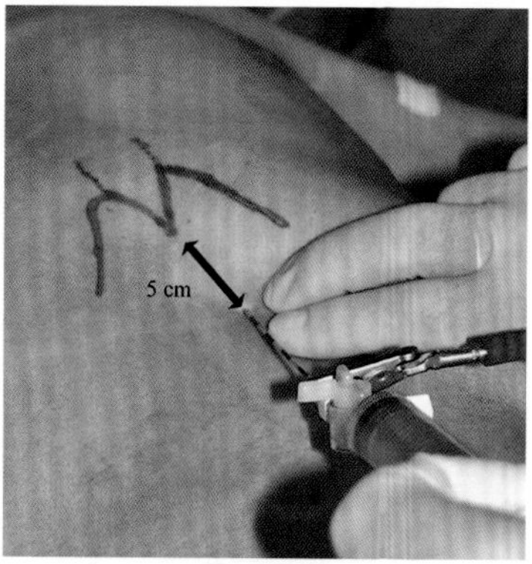

图 2-76　鳄鱼夹连接穿刺针与电极

注意事项

- 确保至少开通1条大静脉。
- 预先予阿托品® 0.5～1 mg静脉注射（预防迷走反射）。
- 操作包内备阿托品®（1 mg），预防迷走反射。

潜在并发症

- 心室壁或冠状动脉损伤。
- 穿刺针穿过心包时可能引起迷走反射导致动脉血压降低。
- 心律失常。
- 出血性心包积液，心包压塞液对出血部位有压迫性止血的作用，心包穿刺后这种压力平衡会被破坏，导致再次出血。

术后监测

- 脉搏，血压，SpO_2。
- 右心功能不全的体征。
- 心电监护（全程监测）。

重要事项

- 重要的不仅仅是穿刺本身，预先扩容，O_2，± 局麻或全麻（氯胺酮、依托咪酯）下气管插管，呼吸球囊辅助呼吸。不需要控制通气。
- 不要延迟患者的转运。
- 转运过程中患者随时可能因心包压塞发生血循环衰竭，所以转运车上需配备心包穿刺包。
- 穿刺有50%的概率可能为假阳性或假阴性。
- 对怀疑有心功能衰竭的患者，抽液应缓慢进行，以防静脉回流突然增加使得患者发生肺水肿。
- 鳄鱼夹必须固定在金属部件上，对带有塑料底座的新型穿刺针是无效的。

帕特里克·普莱森斯（Patrick PLAISANCE）

策略
技术
备忘录
药物

ST 段抬高型急性冠脉综合征的溶栓

☞ 急性冠脉综合征（ACS）是一组冠状动脉被血栓完全或部分堵塞，导致心肌缺血，直至坏死（心肌梗死）的临床综合征。

☞ ACS有2种类型，ST+的ACS存在ST段的抬高或叫做STEMI（ST-Segment Elevation Myocardial Infarction）对应的病理改变为冠脉完全堵塞；另一种为非ST段抬高型ACS或叫做NSTEM（non STEMI）。

☞ 发病率（法国ST+的ACS发病率是100 000例/年）。

☞ 死亡率变化较大，近几年由12%下降到4%，这要归功于冠状动脉血管成形术的发展、介入心脏病学中心和重症心脏监护室的成立、新型抗血小板疗法的运用和院前医学预防、登记和评估系统的进步。

☞ ST+ACS是一种绝对的急症，是早期冠脉血运重建的适应证之一。目前，其一线治疗方式是在确诊后经皮冠状动脉血管成形术（在治疗时间窗范围内时）。

☞ 在确诊后120 min之内无法完成经皮冠状动脉血管成形术，排除禁忌证后可以给予溶栓治疗。

☞ 溶栓的疗效取决于能否早期给药。

☞ 溶栓治疗即使实现冠脉完全再通，后期仍需要再行血管成形术。

ST+的ACS再灌注策略选择：院前溶栓还是血管成形术？

❖ ST+的ACS的治疗依赖于早期冠状动脉再通。

❖ 近年来，基于大型临床试验、Meta分析和各国及国际注册登记系统（法国为FAST-MI），国际指南对SCA ST+的建议发生了较大变化。

❖ 冠脉再灌注的方式，选择血管成形术还是溶栓治疗，主要取决于患者发病至就诊之间的时间，以及将患者转运至血管造影室的可能性，主要与下列要素有关：

出现症状的时间；
首次就医时间；
诊断为STEMI的时间，即首次心电图检查确诊的时间。必须在就诊10 min内完成18导联心电图，同一部位至少2个导联ST段抬高（前壁和左胸导联，即V4～V6，抬高1 mm；右心前区导联，即V1～V3，抬高2 mm；后壁导联，即V7～V9，抬高0.5 mm），或缺血性疼痛导致新发的束支传导阻滞；心电图在出现典型改变前需要重复采图；
行冠脉造影术的同时可行血管成形术。

❖ 2000年以来，血管成形术无疑成为首选治疗策略：在时间允许的情况下，这是最安全、最有效的技术。急诊血管成形术已被证实显著优于溶栓治疗，主要体现为可以显著降低再梗死率（3%对7%）和死亡率（7%对9%），甚至能降低远期发生脑血管意外的风险（8%对14%）①。
❖ 如果无法在120 min内行血管成形术，溶栓治疗后进行冠脉造影证实获得的再灌注率与血管成形术一致（STREAM研究），治疗开始得越早越好。
❖ 欧洲心脏病学会（ESC）指南每5年更新一次，最新的建议如下（图2-77）：
  - SCA 起病12 h内：
    - 如果第一次心电图诊断至转运到血管造影室之间的时间预计小于120 min，首选血管成形术，建议尽可能在90 min内完成。
    - 如果第一次心电图诊断至转运到血管造影室之间的时间预计超过120 min，建议排外禁忌证后予溶栓治疗。
    - 如果决定溶栓治疗，必须在10 min内推注溶栓药物，患者后续需到介入心脏病学中心接受冠脉造影检查和后续的血管成形术。

---

① 数据来自2003年发表在柳叶刀杂志的一项meta分析：*Keeley EC, Boura JA, Grines CL. Primary angioplasty versus intravenous thrombolytic therapy for acute myocardial infarction: a quantitative review of 23 randomised trials; Lancet 2003; 361: 13-20.*

策略
技术
备忘录
药物

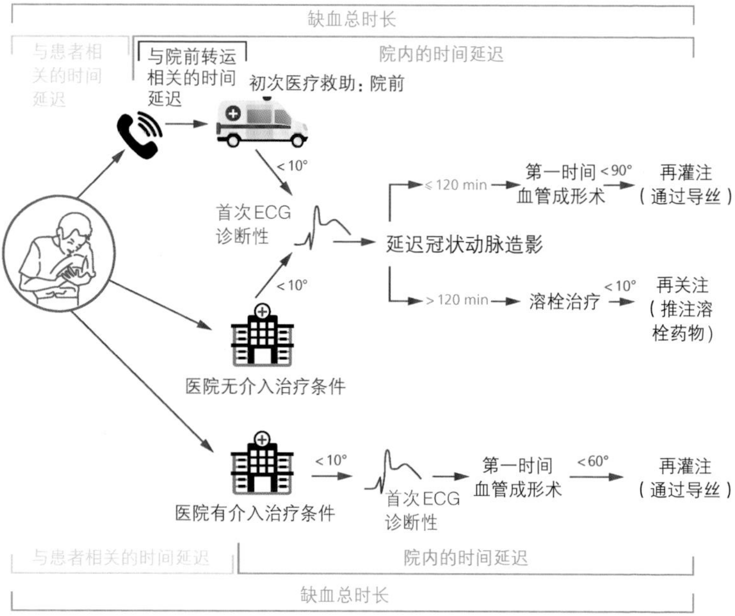

图2-77　欧洲心脏病学会推荐的ST+ACS管理指南（2017）①

若SCA已超过12 h，但症状持续存在，伴有血流动力学不稳定或心律失常，建议行血管成形术。

溶栓：一种应尽早进行的有效疗法

❖ 在尽早给药的情况下，溶栓对50%～70%的病例来说都是一种实现再灌注的有效方法。多项随机对照研究发现，与安慰剂组或常规治疗组相比，溶栓治疗对ST+ACS的有效性及对发病率和死亡率都具有无可争议的益处。溶栓治疗具有以下优点：

减少心肌坏死的面积；

① 2017年欧洲心脏病学会急性ST段抬高型心肌梗死管理指南。欧洲心脏病学会ST段抬高型急性心肌梗死管理工作组，2017；39（2）：119-177。

保留左心室功能；
降低死亡率；
降低心源性休克的风险。

- 若施行溶栓治疗（心电图诊断或冠脉造影＞120 min），必须在院前尽快开始：
  初始症状出现后，溶栓开始的时间越早成功率越高（＜60 min：每1 000名患者中能存活60～80名；1～3 h：每1 000名患者中能存活30～50名）；
  初始症状出现3 h内进行溶栓治疗，对死亡率和病情严重程度具有潜在益处（GISSI和EMIP研究）。或初始症状出现3 h后再溶栓，获益/风险比将降低。因此，需要根据具体情况来选择溶栓治疗或血管成形术。超过12 h，不再推荐溶栓治疗；
  最新的指南建议，如果选择溶栓治疗，需要在决定溶栓治疗10 min内开始（STREAM研究）。
- 溶栓是一种易于实施的治疗方法，在严格遵守适应证和禁忌证的情况下，这种治疗方法是安全的：
  溶栓的优点在于方法简单易行（静脉推注溶栓药物即可），可以就地进行治疗，节省至少1 h的时间。
  只要排除了禁忌证，死亡率很低，且院前阶段的死亡率几乎为零。
  在诊断不明确的情况下（如心电图改变不典型），建议行血管成形术。
  对于不同性别和年龄的患者，溶栓药物的剂量都是相同的，但应充分了解使用方法和注意事项。

必须严格遵守的禁忌证

- 主要并发症是严重的出血倾向。
- 绝对禁忌证：
  既往出血性脑血管意外或不明原因脑血管意外病史；
  6个月内缺血性脑血管意外或短暂性脑缺血发作病史；
  严重的中枢神经系统疾病病史（肿瘤、动-静脉畸形、脑补外科手术）；
  最近3周接受过外科手术或遭受严重的创伤；

策略 技术 备忘录 药物

最近1个月内消化道出血；
已知的凝血功能障碍；
主动脉夹层；
24 h内不可压迫部位的穿刺操作（腰穿、肝脏穿刺或肌肉组织穿刺活检）。

- 相对禁忌证：
  6个月内短暂性脑缺血发作；
  口服抗凝药；
  妊娠或产后1个月内的女性；
  未控制的重度高血压（收缩压＞180 mmHg或舒张压＞110 mmHg）；
  严重的肝肾功能不全；
  1个月内胃-十二指肠溃疡病史；
  感染性心内膜炎；
  难以恢复的心搏骤停。
- 心源性休克病例：不推荐溶栓，首选血管成形术。
- ST+ACS心搏骤停的处理案例：溶栓无效，复苏后行血管成形术。
- 老年人：75岁以上老年人溶栓药物剂量应当减半（STREAM研究）。

溶栓药物和辅助治疗的选择

- 替奈普酶、阿替普酶和瑞普酶是推荐的溶栓药物，因为它们能特异性溶解纤维蛋白。
- 替奈普酶使用简便、出血并发症少，75岁以上老年人建议剂量减半。

链激酶（Streptase®）

- 血浆半衰期=30 min。
- 多数患者会出现过敏反应和低血压。
- 注射后至少6个月内不得重复使用。
- 需要静脉注射清华可的松琥珀酸酯（100 mg）或Solumédrol®（1 mg/kg）。
- 剂量：150万单位60 min内静脉泵入。
- 由于成本较低，目前发展中国家还在使用。

重组组织型纤溶酶元激活剂（爱通立®）

❖ 血浆半衰期=3～9 min。

❖ 静脉推注15 mg负荷量，30 min内按照0.75 mg/kg的剂量静脉泵入，随后减量至0.5 mg/kg 60 min内静脉泵入维持。

❖ 不可使用葡萄糖注射液配置。

瑞替普酶（派通欣®）

❖ 半衰期短。

❖ 剂量：2 min内静脉注射10个单位，30 min后重复。

替奈普酶（TNK-tPA）（Métalyse®）

❖ 血浆半衰期=20～30 min。

❖ 剂量：根据患者体重计算。1 mL溶液/10 kg体重（=100单位/kg），5～10 s内静脉推注。

❖ 75岁以上患者剂量减半。

❖ 不可使用葡萄糖注射液配置。

辅助溶栓治疗

❖ 推荐联合使用抗血小板药物和抗凝药物。

❖ 抗凝药物：

研究表明，低分子量肝素（HBPM），尤其是依诺肝素，优于普通肝素。

75岁以下患者HBPM剂量：依诺肝素30 mg静脉注射，15 min后按照1 mg/kg的剂量皮下注射。

75岁以上患者，肾功能不全或有出血风险的患者：0.75 mg/kg皮下注射。

❖ 抗血小板药物：

阿司匹林：250 mg，静脉注射；

氯吡格雷（波立维®）：300 mg口服（只有氯吡格雷被证实与溶栓有关）。

潜在并发症

过敏

❖ 常见于链激酶（5%的病例会发生）。

❖ 最常见的类型：皮疹。
❖ 过敏性休克非常罕见（0.1%左右的发生率）。
❖ 溶栓前予糖皮质激素预防。

出血

❖ 很难区分是自发性出血还是溶栓药物相关的出血。
❖ 穿刺部位出血或气管导管内出血。
❖ 应立即停用溶栓药物。

血流动力学改变

❖ 心力衰竭是基于临床表现诊断的，最常见于大面积梗死者。最常见的并发症是急性肺水肿和心源性休克。
❖ 急性肺水肿的治疗使用硝酸盐衍生物和利尿剂，不影响溶栓治疗。
❖ 心源性休克的处理则需根据医院的条件，选择冠脉造影、血管成形术或主动脉球囊反搏。

心脏传导系统异常

❖ 可能出现2种类型的房室传导阻滞（AVB）：
下壁梗死时，最常见二度房室传导阻滞（文氏现象，二度Ⅰ型）。
前壁梗死时，最常见二度Ⅱ型房室传导阻滞（莫氏Ⅱ型）或三度房室传导阻滞。
❖ 与其他类型的心律失常相比，房室传导阻滞发生率更低。
❖ 下壁心肌梗死是最常见的（约占20%），只有在血流动力学不稳定和有发生其他并发症的风险时才需要处理。
❖ 阿托品®（0.5～1 mg反复静推），异丙肾上腺素（Isuprel®）体外电复律是常用的治疗方法。
❖ 前壁梗死很少发生传导阻滞（仅1%～2%的案例发生）。

心律失常

❖ 心律失常与院前溶栓治疗无相关性。
❖ 约15%的患者会出现房颤心率（ACFA），其中90%发生在前48 h内。房颤通常是一过性的，其预后取决于是否发生与房颤相关的血流动力学异常。

❖ 还有一些室性心律失常：

室性期前收缩（ESV），可反复发作；

多源性室性心律失常；

室性心动过速（TV）；

室颤（FV），是最主要和最早出现的并发症。

❖ 出现室速和室颤，患者死亡率升高。治疗要根据室速的特点：对复律和胺碘酮静脉泵入反应良好。心跳呼吸停止时：紧急电除颤、心肺复苏、第3次电复律后予胺碘酮300 mg静脉推注，随后予150 mg。

转运期间的监护

❖ 监测多参数：血压、心率、SpO_2。

❖ 带有心电图导联和除颤手柄的监护仪，方便需要时快速进行电复律。

❖ 评估患者疼痛程度和再灌注体征。

❖ 监测出血并发症。

再灌注表现

❖ 30 min后即可出现再灌注症状和体征。

❖ 冠脉造影是证实血运重建的唯一方法（TIMI血流分级）。因此，必须做好一旦溶栓失败立即将患者转运至介入心脏病学中心接受冠脉造影或血管成形术的预案。

疼痛

❖ 可作为评估再灌注的良好临床指标，但具有一定局限性，因为使用镇痛药物（推荐使用吗啡）可能会掩盖疼痛症状，而且疼痛可能突然消失随后加剧，不能完全反应再灌注情况。

抬高的ST段抬高，降低或回落程度

❖ 需要动态观察心电图变化，抬高的ST段回落＞50%也是再灌注的征象，ST段的改变可能在溶栓后20 min即出现，但ST段的改变无特异性，有可能会无变化，或再溶栓前的基础上再度升高，应注意鉴别。

溶栓后管理策略：明确溶栓还是血管成形术

- 临床、电生理和节律学表现不足以确认再灌注是否成功，溶栓后冠脉造影检查能达到TIMI血流分级3级（闭塞冠脉的最大再通率）的患者不足60%。
- 据报道，溶栓后出现"再灌注征象"，但后续进行冠脉造影（无论后续是否行血管成形术），都可以改善冠脉的通畅程度，降低血栓形成和缺血的复发率。与之相对的，对仅在出现缺血及左心室功能障碍的征象时才进行机械再灌注则持观望态度。
- 后期血管成形术的时间窗已经成为多项随机对照研究的主题，由于存在出血风险，后期血管成形术的时间窗仍存在争议，但多项研究结果显示，该时间窗的中位数为2～24 h。
- 准确预测溶栓失败，并启动抢救性血管成形术也很重要（REACT研究）。
- 时间因素对于预测纤溶反应的好坏具有决定性意义：溶栓进行的越早，患者生存获益就越大。
- 因此，指南建议：

  接受溶栓治疗的患者必须转运至介入心脏病学中心。

  如果溶栓成功，无论是否行血管成形术，建议在第2小时至溶栓2 h后时间窗范围内行冠脉造影术；

  如果溶栓失败或出现明显的再闭塞征象，应立即行抢救性血管成形术。

重要事项

- 溶栓是ST+ACS的有效治疗方法。
- 当初次心电图确诊ST+ACS至行冠脉造影术的时间估计＞120 min，建议溶栓。
- 时间是决定溶栓效果的决定性因素，如果在胸痛发作3 h内接受溶栓治疗，患者获益最大。
- 若有溶栓指征，推荐在院前急救时即开始溶栓治疗，最好在决定溶栓治疗的10 min内即开始。

- 必须系统、严格地把握禁忌证，若有任何可疑禁忌证，则放弃溶栓治疗。
- 替奈普酶是使用最简便的溶栓药物（不能使用葡萄糖注射液稀释）。
- 根据体重计算溶栓药物剂量，老年患者剂量减半。
- 注射溶栓药物需持续监测临床参数和生命体征。
- 患者需转运至介入心脏病学中心。
- 溶栓后2～24 h内需要进行冠状动脉造影术和（或）血管成形术，或作为溶栓治疗失败的补救措施。

克莱门斯·鲍社因（Clémence BAUDOUIN）

骨内通道

适应证

- 心搏骤停患者。
- 建立血管通路困难。
- 休克状态。
- 严重烧伤。
- 严重脱水。
- 灾难医学。
- 特殊健康状况。
- 损伤控制等。

禁忌证

- 穿刺部位感染。
- 穿刺肢体骨折。
- 近期（48 h内）建立过骨通道。
- 穿刺肢体外科手术史（或假肢）。
- 胫前软组织过多（相对禁忌证）。
- 解剖学标志不明显（相对禁忌证）。

骨通道的优点

- 骨通道的优点。
- 穿刺时间＜60 s（快速）。
- 安全、有效。
- 输液速度与静脉通道相同。
- 可以快速输注液体和药物。
- 血管网丰富，即使在血管塌陷。

药物注射

- 除具有细胞毒性药物以外的所有药物都可以经骨通道注射。

❖ 局限性和动力学与外周静脉相同。
❖ 也可以注射造影剂，但需注意，不能带着骨通道进行MRI检查。

疼痛管理

❖ 建立骨通道与放置外周静脉通路的疼痛程度一样的。但是，经骨通道输液疼痛更明显。
❖ 建议注射1%或2%不含防腐剂及肾上腺素的利多卡因，建议参照网站的图表或说明书操作流程。

物品准备

必备物品（图2–78）

❖ 无菌纱布。
❖ 消毒物品。
❖ 普通手套。
❖ 0.9% NaCl注射液。
❖ 20 mL或10 mL注射器。
❖ 无菌输液器。
❖ 输液加压袋（成人患者），以便增加输液流量。

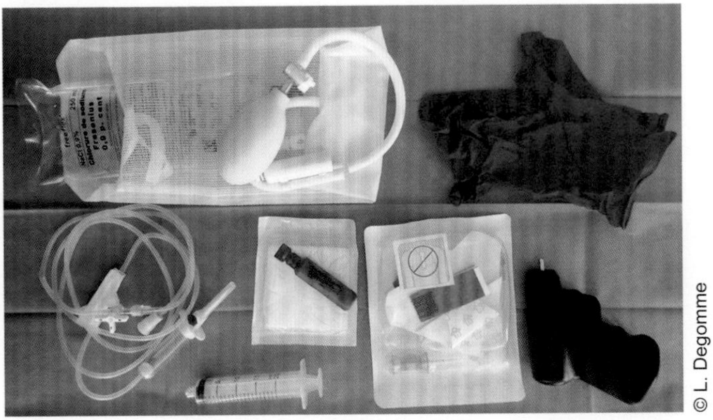

图2–78　物品准备

❖ 电动注射泵（儿童患者），以便增加输液流量。
❖ 电钻。
❖ 穿刺针（EZ-IO®：套件：穿刺针，输液器，手腕带，EZ-Stabilizer®，穿刺针盒）。
❖ 有3种可供选择的穿刺针型号（图2-79）：
红色穿刺针适用于3～10 kg的儿童；
蓝色穿刺针适用于10 kg以上的儿童及成年人；
黄色穿刺针适用于肥胖患者及选择肱骨头为穿刺点时使用。

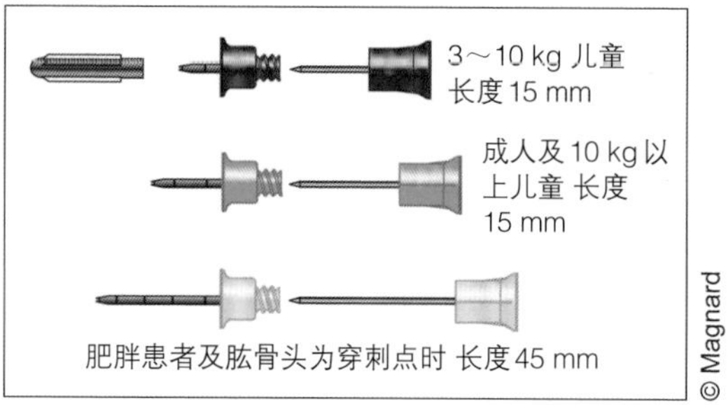

图2-79　所有穿刺针的直径均为15号

其他物品：NIO®和Cook®针

➢ NIO®
❖ NIO®是一种新型装置，适用于多种类型的患者（损伤控制、特殊健康状况和无法使用机械性设备等）的院前救治。
❖ 一次性使用，以减少交叉污染的风险。
他是一种一次性使用、即用型设备（适用于灾难医学、特殊健康状况等）。
❖ 针头隐藏的设置保证了安全。
❖ 一种快速血管通路。
❖ 该装置有两种类型（图2-80）：
适用于3～12岁的儿童型NIO：胫骨近端（红色）；

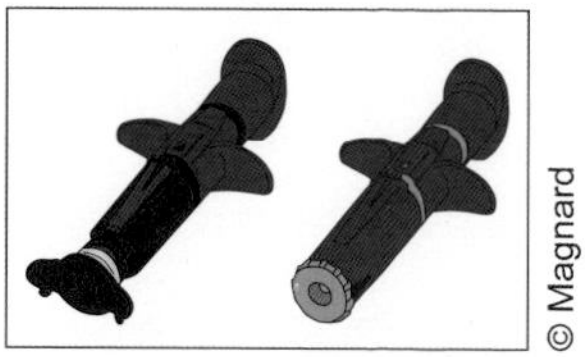

图2-80　两种类型NID

适用于12岁以上成人的NIO：胫骨近端和肱骨（蓝色）。

➢ COOK®针（图2-81）

❖ 适用于儿科，作为穿刺失败或S电钻故障时的替代。

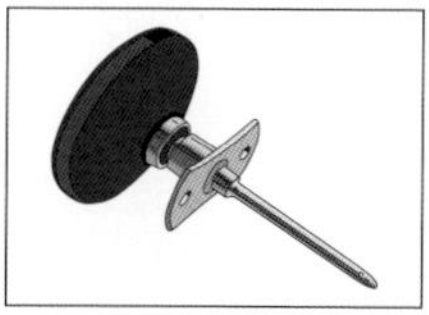

图2-81　COOK针

穿刺位置选择及穿刺步骤

❖ 无论使用哪种穿刺设备，步骤都是相同的。

成年患者

➢ 胫骨近端

❖ 找到胫骨前结节（TTA）后确定穿刺位点（图2-82）。

❖ 穿刺区域（蓝色方框）位于TTA下方（蓝色的点）（图2-83）。

❖ 穿刺部位消毒。穿刺区域（蓝色方框）位于内侧。

❖ 穿刺针垂直进入（图2-84）。

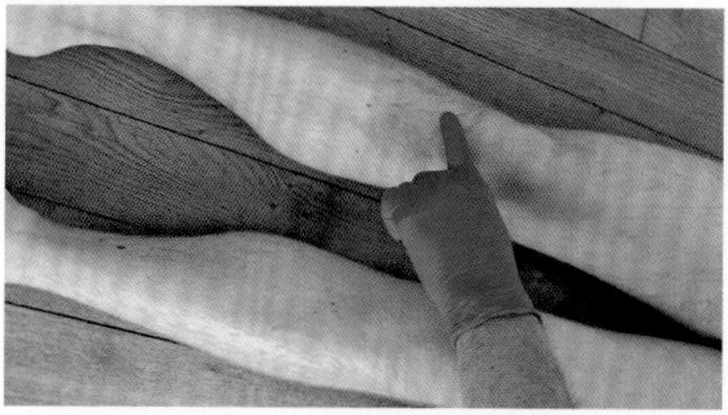

图2-82　带刺点

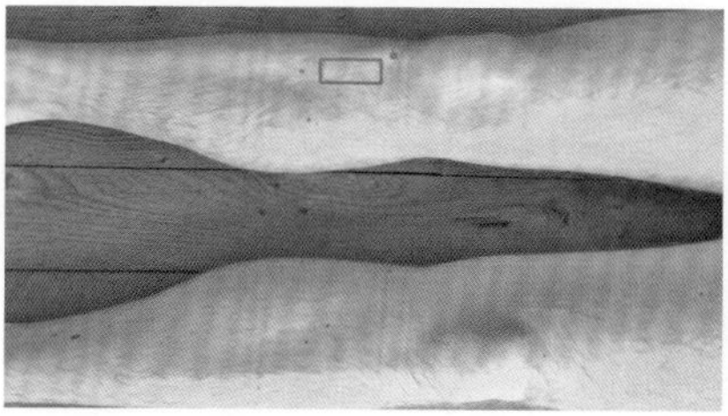

图2-83　带刺区域

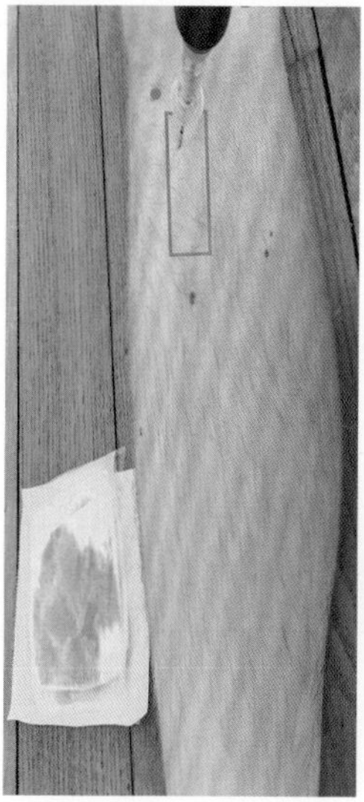

图2-84　垂直进入

❖ 在不移动穿刺针内栓的情况下穿透皮肤。
❖ 一旦针尖接触到骨质,按压穿刺针内栓。
❖ 当穿刺针穿过骨质时,会有落空感,此时松开内栓,穿刺针即就位。
❖ 取出穿刺针针芯,妥善保存(图2-85)。
❖ 放置EZ-Stabilizer®连接输液管并用注射器回抽(是否有血液或骨髓回流)(图2-86、图2-87)。
❖ 固定。
❖ 冲管是必不可少的步骤。不冲管,无法输液(10 mL生理盐水冲管)。

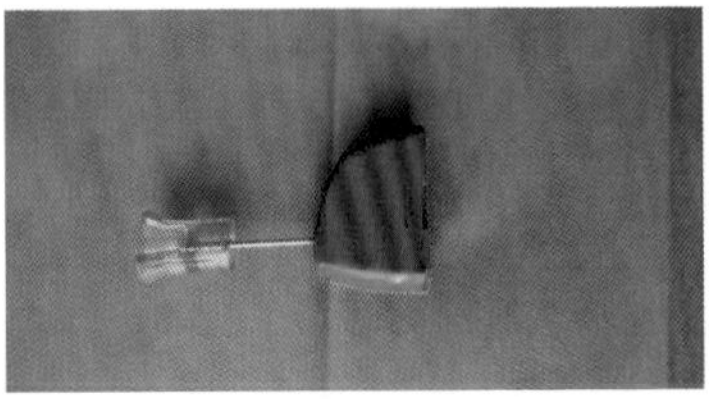

图2-85 针芯保存

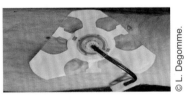

图2-86 连接输液管

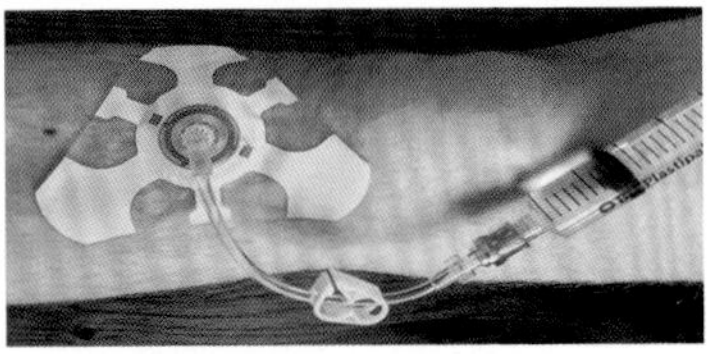

图2-87 注射器回抽

➢ 胫骨远端
❖ 穿刺点位于内踝下3指(图2-88、图2-89)。

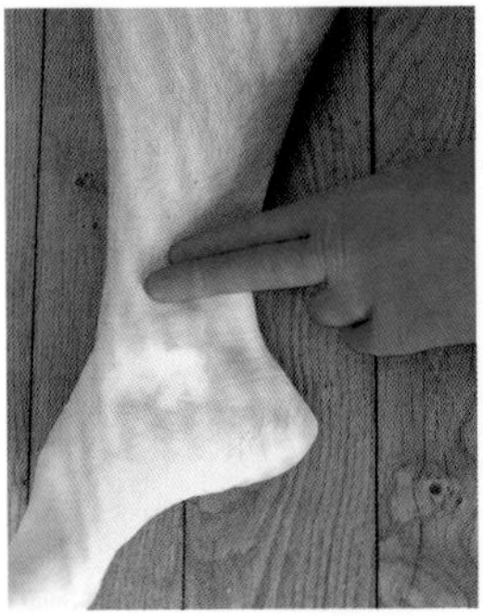

图2-88 内踝

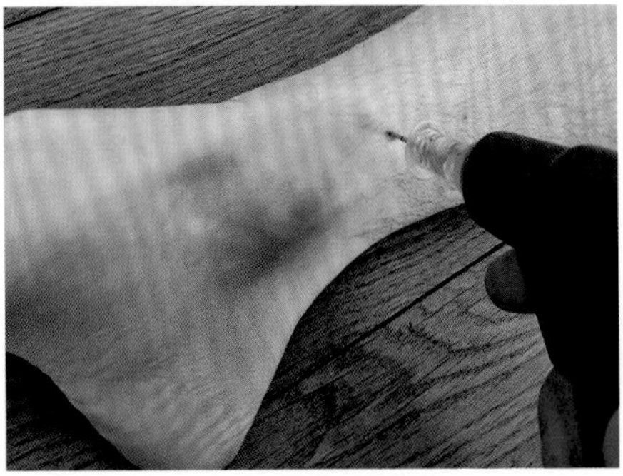

图2-89 穿刺点

➢ **肱骨头**

❖ 若患者能合作，将患者双手置于其腹部。

❖ 右手放置于腋窝水平。

❖ 左手放置于腋中线水平。

❖ 两拇指放置于上臂，以便定位肱骨头（图2-90）。

❖ 消毒穿刺部位皮肤。

❖ 针尖与皮肤呈45°进针（图2-91），穿透皮肤至针尖与骨质接触。

❖ 此时按动内栓，会出现落空感（图2-92）。

❖ 松开内栓，穿刺针即位。

❖ 取出穿刺针针芯，妥善保存。

❖ 放置EZ-Stabilizer®，连接输液管，并用注射器回抽（观察是否有血液或骨髓回流）（图2-93）。

❖ 冲管并用EZ-Stabilizer®固定。

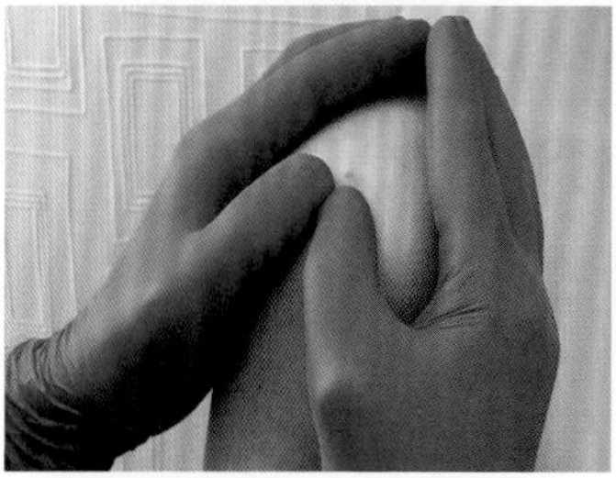

© L. Degomme.

图2-90　定位肱骨头

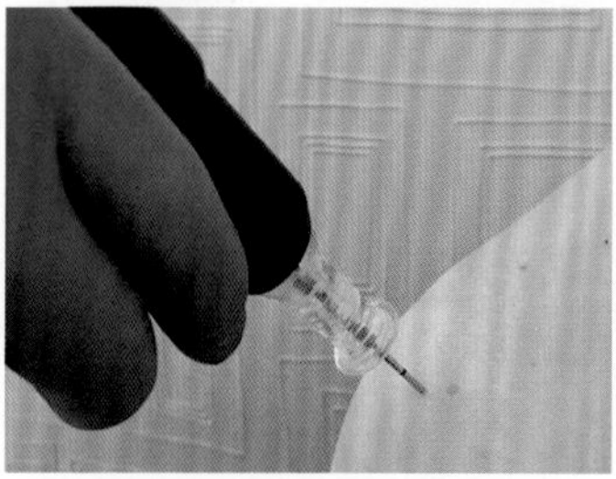

© L. Degomme.

图2-91　45°进针

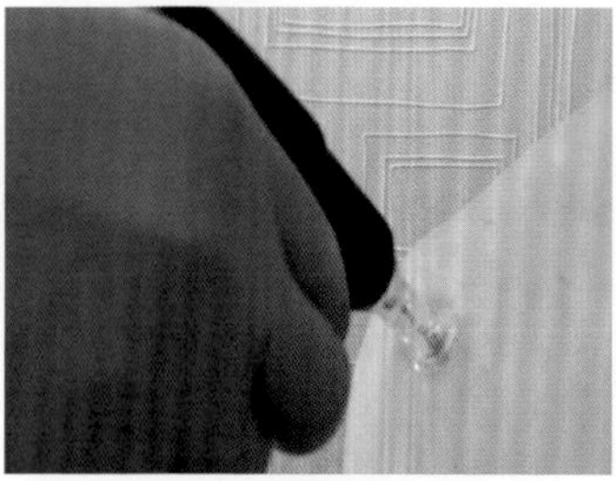

© L. Degomme.

图2-92　按动内栓

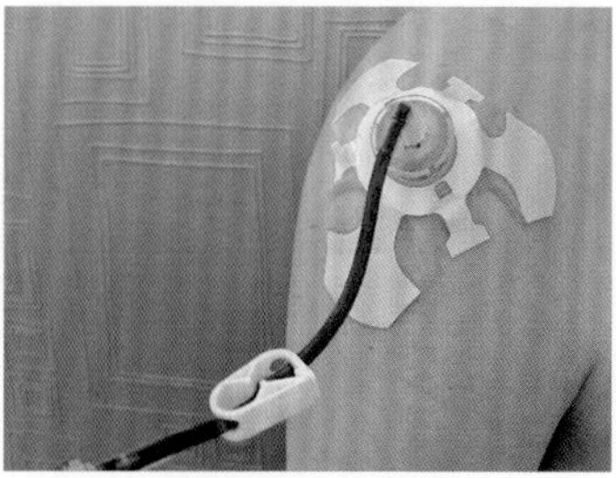

© L. Degomme.

图2-93　回抽

儿童患者

请参阅P303～310的补充内容。

❖ 穿刺点为：

胫骨近端，该穿刺点最常用，穿刺也最为简便快捷。穿刺点位于胫骨内侧面，即TTA下方1 cm、往内侧1 cm处或髌骨根部3 cm。大腿弯曲内旋，在腿下放置1垫棉（图2-94）。

胫骨远端，内踝上方1～2 cm。

股骨远端（6岁以下儿童），髌骨上方1 cm，中线内侧1 cm处（图2-95）。

肱骨头（6岁以上儿童）。

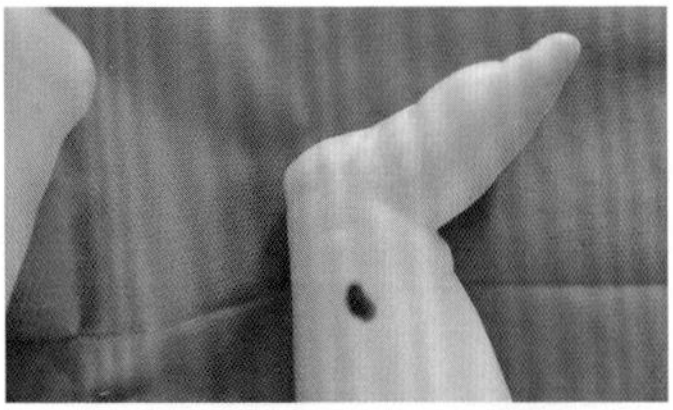

图2-94 胫骨近端

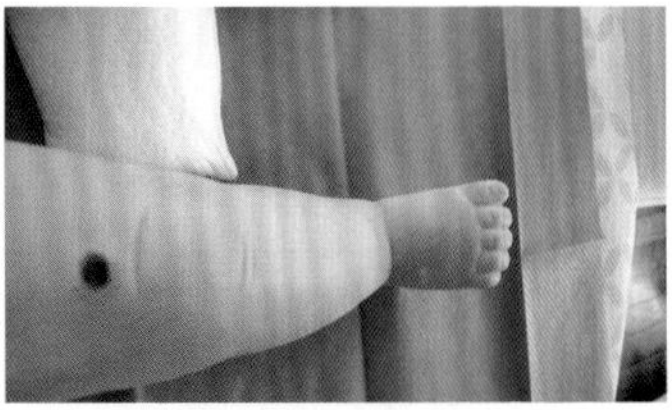

图2-95 股骨远端

儿童穿刺过程中的注意事项

❖ 由于存在骨折及穿透骨质的风险，请勿暴力穿刺。

❖ 由于存在药物外渗和（或）针头移位的风险，每次穿刺后均需认真监测穿刺部位的情况。

❖ 需要仔细监测肢体前面和后面的情况，若发生穿透的情况，可能有发生间隔室综合征的风险。

❖ 在大腿下放置一个固定物，使大腿保持屈曲（图2-96）。

❖ 消毒穿刺部位皮肤。

❖ 穿刺时需垂直进针（图2-97）。

❖ 刺入皮肤时不能移动内栓。

❖ 但针尖接触到骨质时，按压内栓，但不能太过用力（图2-98）。

❖ 穿刺针穿过骨皮质，纸质阻力消失，松开内栓，穿刺针即位。

❖ 取出穿刺针内芯，妥善保存。

- ❖ 放置EZ-Stabilizer®，连接输液管和注射器，回抽［可见血液和（或）骨髓］（图2-99）。注意，体重较轻的儿童回抽可能没有液体。
- ❖ 用注射器检查针是否在位。
- ❖ 固定。
- ❖ 冲管是必不可少的步骤。不冲管，无法输液（儿童使用5 mL 0.9% NaCl冲管，新生儿使用2 mL）。

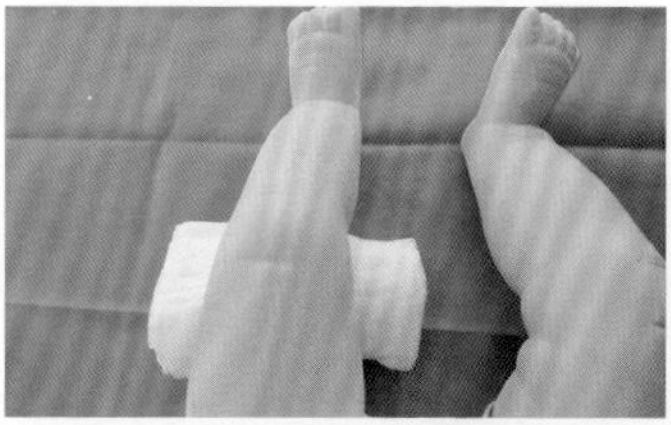
© L. Degomme.

图2-96　大腿屈曲

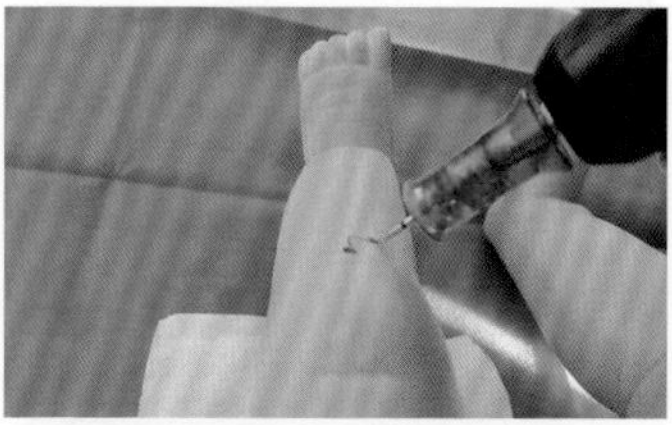
© L. Degomme.

图2-97　垂直进针

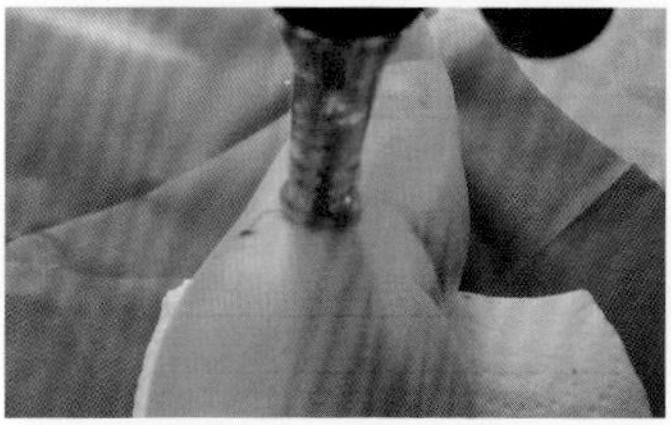
© L. Degomme.

图2-98　按压内栓

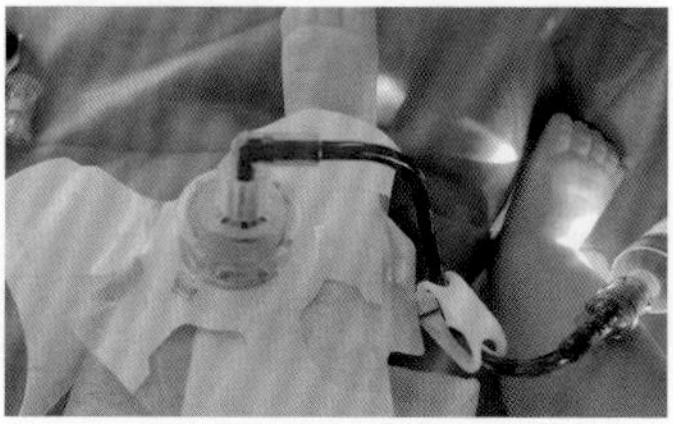
© L. Degomme.

图2-99　回抽

对儿童和成人患者的建议

- ❖ 穿刺完成后需要用生理盐水冲管。不冲管，无法输液。
- ❖ 高渗或强碱性液体需要稀释（避免损伤骨髓）。
- ❖ 输入液体的量与静脉输液时相同。
- ❖ 成年患者需要10 mL生理盐水冲管，儿童患者5 mL，新生儿2 mL。
- ❖ 冲管除了可以增加骨通道内液体流量，还可以确认液体是否有外渗。
- ❖ 使用压力袋或电动输液泵，骨通道输液速度可以静脉输液相似。
- ❖ 几秒内即可完成快速输注。

❖ 选择穿刺针。
❖ 穿过皮肤后，针尖即接触到骨质：可看到黑色标记（图2-100）。这有助于辅助判断是否选择了正确的穿刺针型号。

移除骨通道

❖ 用Luer Lock® 注射器将穿刺针边顺时针旋转边退出（图2-101）。
❖ 简单包扎穿刺点。

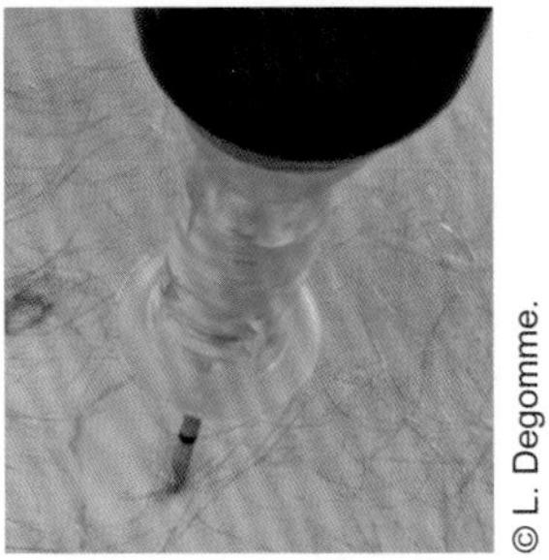

图2-100　接触骨质

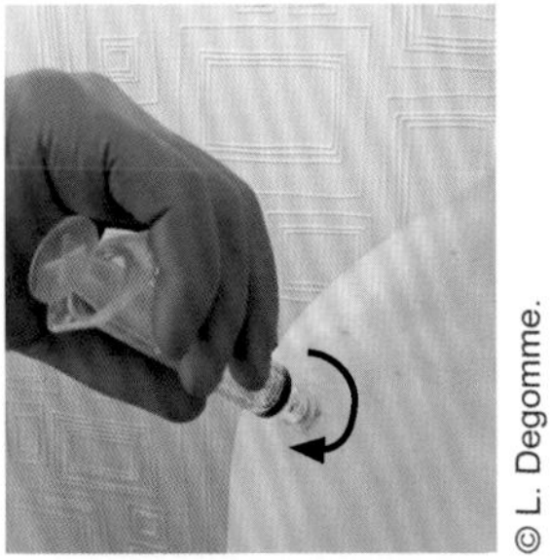

图2-101　顺时针旋出

重要事项

- 穿刺针进入骨头后不能移动。
- 输液时不能使液体外渗。
- 注射器回收测试是否有血液/骨髓回流（注意新生儿并不一定出现回流，需要用注射器检测穿刺针是否在位）。
- 若穿刺针在位，注射时无阻力感。
- 儿童患者要注意监测++++。
- 若选择肱骨头为穿刺点，穿刺结束后应将穿刺的上肢固定与身体呈一直线。
- 若穿刺失败，应换对侧肢体进行穿刺。

莱昂内尔·德戈（Lionel DEGOMME）

新生儿和婴儿的初始血管通路

☞ 周围静脉通道是院前复苏的首选，可以快速、可控地管理液体和药物，这些药物可以在大循环中立即释放并有效的起作用。

☞ 如果此通道失败，有时候至关重要的是首先寻找其他通道，例如新生儿的脐静脉以及骨内通道。

院前适应证

❖ 在建立或者没建立有效的肺泡通气得到充足的氧气（SpO_2）后出现的所有危及生命的严重应激状态。

❖ 所有的机型病理状态下，呼吸系统的疾病（严重的喉炎、会厌炎、严重的哮喘病例等），心脏疾病（急性心脏功能不全、心律不齐、法洛四联症）、感染性疾病（败血症、化脓性脑膜炎）、神经系统疾病（高热惊厥或无热惊厥、癫痫患者等），急救时需要输注急救用药。

❖ 任何不稳定或不良的血流动力学，循环衰竭需要晶体液或胶体液扩容治疗，需要输注红细胞、全血、血浆或血小板、乳酸林格液（二度烧伤）、5% 葡萄糖和电解质（急性脱水需要血管充盈）或生理盐水（1型糖尿病失代偿，酮症昏迷或者脑外伤）。

❖ 心搏呼吸骤停的治疗。

❖ 由于病理原因无法通过消化道提供营养和水电解质的摄入（大量腹泻伴有肠黏膜磨损、食管或者食管胃烧伤、体温过低、严重的围产期窘迫、早产儿＜34周）。

❖ 规律摄入，尤其是糖类（碳水化合物）[低血糖和（或）严重低钙血症]，母亲患有糖尿病的新生儿，宫内生长发育缓慢且体重＜1 500 g。

❖ 如果患者或受伤者的病情恶化（颅脑伤、怀疑母婴感染等）需要输液。

禁忌证

❖ 几乎没有，但并不是所有的患者都必须注射，他们由院前急救运送的（一些头部创伤，在产科外出生没有问题的新生儿，没有严重程度的发热性癫痫发作等）。

策略 技术 备忘录 药物

新生儿的静脉通道（0～28天）

外周静脉通路

➢ 材料

❖ G24短导管，直径5/10 mm，长度19 mm（早产儿的为黄色，长14 mm）；G22，直径7/10 mm，长度25 mm（蓝色）。

❖ 根据无菌的原则进行准备：辅料，儿科使用的消毒喷雾，尺寸合适的止血带（通常是橡胶止血带），固定辅料（Stéristrip®，Tégaderm®），2 mL生理盐水的注射器，输液管线（短管、三通管、长管）。

❖ 锐器盒。

➢ 技术（图2-102）

❖ 对于新生儿和不超过3个月的孩子，可以使用蔗糖或其他甜味溶液的止痛药水。

❖ 经皮穿刺：在摄入止痛糖浆2 min后，洗手，戴无菌手套并仔细消毒皮肤后，用手指（示指）向下游经脉施压比使用大小适合新生儿的止

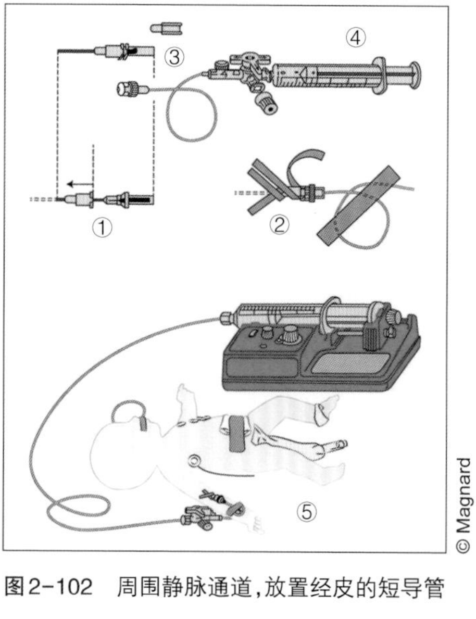

图2-102　周围静脉通道，放置经皮的短导管

血带要更好，以使静脉充盈，而同一只手的拇指（惯用右手的人用左手）在所选静脉的上游拉伸皮肤部分，以促进针沿着静脉走向进入且避免导管在血管对穿。

❖ 对于短导管

穿破静脉壁时有轻微突破的感觉；

当导管中出现第一滴血时，将金属芯轴缩回0.5 cm。

在完全抽出针芯之前将柔性部件推向防护装置，然后血液就会自然流出；用胶布固定塑料端。

推入1 mL的0.9% NaCl以确保液体容易通过，短导管的正确位置是在导管末端没有皮下肿胀。

用无菌胶带固定。

安装无菌的长20 cm的延长管与三通管链接，本身安装在输液管的下游部分，与推入式注射器连接，该组件要么预先用灌注液，要么用生理盐水预充。

用透明的Tegaderm® 薄膜覆盖整个穿刺管（管道远端以外的皮肤溢出部分，管道，带有安全扣的20 cm短扩展器的开始）。

固定后再次测试密封性。

❖ 与短导管相距20 cm的三通管可以在静脉通道近端注射药物和溶液，而无需断开输液管，并避免了引起败血症的操作。

❖ 三通管的任何操作都应使用经过CLIN（在儿科使用的Biseptine）验证的消毒剂浸透的敷料进行消毒。

❖ 切记要确保短导管通畅，并取下或部分拧开盲塞以利于血液回流到穿刺材料中。

❖ 在没有回流的情况下，如果感觉到静脉壁穿孔则通过注入1～2 mL生理盐水（可能是周围和或中心静脉血流动力学较差，伴有脉搏几乎摸不到了）来确保短导管的正确位置（容易插入）。

❖ 比较喜欢选择上肢的浅静脉（手背和拇指上方的手腕），或者下肢的浅静脉（脚背的静脉弓），然后是肘部的褶皱，如果可以清楚看见，可选择颈外静脉。

❖ 通过在注射器上粘贴标签以及流速来识别注入液体。

➢ 潜在并发症

❖ 尽管导管在血管内位置良好，但由于静脉壁的通透性增加（患者感染、中毒状态、早产儿）、灌注液会溢出。

❖ 由于短导管的折叠，与血管壁或附壁的血栓形成（部分或完全）堵塞，导致输液不畅。

❖ 由于导管末端没有固定好而导致的静脉穿孔和下游肿胀。

❖ 如果在检查期间发现输液的局部和（或）下游的皮肤变白，则必须撤出这个导管，因为已经穿通了动脉。

➢ 转运过程中的监测

❖ 短导管末端。

❖ 输液的速度。

❖ 输液管无阻塞（无扭结、卡住或压烂；输液的肢体良好伸展，没有弯曲。

❖ 管路和注射器没有错配，另外还有三通管；三通管阀门开向正确的方向）。

❖ 监测显示的流量，随时间变化的输入量，必须在注射器上注明输入的产品名称（其数量）以及流量（以mL/h为单位），明确识别每个静脉管路。

重要事项

- 儿童的输液流量不是随意的，始终使用电子输液泵输液。
- 在有生命危险的情况下，最好的选择是插入一个小口径的导管，因为他可以立即起作用；而不是使用一个大口径的导管插入至自以为足够大的静脉中而不成功。不要浪费宝贵的时间，也不要浪费孩子的外周静脉。
- 始终注意观察穿刺部位，硬结，渗血，发红，分泌物。
- Opstite会在早产儿消融时引起皮肤磨损：应首选透明的自粘薄膜，例如Tegadem。

- 如果新生儿的中央和(或)外周血流动力学不佳或非常差(肢体苍白),止血带过紧会压扁整个上游静脉和动脉系统,通常需要通过拇指和示指之间拉伸皮肤来进行手动止血带。
- 不从输液那只手取样来测量血压和氧饱和度。
- 如果在一分钟和(或)两次尝试穿刺外周静脉失败,并且在失代偿性休克或心肺骤停的情况下,骨内静脉是首选途径。

脐静脉导管插入术(KTVO)

❖ 脐静脉是新生儿出生和生后第一天可快速进入得唯一深静脉。目前,导管插入术的适应证非常局限,是最有利的外周静脉通道。

➢ 适应证

❖ 外周静脉通路建立失败。

❖ 特殊情况:

在紧急情况下,对于宫外生活的适应性较差,需要静脉注射肾上腺素(参见新生儿复苏P144和算法P146)。

胎盘积水。

新生儿感染,水肿。

RH血型不相容。

出生时需要输血(母胎之间大量的溶血,或其他严重的贫血)或血液交换。

➢ 材料

❖ Argyl类型的导管,直径3.5(早产儿)或5(新生儿体重>2.5 kg),链接三通管,用10 mL注射器装入9% NaCl仔细冲洗。

❖ 导管距远端的刻度(cm)。

❖ 放置在无菌托盘中的手术材料包括:细剪刀,没有爪的直钳(Trautmann钳)和弯钳(Kocher钳),有保护作用的Halstead钳,安装00号线的弯针。

➢ 技术

❖ 患者的准备(图2-103):

新生儿监测(呼吸频率、SpO_2等)。

约束孩子(在手约束带和脚约束带的下面用敷料覆盖手腕和脚踝避免约束得太紧)。

用Biseptine广泛消毒脐周。

用Barr钳夹住一块灭菌过的敷料。

以脐部为中心铺设洞巾。

用无菌布或纸巾覆盖以脐为中心的区域,以便放置无菌设备。

❖ 方法(图2-103、图2-104):

在脐带周围放置松动的结扎物,以便在大出血时收紧。

用手术刀切下距皮肤1 cm的脐带的完整切片。

手术后更换无菌手套。

定位在中间的脐静脉[宽且张开的(3～4 mm)]和两条脐动脉(微白色的两条细管道)。

如果发生出血,通过手动按压或使用受保护的Halstead钳和系紧绷带进行止血。

用带有爪的钳子的上部暴露静脉。

如果不可暴露,将弯曲的Trautmann无爪钳插入静脉,通过轻轻释放手指对其两分支的压力,自发地将血管分开。

使用右无爪Trautmann夹持器,通过排空导管(安装在三通阀和10 mL注射器上)进行静脉导管插管。

在足月婴儿中将导管推入静脉导管至第一个标记(5 cm),在早产儿将其推入第一个标记之前的位置(3 cm)。

推回血液,向孩子一端关闭三通管,并连接与其相适应的流量控制的输注与电动输注器。确定每小时的流量后打开三通。

用一根穿入脐带根部的细线把导管固定在脐带上。打结必须足够紧,防治导管脱落。

使用Tegaderm®固定导管,固定器放置在新生儿的皮肤上。

做一个安全移行袢。

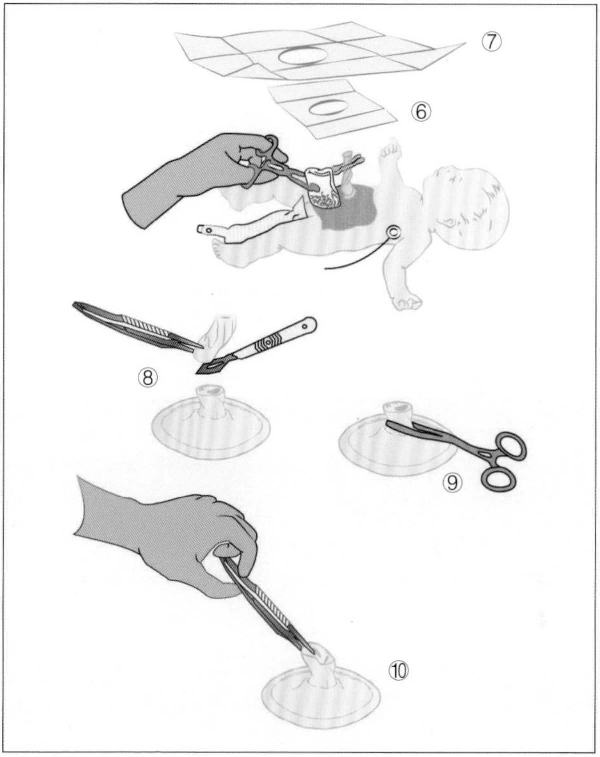

图2-103　脐静脉置管

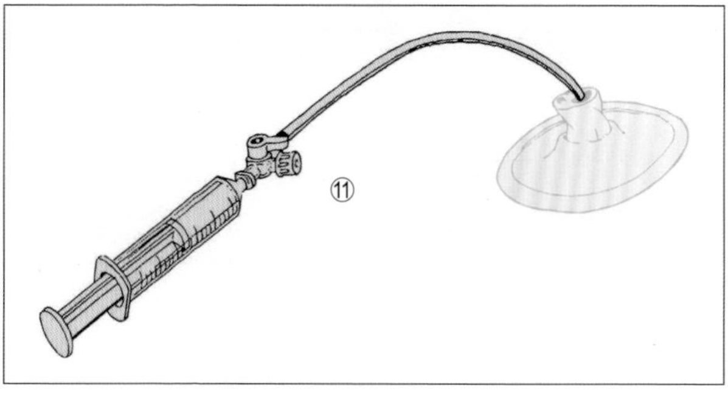

图2-104　脐静脉导管

➢ 并发症

❖ 导管推得太远进入异常通道,例如门静脉、髂内静脉、右心耳。

❖ 导管内血栓形成,阻塞导管并发症。

➢ 转运监测

❖ 输液速度。

❖ 注射过程中必须缓慢输注,因为通常是一些高渗溶液。

❖ 四肢特别是脚趾的颜色。

❖ 临床指标:呼吸频率、血压、脉搏、体温、尿量。

重要事项

- 脐静脉导管植入外周5 cm处(早产儿在3 cm处)。是新生儿出生时注射肾上腺素的紧急途径(请参见新生儿复苏算法P147)
- 看到血液回流就停止脐静脉导管的进入。
- 如果脐静脉导管进入很深至门静脉,则存在因注入高渗溶液而刺激静脉和血栓形成的风险,甚至会造成肝门的坏死。
- 紧急情况下也不应该在脐动脉中置管。
- 不要用非特异性材料(例如气管导管或者胃管)插入脐静脉。
- 在处理各种注射时,不要将气泡注入中心通道。
- 请勿过度系紧脐静脉导管底部的固定线,以免导管弯曲,甚至部分阻塞导管。
- 脐静脉通路可维持达5~7天(用生理盐水进行湿润)。

婴儿的静脉入路

婴儿外周静脉通路

❖ 和新生儿一样。

❖ 由于脂肪组织更多,外周静脉建立管路更困难。

❖ 提前准备需要自信、护理信息、让患儿分心甚至催眠、镇痛药物的使用。蔗糖和其他甜麻醉镇痛药物的有效期长达3个月。

深静脉通路

❖ 这个方法仅在重症监护中应用。它们已不再用于院前治疗，而是由骨内静脉途径代替。复苏者必须熟练掌握他选择的这项技术，以确保成功率并避免并发症（学习，定期培训的问题）。超声波是必不可少的辅助工具，在此过程中会进行X线检查。

➢ 适应证

❖ 重症监护室中反复出现浅表静脉穿刺失败。

❖ 处于严重生命危险中的儿童。

❖ 需要快速进行大量补液（剧烈的出血，超急性的严重溶血等）。

➢ 材料

❖ 短导管G22。

❖ 长导管：20～30 cm（肱骨或股骨、锁骨下途径超可留置过1年）。

➢ 患者准备

❖ 尽管有紧急性和地点限制，无菌仍然需要很严格：使用有效的消毒剂对皮肤进行广泛的消毒，该消毒剂已通过CLIN验证（Biseptine在儿科中使用）有效性、戴无菌手套、穿隔离衣、建立无菌区。

➢ 方法

❖ 经皮的颈内静脉穿刺（图2-105）：

- 患儿取仰卧位，头低脚高，头偏向穿刺点对侧，用2个沙袋和lastoplaste®绷带固定住患儿。
- 卷一个小垫肩放在肩下，充分让肩膀伸展。充分暴露锁骨上凹，并在胸锁乳突肌上面施加压力。
- 定位乳突，锁骨上边缘，同侧乳头和Sedillot三角形，针沿同侧乳头静脉轴线倾斜30°向下穿刺。
- 维持负压穿刺：在有明显血液回流时，通过穿刺针放入导丝，并进行固定。
- 通过保持固定的引导针（cathlon）放入短导管或长的导管。
- 在重症监护室或手术室中在超声引导下穿刺。
- 拔出针头或引导针，用戴手套的手指塞住导管的末端，通过向下游

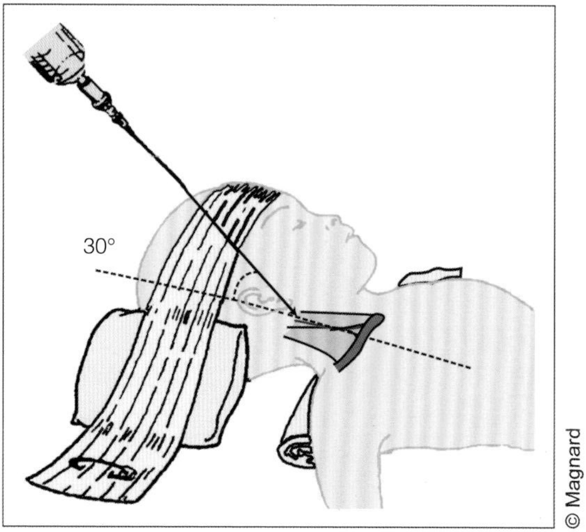

图2-105　颈内静脉穿刺置管

略微挤压以防止空气进入，管道已经消毒过。

- 重新检查是否仍然回血良好。
- 用线将导管仔细固定。
- 输液区域贴上的透明自黏膜以避免任何细菌污染。

❖ 股静脉通路：

- 患儿仰卧，下肢轻度外旋外展位；
- 在腹股沟韧带下方2 cm处穿刺，在股动脉搏动内侧1 cm处穿刺，针头朝上并倾斜45°插入深处。

❖ **锁骨下通路：**

- 患儿仰卧位，头偏向穿刺点对侧。
- 针尖向内指向锁骨上窝，向上（倾斜10°～20°）和向后（10°～30°）。
- 在重症监护室中或手术室中，超声引导导管穿刺。

❖ **常见并发症**

❖ 意外的穿到动脉：压迫性的血肿、下游缺血、动静脉瘤。

❖ 导管远端血管破裂和导管移位。

❖ 导管太长进入对侧静脉错误的通路，或与静脉回流方向相反。

❖ 导管内血栓。
❖ 空气栓塞。

➢ **并发症取决于穿刺通路**

❖ 颈内静脉：
  • 胸腔积液：血胸、气胸、胸腔积液（输入液）。
  • 神经损伤。
  • 右心腔穿孔：填塞。
  • 可能发生大脑气体栓塞。
❖ 股静脉：膀胱穿孔。
❖ 锁骨下静脉：穿破胸膜顶引起的气胸。

➢ **重症监护室或医院间转运期间的监护**

❖ 在运输儿童之前摄片确认导管的位置。
❖ 穿刺点，输液装置的固定。
❖ 定期检查回流。
❖ 输液管线的完整性。
❖ 心肺听诊。
❖ 临床指标：呼吸频率、心率、血压。
❖ 心电检测仪（ECG）。
❖ 脉搏血氧饱和度检测仪。

重要事项

- 导管切勿进入右心耳，而应留在上腔静脉中，否则会有血流紊乱，血栓形成和心房壁穿孔的风险。
- 进入任何深静脉通路都需要具备良好的解剖学的知识，进行心电监护和超声监测，在上级的监督下学习，不断实践加强经验。
- 在婴儿中，解剖关系之间距离较小使得要在颈内或锁骨下静脉内置入用短导管（G18或G20）。
- 不建议在1岁以内的儿童（向后穿破胸膜顶，尤其是锁骨下）以及机械通气的幼儿中采用锁骨下入路。

- 考虑到静脉角及其吻合处，在解剖上容易发生变异，最好选择右颈内静脉和左锁骨下静脉。
- 如果使用Opsite能广泛的保护好股静脉的穿刺部位，则尿液和粪便的污染在实际情况要比理论上的少。
- 在已知或强烈怀疑凝血障碍的情况下，应视情况，根据当前的抗凝治疗或可能的溶栓适应证不进行深静脉的穿刺。
- 当最初的几滴回血之后没有反复获得明显的回血时，继续将导管置入静脉是无用的。

骨内穿刺(PIO)

❖ 当周围静脉穿刺失败，在紧急情况下的一种特殊途径；骨内输液是近一个世纪以来已知的一种血管内途径，自20世纪90年代以来，这种途径使受人们收益而得到关注。它利用了胫骨干的静脉毛细血管窦和髓质血管，即使在血管塌陷或休克状态下也可保持渗透性。出生时新生儿和刚出生的前几天不可使用。

➢ 适应证

❖ 心肺骤停[首选途径或者静脉穿刺失败1 min后和(或)2次尝试后]。

❖ 血压垮掉，不能触到或者感受到任何静脉。

❖ 非常严重的休克(低血容量、感染、心源性的)。

❖ 婴儿意外死亡。

❖ 大量脱水(>体重的15%)，特别是火灾引起的烧伤、多处受伤(交通事故、扔出窗外、从高处跌落)、溺水、癫痫持续状态。

➢ 禁忌证

❖ 肢体骨折，修复材料。

❖ 骨头已经被骨内穿刺<48 h(放置或尝试放置)。

❖ 成骨不全症或骨质疏松症。

❖ 穿刺部位皮肤感染。

❖ 如果很难找到解剖标志，请更换位置。

➢ 材料

❖ 简易的快速穿刺针（图2-106）或用套管针拧紧（法国库克公司），直径为14、16、18、20G。通常婴儿套管针为18或20G，儿童套管针为14或16G。

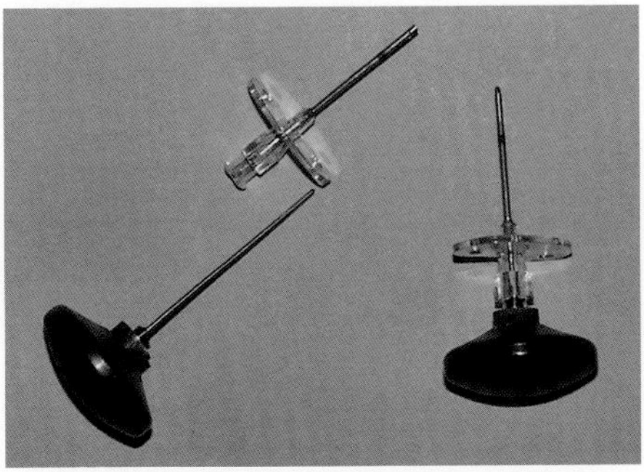

图2-106　快速穿刺针

❖ 针。

❖ 电动设备（图2-107）。

❖ 针头

- 粉红色：15 mm，3～39 kg，取决于软组织的厚度，而不是重量；
- 蓝色：25 mm，40 kg以上或软组织过多（胖乎乎的婴儿）；
- 黄色：45 mm，肥胖或肱骨头入路（儿童＞6岁）。

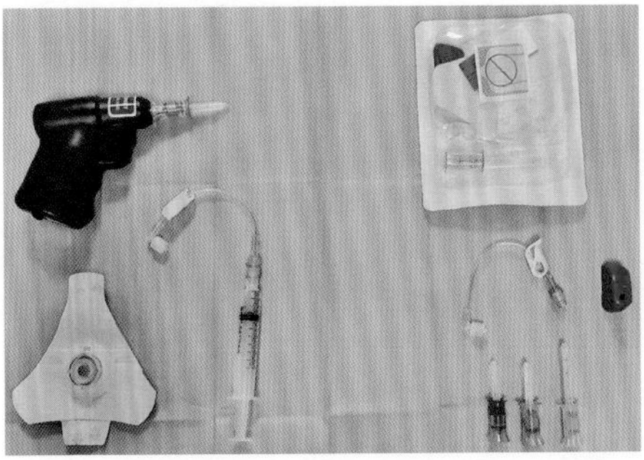

图2-107　电动设备

❖ 距针座5 mm的黑色标记确定相应针的长度（图2-108）。如果与骨头接触时看不见黑色标记，请在旋入骨头之前，使用更长的针头（蓝色代替粉色）否则可能会造成渗出的危险，针太短且在骨骼中的位置不正确。

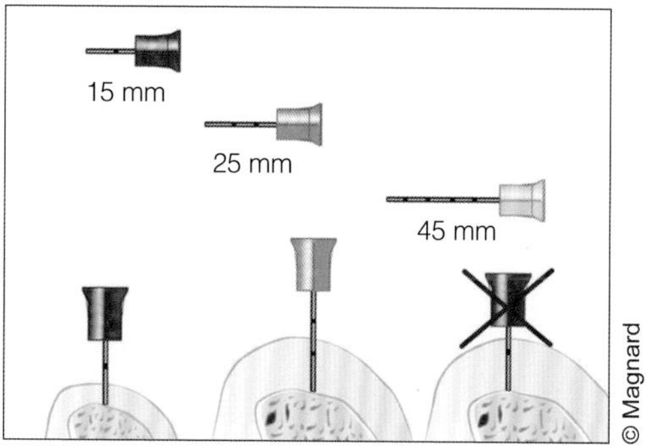

图2-108　进针长度

➢ 穿刺点（表2-3）（图2-109）

表2-3　穿刺点

胫骨近端	在婴儿和儿童中，最佳部位是在腿部弯曲和外旋时（在腿下放一个板子），在胫骨前内侧表面水平，胫骨前粗隆下方内侧1 cm或距髌骨底部2手指的位置，沿着胫骨的平坦部分，与胫骨纵轴成90°插入。
胫骨远端	在内踝突出部分上方1～2 cm处，与胫骨纵轴成90°插入。
股骨远端（6岁以下的儿童）	股骨前部：髌骨上方1 cm，中线内侧1 cm，与股骨纵轴成90°插入；这是在胫骨近端之后建议儿童进行的第二个部位。
股骨远端（6岁以上的儿童）	如果在胫骨或股骨部位有禁忌证，手臂放在腹部，肘部内收，在喙突上方两指的肱骨粗隆上，与水平成45°插入。

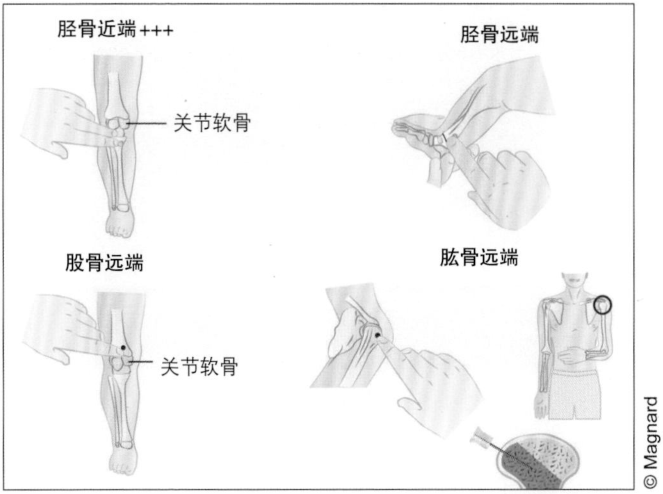

图2-109　穿刺点

> 技术

❖ 仔细消毒皮肤。

❖ 通过CLIN（儿科使用的Biseptine®）验证的杀菌剂进行严格广泛的消毒。

❖ 库克针的程序：

- 相对于胫骨和股骨的轴线90°的角度进行穿刺，根据材料的不同，旋转的幅度可能不大（用或没用螺钉固定库克针）。不要用力按压。有穿通骨质的爆裂声。对于肱骨部位，插入位置与水平方向成45°角，最好使用电动的EZ-IO装置。
- 取出芯轴后，通过在10 mL注射器中抽吸血液和骨髓，然后注射几毫升生理盐水而遇不到阻力，来确认套管针在松质骨中的正确位置。
- 将套管针连接到短的20 cm长的延长器上，安装在三通管上，事先用0.9% NaCl进行清洗，并连接到长延长器+50 mL电动注射泵上的注射器（图2-110）。
- 制作保护性敷料，用压缩物卷在针的每一侧的扁平塑料片下，并切开透明的自黏膜，使其像帐篷一样放置。

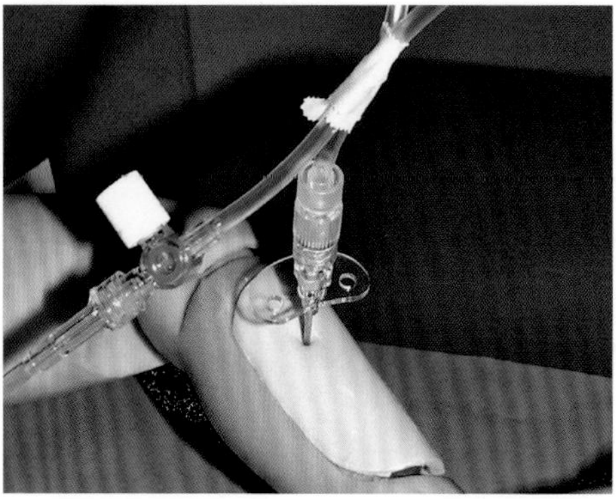

图2-110　套管针连接延长器与三通管

❖ 使用EZ-IO（Téléflex®）的步骤：

- 用螺旋器将EZ-IO和所选的针连接好（螺旋器的磁性末端），检查充电指示灯是否为绿色。
- 触摸标志物，消毒，确认部位，将针头与骨纵轴呈90°。
- 按下扳机操作螺旋器，不要用力按压，而要轻轻引导。
- 感觉到跳动时（皮质交叉），停止螺旋器。不要向回抽（有移位的风险）。
- 维持设备，逆时针旋转以卸下轴心。
- 放上敷料固定而不粘贴。
- 连接延长管（图2-111），确定红骨髓的回流（6岁之前，骨髓是红色的）。
- 婴儿用5 mL 0.9% NaCl冲洗器，年龄较大的儿童用10 mL冲洗器。注射部位不应该有阻力。

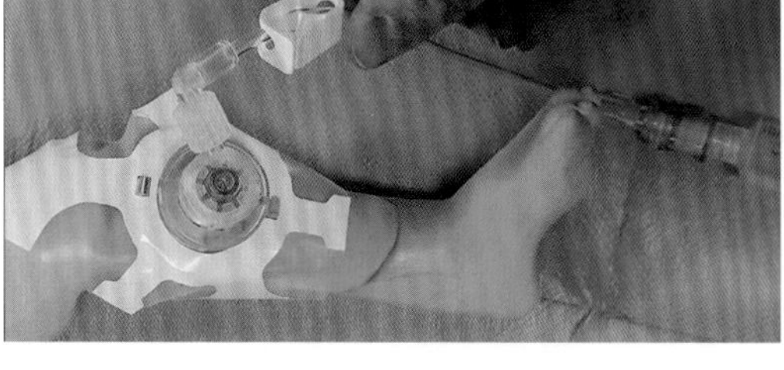

图2-111　连接延长器

- 监测是否有外渗。

❖ 如果软组织肿胀或阻力导致无法冲洗，则表明针不在位，请拔出针并尝试其他部位。

❖ 不论从任何位置取下EZ-IO针，请将注射器拧到针尖上。

❖ 这个通道可以用于紧急药物、溶液和大分子物质（包括血液）注射器手动注射。

❖ 与静脉输液一样，可以推注或电动注射器泵入连续注射药物。

❖ 通过这个途径可以抽血进行紧急实验室检查。唯一与静脉值不相符合的检查：K^+，Ca^{2+}，PO_2。

❖ 输液路径应该留在原处，直到获得优质的周围或中心静脉通路为止；但是，如果建立不了静脉通路，可以在运输过程中保留骨通路或在重症监护室内保留24 h（除了有感染的风险）。但是使用不能超过6 h。

➢ 并发症

❖ 皮下注射液渗漏（婴儿占病例的12%），骨质差的小婴儿由于没有渗透到骨床中而在骨膜下渗透或骨管完全穿孔。通过注入0.9% NaCl对照，仔细检查腿的所有侧面是否有肿块。如果是这样，请立即抽出枕头。

❖ 骨筋膜室综合征。

❖ 在骨骺或关节软骨处穿刺会损伤骨生长区。

❖ 穿刺过程中缺乏无菌性原则或OI放置时间过长（超过24 h有风险），导骨感染（骨髓炎）。

➢ 监测

❖ 原则上说，对于大一点的孩子，不需要约束套管针，因为骨头平面可以将其固定在适当的位置。但是，对于髓管非常狭窄且海绵状软骨，存在移位的风险，建议EZ-IO设备放置制造商提供的稳定敷料。

❖ 控制溶质的输注速度。

❖ 在连续注射期间，请确保存在骨髓混合的血液回流，且注射操作容易，注意苯妥英钠：因为有沉淀和阻塞的风险，所以用0.9% NaCl冲洗管路。

策略 技术 备忘录 药物

❖ 脂肪栓塞（＞8岁）。
❖ 注意骨通道的建立不能进行MRI检查，如果骨通道没有很好的固定（稳定敷料发挥作用），则在X线检查期间注入造影剂会导致移位。

重要事项

- 所有药物和溶液（除了化疗外），甚至高渗药物，都可以通过该途径给药（肾上腺素、去甲肾上腺素、多巴胺、多巴酚丁胺、阿托品、血液制品、抗生素、抗惊厥药等）。
- 骨通道的放置非常易于学习和实施，属于紧急医疗服务团队基本的非儿科的急救操作。
- 我们可以从鸡胫骨上学习到穿透骨平台到海绵骨的感觉，并了解到软组织的厚度相对于基底附近的黑线的距离。
- 使用骨通道给药，药物的作用与通过外周或中央静脉输注获得的作用相同，某些药物（万古霉素、头孢曲松、苯妥英钠）的峰值浓度较低，并且作用时间更长。但是用的剂量是相等的。
- 给药流速可以为10～40 mL/min不等，具体取决于儿童的年龄（原则上为每分钟1 mL/kg）。
- 如果上胫骨入路失败，请考虑其他部位，尤其是6岁以下儿童的股骨下端和6岁以上儿童的肱骨近端。
- 如果最近发生胫骨骨折（意外或自发）或最近放置或尝试放置骨通道少于48 h，则应禁用骨通道。
- 套管针太猛烈的刺入，可能会使其直接穿刺入婴儿的骨头，并最终进入皮下或对侧骨膜下。
- 穿刺水平的错误可能导致对胫骨上的骨骺或关节软骨的损害。
- 对于胫骨和股骨部位，始终将穿刺针与骨骼轴线成90°角进针，而肱骨近端则为45°。
- 操作需要严格的监督。

诺埃拉·洛德（Noëlla LODÉ）

> **注意**！通气调整必须根据通气的规范根据理想体重的5～10 mL/kg（而不是真实体重）来调整通气潮气量，且Pplat＜30 cmH_2O。不得根据二氧化碳监测对呼吸机进行调节，而只能用于监控患者的通气状态。

使用注意事项和潜在的并发症

详见表2-4。

表2-4 人工通气潜在并发症与处理

	病理状态	处理措施
休克状态	正压通气降低静脉回流，从而降低心输出量和血压。	从低潮气量开始（4～6 mL/kg），不用PEEP，根据血压和心功能加减儿茶酚胺。
急性重症哮喘	❖ 气道阻力↗（峰压和平台压→↗ Pmax et Pplat，肺泡低通气）。 ❖ 呼气不完全（→内源性PEEP，气压伤风险）。 ❖ 如果突然正常通气胸腔内压力升高，会有换气功能衰竭风险。	❖ Pplat＜30 cmH_2O。限制通气量，允许性高碳酸血症如果患者发生通气问题，进行干预。 ❖ 检查肺活量 吸气峰压（Pmax）=30 cmH_2O，峰值压力达标但肺活量可以为0。因此，在这些情况下，请非常小心的提高峰值压力，以允许肺泡通气：峰值压力警报60～80 cmH_2O，在某些情况下可能更高。如有必要，增加潮气量。 ❖ 低频通气（10～12/min）和小潮气量（Vt=6 mL/kg）（增加呼气排空时间以减少内源性PEEP）。

续　表

	病理状态	处理措施
COPD	轻度COPD情况类似于哮喘。	❖ 起初：低频通气（10～12/min）和极低频率（6 mL/kg）。 ❖ 逐渐增加通气（VT 6～8 mL/kg 和呼吸频率14～16次/分）。
急性肺水肿	低氧血症和低心输出量。	❖ 标准参数（Vt 8～10 mL/kg，呼吸频率14～16 min）。 ❖ 通气目标：SpO_2=92%～96% 使用最低的 FiO_2，PEEP 最大 10 cmH_2O：胸内正压会使没有通气的区域进一步陷闭，增加心输出量。
心包压塞/张力性气胸	自主呼吸（明显的反常呼吸）对静脉回流和心脏回流产生严重影响。	❖ 在进行正压通气之前，先对压缩性积液进行穿刺抽空。这个动作操有赖于胸部体检决定（气胸侧呼吸动度比对侧小，胸廓直径比对侧直径大）。
脑功能不全颅脑创伤，脑血管意外	需要： （1）最大氧合； （2）稳定的脑灌注。	❖ 初始 FiO_2。 ❖ 二氧化碳稳定在大约35 mmHg，速度在6～10 mL/kg。 ❖ 血压稳定。

院前适应证

❖ 急性原发性肺疾病（慢性呼吸衰竭、急性肺水肿、哮喘等）、神经系统疾病（头部创伤、心肺骤停等），循环系统疾病（休克状态等）或混合性疾病（多种创伤、烧伤程度、药物中毒等）导致的急性呼吸功能不全。

材料准备

通气前确认

- ❖ 手动阀门面罩。
- ❖ 氧气来源（自主++）。
- ❖ 吸痰器和气管支气管抽吸管。
- ❖ 插管材料（喉镜状态、光源、不同大小的喉镜叶片、手柄）。
- ❖ 湿热交换细菌过滤器。
- ❖ 管路。

呼吸机（“转运用”或者“初级救护用”）

➢ **种类**

❖ 仅使用氧气瓶气动功能操作的呼吸机只允许在有限体积模式下通气，并只有低压/高压报警和断开：AXR1a®（Airox），LOGIC07A®（Datex Ohmeda）或最新的MEDUMAT Standard®（Weinmann）。它们的性能不如现代呼吸器，但由于体积小、简单、坚固和不需要电力（如灾难医学、航空运输等），它们仍然引起人们的兴趣。现代呼吸机需要电能，但流量和所吸入的气体流量精确得多，并且监测范围尤其扩展到所吸入的气体量和瞬时压力：OXYLOG® 2000和3000（Dräger），OSIRIS® 2和3（Taema）或涡轮呼吸机ELISEE 250®（Saime）或LTV1000®（Pulmonetic-Breas）。这些呼吸机提供多种通气模式，对于某些机器，PaO_2可保持在40%～100%，但精确度有限。

➢ **模式**

❖ 经典模式，称为“容量控制”，基于潮气量设置而不是像老旧的呼吸机那样以分钟通气量进行度量：为不与呼吸机对抗的镇静或昏迷患者提供选定频率的潮气量。为了获得更大的灵活性，呼吸机提供派生的模式，称为VAC（控制辅助通气）或VACI（间歇控制辅助通气），其目的是使吹入气体与患者吸气相同步。

❖ 呼吸辅助或辅助压力模式；根据压力水平进行操作控制。呼吸机感应到吸气并立即提供压力支持。它避免或减少了插管患者的麻醉，

策略 技术 备忘录 药物

某些呼吸机还为有意识的非插管患者提供了通过面罩（NIV）进行的无创通气。PEEP通常添加到压力支持中（AI PEP模式）。

❖ PEP（呼气末正压）：在呼气末产生残余的肺内正压。它被添加到VC或AI模式中去，为了复张通气不良的肺泡区域（肺不张、肺病、肺水肿等）。

❖ BiPAP（双水平气道正压）类似于AI PEP，是NIV中使用的两级压力辅助模式。

❖ 无创呼吸机模式是专用于PEEP辅助或BiPAP中的自主呼吸面罩通气模式，对于某些呼吸机，可以做到补偿泄露。

➢ 优点/缺点

❖ 这些新型呼吸机功能更强大、更精确，因此可以使患者更轻松、更安全地进行呼吸（特别是在哮喘和严重的头部外伤情况下）。主要优点在于可以通过减少患者的麻醉并因此减少呼吸和血流动力学的并发症来维持自主通气。最近的一些转运呼吸机的性能接近复苏呼吸机，可以提供优质的有创辅助通气，同时保持患者的呼吸自主（较小的镇静），以及获得高质量的无创通气（INV）。最后，迄今为止，毫无疑问，性能方面的提高仍然不能掩饰其稳定性、电气自动化和设备购买成本方面的缺点。

呼吸机监测

➢ 压力

❖ 压力。

❖ 最大吸气压力（Pmax）：

- 主要反映系统的阻力（呼吸机回路和支气管树）；
- 不是通气患者的主要监测参数；
- 其主要监测目的是允许检测回路阻塞或气胸，例如当值突然增加；
- 最初建议在旧式呼吸机上不要超过40 cmH_2O，这种建议现在已经过时了，Pmax警报值必须更高，因为它决定了呼吸机的排气压力，即吸气阀打开时的压力，中断了通气。但是在某些患者（例如COPD患者）中，将很快达到该压力设限。

❖ 平台期压力（Pplat）：

- 反映胸肺膨胀，是发生气压伤（气胸、纵隔积气或皮下气肿）风险的更可靠指标；
- 不得超过30 cmH_2O，否则必须减小潮气量和PEP；
- 在某些新一代呼吸机的通气结束后的暂停过程中，可以在压力曲线上读取（图2-112）。

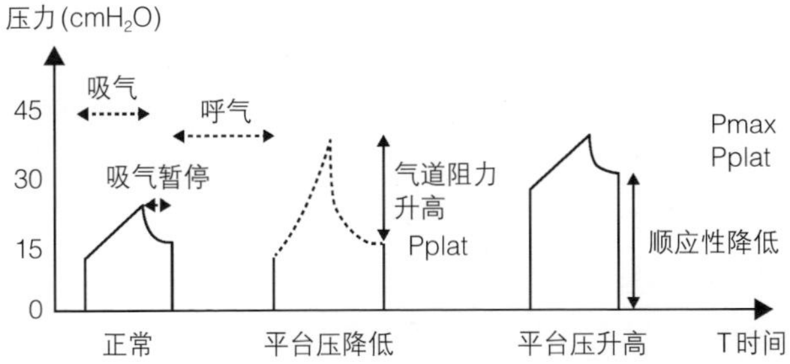

图2-112　以容量控制模式通气并适应呼吸机的患者的压力曲线示例
在通气结束时的平台期压力值（Pplat），使得可以面对最大压力（Pmax）的升高来寻找原因。

> **注意**：以上给出的数字适用于使用镇静剂和（或）进行呼吸机辅助并具有常规身材的患者。超重的患者和与呼吸机对抗的患者压力会增加。

❖ PEEP或内源性PEEP：

- 是残留的肺内气体产生的压力，反映了肺泡扩张。
- 隐匿出现，与不完全呼气有关（参见哮喘和COPD）。
- 增加平台压和最大压力，参与总的肺扩张，因此有发生气压伤的风险。
- 如果没有呼气末停止的可能性，则无法测量。
- 可以通过在吹气之前持久地听诊发现呼气相啰音或呼吸机上显示的呼气流量为非0来表示。在院前进行监测的好处尚待证实。

❖ 平均压力（Pmoy）反映了肺组织和支气管阻力对流量的平均反应。不提供有关每个元素各自份额的信息。院前监护似乎没有必要。

➢ 容量

❖ 所有新的呼吸机均允许监测呼出容量，即患者实际接收的气量（肺活量测定法）。知道肺活量测定的精度大约为 ± 15%，就应该将此容量与呼气末容量进行比较。

➢ 患者氧合

❖ 一些呼吸机测量吸入气体的 FIO_2。

❖ 通过脉搏血氧仪（ SpO_2 ）测量患者的氧合作用。传感器可放置在患者的手指、鼻子、耳朵或前额上。

❖ SpO_2 的值通常必须大于92%（否则将 FIO_2 增加到1并寻找原因）。高碳酸血症的COPD患者的 SpO_2 指标为88%～92%，其他患者为92%～96%。氧合水平大于98%无益，甚至可能有害。

➢ 呼气末 CO_2 测量

❖ 通过红外光谱进行连续定量二氧化碳分析可以：

- 估算动脉血中的 CO_2 分压（ $PaCO_2$ ）。如果达到平稳状态，则可以解释测量结果。它可以在健康的肺部将 $PaCO_2$ 降低至5 mmHg。因此，令人满意的二氧化碳值约为35 mmHg。
- 验证复苏对呼吸心搏骤停的有效性（ CO_2 由细胞产生，循环到肺部并呼出）。
- 检查插管在气管内（而不是食管内）的正确位置（立即出现稳定的呼气曲线）。如今，它不是调节呼吸机的手段，而是监测头部创伤以外的疾病进展的手段。

该技术的实施描述

❖ 加压的情况下由呼吸机自主验证呼吸机是否工作正常。

❖ 患者进行输液和监护。

❖ 气管插管后，二氧化碳测定法确认气管内插管，肺部听诊检查对称性以避免单肺插管。

❖ 根据患者的理想体重调整潮气量（ Vt ）：6～10 mL/kg（不要忘记，患者的肺部容量与其身高有关，而与它们实际体重无关）。

❖ 监测肺活量（呼气量）。如果平台期压力超过25 cmH_2O，请降低Vt

（非肥胖患者且无呼吸机对抗）。

- 然后如有必要，使头部外伤患者的呼吸频率适应二氧化碳图。
- 通常最初将 FiO_2 设置为100%，然后理想情况下根据临床状况和 SpO_2 尽快将其降低用。使热湿交换过滤器对呼吸道进行加湿对放置探头阻塞至关重要。这些过滤器不同于简单的细菌过滤器，并且可以（以其他方式）以更大的厚度识别。
- 为了限制细菌污染的风险，必须通过专用的吸气帽进行支气管抽吸。但最重要的是压力和容量的下降（限制高碳酸血症并防治肺泡发育不良）。

运输过程中的监测

- 保持双侧肋骨对称抬起。
- 患者和机器同步、无挣扎和胸腹摇摆。
- 皮肤颜色。
- 血压（血压计）、心率（心电监测）。
- 肺和心脏的听诊。
- SpO_2 和二氧化碳图。
- 通气压力（Pplat）和肺活量。

面对压力下降

需要寻找：

- 呼吸机或氧气瓶故障；
- 环路泄露（波纹管被切断、断开或患者拔管）。

面对压力增高

应该寻找：

- 环路阻塞；
- 阀门故障；
- 气管插管堵塞或支气管分泌过多（气管支气管抽吸）；
- 经口气管插管的损伤（镇静剂和Guédel插管）；
- 单肺插管（听诊、重新定位）；

- 支气管痉挛（增加镇静药，使用支气管扩张）；
- 患者对抗机器（镇静剂）；
- 气胸（肺泡音减少、气胸一侧呈鼓音、压力增高，与对侧半胸相比，受影响的半胸呼吸动度减小和容量相对增加）。

❖ 如果患者在通气过程中出现不适应，可以观察到：呼吸急促、心动过速、吸气、腹式反常呼吸、低血压、大汗等。我们还必须想到：

- 肺栓塞（体征、心动过速、二氧化碳图下降等）；
- 心肌缺血（ECG）；
- 疼痛（高血压、心动过速、躁动、呼吸暂停等）；
- 腹胀、膀胱呈球状；
- 更简单的现象、呼吸支持不足、姿势不适、焦虑不安。

❖ 如果患者不适应，请使用100%的氧气进行通气，进行全面检查。不要犹豫使用手动呼吸器进行通气，并在必要时给予镇静！

❖ 请注意，输送至带单向阀的自动充气呼吸囊的FiO_2通常会低于通气回路中的FiO_2。

重要事项

- 出现问题时不要犹豫地使用FiO_2=100%手动通气。
- 不要忽视临床观察，经常观察和听诊患者的胸部。
- 了解呼吸机再运输过程中的局限性，并了解如何相应地进行监控。

埃尔万·勒赫（Erwan L'HER）

精神病患者住院安排

☞ 在法国，根据2011年7月5日第2011-803号法律《关于精神病患者的权利和保护及其护理方案》的规定，有时有必要在未经其同意的情况下将精神病患者送入医院。

☞ 除了免费的精神疾病治疗外，法律还规定了4种未经同意的住院方式：
- 应第三方要求提供的精神治疗（SPDT）；
- 应紧急情况下第三方的要求提供精神治疗（SPDTU）；
- 濒临危险的精神病护理（IPS）；
- 根据国家代表的决定，提供精神病治疗（SPDRE）。

☞ 相关患者被收治到具有公共服务任务的授权精神病机构。主要是具有部门化精神服务的医院。凡是未经同意而入院的患者，都要进行初步观察，形式为全程住院，最长不超过72 h，并在入院后24 h内进行全面的体格检查。

应第三方要求提供的精神病护理（HDT）

❖ 只有满足2个条件，并且有医学证明，才能住院治疗。
- 患者的精神障碍导致自己无法主动同意就医。
- 他的病情需要立即得到治疗。需要全日制住院进行持续的医疗监督；或者要有定期的医疗监督，以制定的治疗方案进行治疗。

❖ 按照法律规定，第三方人员被认为暂时无能力负责患者的精神治疗。这个第三方人员可以是患者的家庭成员，也可以是被授权对患者进行照看的人，但在医院工作的照顾患者的护理人员除外。

❖ 必须按照以下模板进行手写申请书：

> 我，签名人*(姓、名、年龄、职业、地址)*以我的身份*(第三方与患者之间关系的性质)*，根据《公共卫生法》相关条例和所附诊断证明，请求将*(姓、名、年龄、职业、患者地址)*接纳到受法律管辖的机构中。*第三方签名的和签名日期*（附上第三方的身份证件复印件）。

❖ 需要住院治疗必须由两名医生确认，其中至少有一名是非同一执业机构医生。两份一致的医疗证明是证明符合住院的必要条件。

❖ 可按以下方式签发这些医疗证明：

> 本人，签名人*(姓、名)*，医学博士，证明本人对患者*(姓、名、年龄、职业、地址)*进行了检查，并注意到以下事实：*(法律上对医疗隐私的保护，本证明只描述医学观察发现的症状和体征，不提任何诊断)*。因此，*(患者姓名)*目前的精神状态失去自主决定能力，需要立即到医院进行治疗，并在医院持续监护。
>
> 因此，根据《公共卫生法》相关规定，此人必须在第三方的要求下在专业机构住院。
>
> 医生签名和日期

紧急情况下第三方的要求提供精神治疗（SPDTU）

❖ 在患者的人身安全可能受到严重损害的紧急情况下，可根据第三方人员的要求，由接收机构的执业医生出具单一的医疗证明，决定是否接受精神病治疗（《公共卫生法》第L3212-3条。此为国外相关法律，我国医学机构无须执行）。该证明必须证明住院的紧急性。

濒临危险的精神病护理（SPPI）

❖ 如果证明在收治时无第三方申请，但该人的健康有濒临危险，可根据非收治机构执业医师出具的单一医疗证明决定是否收治精神病患者（《公共卫生法》第L3212-1条）。该医疗证明需要确定迫在眉睫的危险情况。

根据官方决定提供精神病治疗（SPDRE）

❖ 当患者的精神障碍影响到人身安全或严重破坏公共秩序，并需要精神治疗时，由省长根据非接收机构执业医师生出具的详细医疗证明，收治（《公共卫生法》第L3213-1条）。

❖ 如果通过医学意见证明患者对人员安全有即发的危险，市长（或巴黎警察局长）应对有明显精神障碍的人采取必要的临时措施。在24 h内，他必须将此事提交给国家代表，国家代表将毫不拖延地作出决定，并在必要时发出接受精神病治疗的命令。

帕特里斯·卢维尔（Patrice LOUVILLE）

第 3 部分

疾病严重性评分及量化

酒精戒断综合征

Cushmann-Rueff评分

❖ 酒精戒断综合征严重程度指数（表3-1）。

❖ 按指南进行持续性治疗及跟踪随访。

❖ 确定酒精戒断的严重程度指数以及潜在的致命风险，通过以下8个临床参数进行从0～3的数字评分：心率、血压、呼吸频率、震颤、出汗、恶心、烦躁不安、感觉障碍。

❖ 总分从0～24分。从最后一次喝酒后6 h到最后一次喝酒后10天都需要进行评分。

❖ 每6 h评价一次。

表3-1 Cushmann-Rueff评分

分值		0	1	2	3
心率		＜80	81～100	101～120	＞121
收缩压（mmHg）	年龄=18～30岁	＜125	125～135	136～145	146～155
	年龄=31～50岁	＜135	136～145	146～155	156～165
	年龄＞50岁	＜145	146～155	156～165	＞165
呼吸频率		＜16	16～25	26～35	＞35
震颤		无	手	手+手臂	全身
出汗		无	手心出汗	额头串珠样流汗	汗流浃背
恶心		无	无进食困难	纳差	呕吐

续　表

躁　动	无	偶尔发作的	❖ 无束缚 ❖ 坐立不安 ❖ 失去耐心	冲动易怒
感觉障碍	无	❖ 畏水畏光、易激惹 ❖ 皮肤瘙痒感	真性幻觉	假性幻觉
总　分				

参　考

会议共识《酒精依赖患者的行为表现》-17/03/1999-巴黎化学协会（法国国会和会议中心）

❖ 处理（表3-2）。

表3-2　处　理

	处　理
0～7分	❖ 补液水化 ❖ 维生素 B_1～维生素 B_6 治疗 ❖ 临床监测：脉搏、血压、意识、SpO_2、体温
8～14分	❖ 口服补液+静脉补液 ❖ 维生素 B_1～维生素 B_6 静脉输入 ❖ 地西泮 10 mg/4 h/静脉推注镇静 ❖ 临床监测和心电监护
≥15分	❖ 电解质液体复苏 ❖ 维生素 B_1～维生素 B_6 静脉输入 ❖ 地西泮与硫必利 100 mg/8 h/静脉推注镇静

肝性脑病评分

❖ 肝性脑病严重程度（表3-3）。

表3-3 肝性脑病严重程度

严重程度分期	严重程度	说明
轻症	隐匿	专科医师心理测量和神经生理测试
1期	隐匿	❖ 有时间和空间定位能力 ❖ 失神、困倦、半睡半醒 ❖ 欣快或焦虑 ❖ 计算错误 ❖ 睡眠障碍
2期	明显	❖ 嗜睡、冷漠 ❖ 短暂性定向障碍 ❖ 行为异常 ❖ 运动障碍
3期	明显	❖ 嗜睡和半木僵状态 ❖ 时间空间定向障碍 ❖ 解除陌生感
4期	明显	昏迷（疼痛刺激无反应）

强酸消化道中毒：胃镜下Di Constanza分期（表3-4）

❖ 误食：

盐酸制剂（除垢剂）；

硫酸制剂（硫酸盐、电池液等）；

磷酸制剂（去污剂）；

硝酸制剂（金属除锈剂）；

氢氟酸和草酸（除锈剂）；

硼酸（消毒剂）。

表3-4 胃镜下Di Constanza分期

严重程度分期	内镜下所见
Ⅰ期	充血性黏膜，伴充血水肿。浅表性脱皮
Ⅱ期	大面积水肿，彻底坏死性溃疡以及假性纤维膜覆盖血清纤维素性渗出有时伴有出血： ❖ 局部病变 ❖ 弥漫性病变
Ⅲ期	病变较Ⅱ期严重，伴有严重出血： ❖ 局部病变 ❖ 弥漫性病变
Ⅳ期	穿孔性病理改变，蠕动及括约肌功能受限

❖ 根据严重程度阶段的演变分期（表3-5）：

表3-5 演变分期

Ⅰ和Ⅱa期	8天内病变自限，无后遗症
Ⅱb期	1/3的病例中出现食管瘢痕性狭窄情况
Ⅲ期	瘢痕狭窄

❖ 根据病情严重程度的诊疗方式（表3-6）：

表3-6 处 理

严重程度分期	处理
0期	无需处理或住院
Ⅰ和Ⅱa期	❖ 消化道清理 ❖ 无需处理 ❖ 无需二次胃镜治疗

续 表

严重程度分期	处　理
Ⅱb、Ⅲa和Ⅲb期	❖ 住院治疗 ❖ 肠外营养或肠内营养（鼻肠管） ❖ 镇痛治疗 ❖ 使用广谱抗生素治疗（Ⅲ患者） ❖ 质子泵抑制剂 ❖ 第3天、第10天行内镜检查 ❖ 必要时外科手术治疗（Ⅲb期）
Ⅵ期	手术治疗

洋地黄药物中毒的诊疗及严重性评分

❖ 抗地高辛抗体的主要成分Fab片段通常以Digidot与Digibind为商品名。这些药物可以视情况联合使用，也可联合其他药物治疗，如阿托品治疗心动过缓。

❖ Fab片段使用的适应证将通过以下评分进行评估。

只要有以下情况中的一种情况出现，即为等摩尔浓度中和治疗的指征

❖ 室性心律失常（室速、室颤）。

❖ 严重心动过缓，≤40次/分，阿托品无效。

❖ 血清钾升高≥5.5 mmol/L。

❖ 肠系膜栓塞。

❖ 心源性休克。

以下任意3种情况出现，则为半摩尔浓度预防性中和治疗的指征

❖ 男性。

❖ 心血管疾病病史。

❖ 年龄≥55岁。

❖ 一度房室传导阻滞及其他、心动过缓≤50/min，阿托品无效。

❖ 血清钾≥4.5 mmol/L。

计算抗洋地黄药物Digidot给药剂量

它是由需要中和的洋地黄数量（Q）决定的，可以通过2种方法来估计。

通过摄入剂量计算。

通过洋地黄的血浆浓度计算。

➢ **通过摄入剂量计算方式如下**

$$Q = QSI \times F$$

注释：

❖ Q＝体内洋地黄的估计含量（以mg计量）

❖ QSI＝摄入洋地黄的剂量（以mg计量）

❖ F＝实际药物吸收量：F＝0.6（地高辛），F＝1（洋地黄毒苷）

➢ **通过洋地黄的血浆浓度计算**

$$Q = DG \times Vd \times P \times 10^{-3}$$

注释：

❖ DG＝洋地黄药物血浆浓度（以ng/mL计量）

❖ Vd＝洋地黄药物分布：地高辛5.61 L/kg；洋地黄毒苷类0.56 L/kg

❖ P＝患者体重（以kg计量）

➢ **换算系数**

❖ DG（nmol/L）× 0.765 = DG（ng/mL）洋地黄毒苷类

❖ DG（nmol/L）× 0.781 = DG（ng/mL）地高辛类

注：

❖ 1标准剂量瓶Digidot中和1 mg地高辛或洋地黄药物

❖ 等摩尔量中和：N = Q

❖ 半摩尔量中和：N = Q/2

策略 技术 备忘录 药物

心理行为评分和变化监测（表3-7）

表3-7 心理行为评分

行为	1	精神运动性躁动：生理性躁动、多言癖
	2	攻击性行为：威胁性和危险性行为对自己和（或）他人的伤害
	3	语言攻击：大喊大叫和侮辱性语言，咄咄逼人
	4	对抗姿态：拒绝沟通、拒绝诊疗
	5	自我封闭：沉默、冷漠
	6	嬉戏：倾向于玩耍
	7	放松：懈怠和松弛
	8	安静：无躁动，静息状态
觉醒	9	嗜睡：有过度睡眠的倾向
	10	失眠
	11	混乱：言语混乱、喜怒无常、时空错乱
	12	认清方位：定向力保留
	13	睡眠：入睡患者
情绪	14	激动：过度热情
	15	悲伤：落寞、失落、忧郁……
	16	情绪抑郁：无外化情绪
	17	情绪平稳：稳定精神状态

续　表

意图	18	谵妄：一种以对现实的错误认识为性格特征的精神障碍
	19	焦虑：深度焦灼，紧张压迫的感受
	20	自杀倾向：近日明确表达自杀意图
	21	危险状态：试图恐吓，言语上表示对自己和（或）他人的危险
	22	适应：面对亲身经历的情况能调整、明确、协调、适应

自杀危机的紧急程度分级（表3-8）

表3-8　危机分级

轻度危机	中度危机	高度危机
发作状态患者： ❖ 与医生之间存有信任关系 ❖ 愿意表达；有沟通交流意愿 ❖ 寻找问题解决方案 ❖ 有自杀意图但无明确自杀计划 ❖ 思考过自杀的方法和策略 ❖ 遭受打击但无精神异常	发作状态患者： ❖ 出现情绪脆弱 ❖ 明确清楚的自杀意图 ❖ 意图明显，考虑过自杀计划，但未执行 ❖ 未曾为停止精神困扰而向他人寻求帮助 ❖ 有求助意向直接或间接发出其不安 ❖ 感觉孤单	发作状态患者： ❖ 决定自杀并安排好整个行程 ❖ 脱离了自己的情绪，合理化了自己的决定，同时非常情绪化，不安 ❖ 完全被沮丧、躁动、不安所困扰 ❖ 痛苦与困惑无处不在，此情无计消除 ❖ 掌握直接、快速的自杀方法和途径 ❖ 感觉已经筋疲力尽 ❖ 极度孤独

❖ 患者严重创伤评分。

院前紧急医疗服务

法国高级创伤评估网络（表3-9）

表3-9　法国高级创伤评估网络

法国高级创伤评估网络分级	A级：复苏治疗后情况不稳定患者	B级：患者复苏治疗后病情平稳	C级：病情稳定的患者
MGAP评分	MGAP≤17	18≤MGAP≤22	MGAP≥23
休克指数	CI≥0.9	CI＜0.9	CI＜0.9
定向治疗	1级中心（送就近医疗中心治疗）	1级或2级中心 在院前与调控中心讨论后分配	就近诊疗中心诊疗

北阿尔卑斯急诊创伤评估网络（表3-10）

表3-10　北阿尔卑斯急诊创伤评估网络

A级	**复苏治疗后情况不稳定患者：** ❖ 收缩压＜90 mmHg ❖ 院前输血 ❖ ARDS，血氧饱和度＜90%给予机械通气 ❖ Glasgow＜8 ❖ Glasgow中运动评分≤4
B级	**复苏治疗后患者情况稳定：** ❖ 纠正了ARDS并且血氧饱和度＞90% ❖ 纠正了休克状态 ❖ 单独颅脑外伤且Glasgow评分9～13

续　表

B级	❖ 头、颈、胸、腹的贯穿性损伤 ❖ 肋骨多发骨折 ❖ 严重骨盆创伤 ❖ 疑似脊髓损伤 ❖ 双股骨骨折
C级	**病情稳定患者：** ❖ 成人跌落超过6 m，儿童跌落超过3 m ❖ 车辆中惯性创伤 ❖ 疑似爆炸伤 ❖ 同一事故中有伤者离世 ❖ 高速公路损伤 ❖ 下情况特别注意： ＜5岁或者＞65岁 心功能不全 冠脉疾病史 妊娠 凝血功能障碍

年龄矫正的血压评分和Glasgow评分（表3-11）

表3-11　血压评分和Glasgow评分

机制	闭合性损伤	+4
	开放性损伤	0
Glasgow	分值	+3～+15
年龄	＜60岁	+5
动脉收缩压（mmHg）	收缩压＞120	+5
	60≤收缩压≤120	+3
	收缩压＜60	0
总分		3～29

休克指数

❖ 休克指数 $= \dfrac{心率（次/分）}{动脉收缩压（mmHg）}$。

❖ 休克指数≥0.9视为严重。

❖ 心房颤动的栓塞风险评估。

CHA2DS2-VASc评分（表3-12）

概述

❖ 在患有房颤的情况下，全球每年血栓栓塞风险的发生率为5%。但实际上根据区域不同，其发生率为1%～17%。

❖ 基于以下栓塞风险因素而考虑是否行抗凝治疗。

❖ CHA2DS2-VASc评分用于评估风险等级。

表3-12　CHA2DS2-VASc评分

C	左心室或下腔静脉功能不全	1分
H	高血压	1分
A2	年龄≥75岁	2分
D	糖尿病	1分
S2	脑血管意外/短暂缺血发作/血栓病史	2分
V	血管疾病	1分
A	年龄65～74岁	1分
Sc	女性	1分

处理（表3-13）

表3-13　处　理

男性患者	0	无抗凝指针，无需使用阿司匹林
	1	选择是否抗凝，一般倾向于抗凝治疗：不同患者应该辩证看待
	≥2	抗凝治疗

续 表

女性患者	0～1	无抗凝指针，无需使用阿司匹林
	2	选择是否抗凝一般倾向于抗凝治疗：不同患者应该辩证看待
	≥3	抗凝治疗
CHA2DS2-VASc评分意义	0	无需治疗
	1	根据出血风险及患者情况选择口服维生素K拮抗剂或者凝血酶抑制剂（达比加群），或者Xa凝血因子抑制剂（利伐沙班、阿哌沙班）（控制INR 2～3）
	≥2	维生素K拮抗剂，凝血酶抑制剂（达比加群），或者Xa凝血因子抑制剂（利伐沙班、阿哌沙班）（控制INR 2～3）
实际情况		小于65岁的男性或者女性患者、单纯房颤患者、无抗凝或者抗血小板治疗的适应证

应当使用HAS-BLED评分来估计获益/风险比率。

HAS-BLED评分（表3-14）

表3-14　HAS-BLED评分

临床特征	分　值
高血压	1分
肝肾功能不全	每项1分
脑血管意外	1分
出血	1分
INR不稳定	1分

续　表

临床特征	分　值
年龄＞65岁	1分
饮酒或药物治疗史	1或2分
	最高分=9分

注释

- 高血压即收缩压＞160 mmHg
- 肾功能不全表现为透析或者移植，或者血清肌酐≥200 μmol/L
- 慢性肝病表现为肝功能（胆红素＞2倍正常值+ASAT/ALAT＞3倍正常值）
- 出血即出血既往史，或者贫血倾向，服用非甾体药物或抗血小板药物

出血风险（表3-15）

表3-15　出血风险评估

风　险	出血风险
0	1.9
1	2.5
2	5.3
3	8.4
4	10.4
≥5	12.3

Wells评分Ⅰ(表3-16)

❖ 用于评估腓肠肌静脉栓塞(深静脉血栓)的风险。

表3-16 Wells评分Ⅰ

标准	是	否
癌症活动期(正在治疗或近6个月内曾给予治疗,或仅姑息治疗)	1	0
偏瘫、轻瘫或最近下肢制动	1	0
近期卧床超过3天或近4周内进行大型手术	1	0
沿深静脉走行出现局限性压痛	1	0
整个下肢肿胀	1	0
肿胀小腿周径较无症状侧＞3 cm以上(在胫骨粗隆下10 cm测量)	1	0
凹陷性水肿(局限在出现症状的患肢)	1	0
深静脉的浅静脉属支无曲张	1	0
存在深静脉血栓形成可能性至少与存在替代诊断可能性相同	1	0
总分:9分		

❖ 评分结果说明:

评分＞2:高等级风险;

评分1～2:中等级风险;

评分0:低等级风险。

Wells评分Ⅱ(表3-17)

❖ 用于评估临床肺栓塞可能性。

表3-17 Wells评分Ⅱ

深静脉血栓形成的依据	3
另一种比肺栓塞可能性小的诊断	3
心率＞100次/分	1.5
近4周外科手术或者制动	1.5
静脉栓塞或者肺栓塞病史	1.5
咯血	1
正在治疗或者已治疗6周的恶性肿瘤	1
评分	

❖ 评分结果说明:

评分＜2:低风险肺栓塞可能;

评分2～6:中风险肺栓塞可能(评分无区别性);

评分＞6:高风险肺栓可能。

Genève评分(表3-18)

❖ 肺栓塞风险评估评分。

❖ 存在2个版本:原始版本及简化版本。

表3-18 Genève评分

		原始版本	简化版本
危险因素	年龄＞65岁	1	1
	肺栓/下肢静脉血栓病史	3	1

策略 技术 备忘录 药物

续 表

		原始版本	简化版本
危险因素	手术史＜1个月	2	1
	下肢骨折＜1个月	2	1
	进展性肿瘤	2	1
	肿瘤缓解期＜1年	2	1
症　状	单侧下肢疼痛	3	1
	咯血	2	1
临床检查	心率：75～94次/分	3	1
	心率＞94次/分	5	2
	单侧下肢沿静脉走行疼痛	3	1
	单侧下肢水肿	4	0
总分			

❖ 评分结果说明（表3-19）：

表3-19　评分结果

	原始版本	简化版本
血栓低风险	0～5	0～2
血栓风险	＞5	＞2

参　考

Ann intern Med 2006; 144: 165-171.

过敏反应严重性评分（表3-20）

表3-20　过敏反应严重性评分

严重分期	描　述
Ⅰ期	无内脏受累的全身性肌肉皮肤体征（=红斑、急性荨麻疹、伴或不伴随血管源性水肿）
Ⅱ期	轻度内脏受累：皮肤黏膜表现、低血压、心动过速、支气管高反应性
Ⅲ期	❖ 严重内脏受累：休克、心动过速或者心动过缓、心律失常、支气管痉挛 ❖ 血流动力学稳定后继发的或消失的皮肤黏膜表现
Ⅳ期	呼吸循环骤停

参　考

第45届法国急诊复苏协会大会SFAR，2003.

消化系统疾病

胰腺炎

简化Ranson评分

- 住院治疗：

  年龄＜55岁；

  白细胞＞16 000；

  血糖＞11 mmol/L（无糖尿病病史）；

  LDH＞350 UI/L（≥1.5倍正常值）；

  SGOT＞（6倍正常值）。

Ranson指数

- 48 h内：

  年龄＞55岁；

  白细胞＞16 000；

  血糖＞11 mmol/L（无糖尿病）；

  LDH＞350 UI/L；

  SGOT＞250 UI/L；

  血细胞比容＞10%；

  血尿素增加＞0.83 mmol/L；

  血钙＜2 mmol/L；

  PaO_2＜50 mmHg；

  碳酸氢根下降＞4 mEq/L；

  包裹性积液＞6 L。

- 11项指标中至少满足3项即为严重胰腺炎。

Imrie评分

- 年龄＞55岁。
- 白细胞＞15 000。
- 血糖＞10 mmol/L。

- 血尿素＞16 mmol/L。
- PaO_2＜60 mmHg。
- 血钙＜2 mmol/L。
- 血浆白蛋白＜32 g/L。
- LDH＞600 UI/L。
- SGOT和SGPT＞100 UI/L。

Balthazar Ranson CT评分（表3-21）

表3-21　Balthazar Ranson CT评分

	CT	增强CT
A级	正常胰腺（=0分）	无坏死灶（0分）
B级	胰腺体积增大（=1分）	坏死小于胰腺的1/3（=2分）
C级	胰周脂肪浸润（=2分）	胰腺坏死介入1/3～1/2之间（=4分）
D级	一个液化坏死灶（=3分）	胰腺坏死＞1/2
E级	液化坏死灶超过1个或者水泡表现（=4分）	

Balthazar预后评分（表3-22）

表3-22　Balthazar预后评分

分　值	%死亡率	重症胰腺炎
0～3	3	8
4～6	6	35
7～10	17	92

肝脏疾病、肝硬化

Child-Pugh评分（表3-23）

❖ 评估肝硬化患者病情严重程度及预后。

表3-23　Child-Pugh评分

	1分	2分	3分
腹水	无	中等量	利尿剂无效或难治性腹水
胆红素（μmol/L）	＜35	35～50	＞50
白蛋白（g/L）	＞35	28～35	＞28
INR	＜1.7	1.7～2.2	＞2.2
PT	＞50%	40%～50%	＜40%
肝性脑病	无	轻-中度	重度

❖ 结果判读（表3-24）：

表3-24　结果判读

	分　值	一年内生存率
Child A	5～6	100%
Child B	7～9	80%
Child C	10～15	45%

消化道出血

Provenzale评分（表3-25）

❖ 用于评估消化道出血患者死亡率。

表3-25　Provenzale评分

参数			分值
尿素（mmol/L）		6.5～8	2
		8～10	3
		10～25	4
		＞25	6
血红蛋白（g/L）	男性	120～130	1
		100～120	3
		＜100	6
	女性	100～120	1
		＜100	6
收缩压（mmHg）		100～109	1
		90～99	2
		＜90	3
心率		＞100次/分	1
黑便			1
晕厥			2
肝功能不全			2
心功能不全			2

❖ 结果判读

≤2分=低死亡风险

3～5分=中死亡风险

≥6分=高死亡风险

Blatchfort评分（表3-26）

❖ 用于评估患者门诊诊疗或者住院治疗评分。

表3-26　Blatchfort评分

参数		分值
黑便	无	0
	有	1
呕血	无	0
	有	1
血细胞比容降低5%	无	0
	有	1
出血时间（h）	＞12	0
	3～12	1
	＜3	2
动脉收缩压	＞100	0
	90～99	1
	80～89	2
	＜80	3
慢性肾功能不全	无	0
	有	1
肝性脑病	无	0
	有	1
凝血酶原时间（s）	＜12	0
	12～15	1
	＞15	2

❖ 结果判读

0分=门诊治疗

≥1分=必要时住院治疗

Glasgow-Blatchford临床评分（表3-27）

❖ 用于评估入院时病情严重程度评分，以判断重症监护病房收治还是胃肠肝脏病学科收治。

表3-27　Glasgow-Blatchford临床评分

参数			分值
尿素（mmol/L）		6.5～8	2
		8～10	3
		10～25	4
		≥25	6
血红蛋白（g/L）	男性	120～130	1
		100～120	3
		＜100	6
	女性	100～120	1
		＜100	6
动脉收缩压（mmHg）		100～109	1
		90～99	2
		＜90	3
脉率		＞100次/分	1
黑便		有	1
晕厥		有	2
肝病		有	2
心功能不全		有	2
总分			

策略

技术

备忘录

药物

❖ 结果判读

＞8分=重症监护治疗

＜8分=胃肠肝病科就诊治疗

上消化道出血的治疗目标与采取的行动(表3-28)

表3-28 上消化道出血的治疗目标与采取的行动

血流动力学目标	维持MAP=65 mmHg	
治　疗	❖ **药物治疗:** - 重症胰腺炎时沙司他丁(奥曲肽): 600 μg/24 h - 奥美拉唑: 80 mg静脉推注；之后8 mg/h持续静脉泵入 ❖ **输血**(浓缩红细胞): 目标Hb = 70～80 g/L或者当心功能不全/冠脉疾病时100 g/L ❖ **预防性抗感染治疗:** 400 mg × 2/24 h, 头孢曲松1 g/24 h使用7日 ❖ 入院后12 h内行胃十二指肠纤维内镜止血	❖ **药物治疗:** 重症胰腺炎时奥美拉唑: 80 mg静脉推注；之后8 mg/h持续静脉泵入 ❖ **输血**(浓缩红细胞): 目标Hb = 70～80 g/L或者当心功能不全/冠脉疾病时100 g/L ❖ **胃十二指肠内镜治疗** • Blatchford评分＜11, 在入院后24 h内 • Blatchford评分＞11在入院12 h内 • 如果血流动力学不稳定,补液和(或)处理活动性出血和(或)存在禁忌证停止抗凝血剂
	❖ 内镜的准备: 内镜检查前1.5 h红霉素250 mg IVL/30 min ❖ NB: 长QT间期是禁忌证 ❖ NB: 不再建议放置鼻胃管和洗胃	

阑尾炎

Alvadaro临床评分(表3-29)

❖ 用于评估诊疗成年人右侧髂窝疼痛。

表3-29　Alvadaro临床评分

参　　数	分　　值
转移性疼痛	1
厌食	1
恶心、呕吐	1
右侧髂窝区疼痛	2
体温＞37.3℃	1
右侧髂窝反跳痛	1
白细胞总数＞10 000/mL	2
中性粒细胞核左移	1
总分	10

❖ 结果判读

＜4分=阑尾炎可能性低

＞6分=阑尾炎可能性高

介于4～6分=阑尾炎可能性偏中等

Sadoul量表（表3-30）

❖ 这个量表可以用来评估呼吸困难。

表3-30 Sadoul量表

1期	呼吸困难，需用力呼吸
2期	上楼梯或者快速步行时出现呼吸困难行
3期	平地上正常行走时呼吸困难
4期	慢步走呼吸困难
5期	穿衣或说话时呼吸困难

Fine评分（表3-31）

❖ 此评分适用于诊断为肺病的患者。

❖ 它支持门诊治疗或住院治疗的决策。

表3-31 Fine评分

变　量	分　值
男性	年龄=分值
女性	年龄−10
医疗机构中生活	+10
进展性癌症	+30
慢性肝病	+20
充血性心力衰竭	+10
脑血管疾病	+10

续　表

变　量	分　值
肾功能不全	+10
认知障碍	+20
呼吸频率＞30次/分	+20
收缩压＜90 mmHg	+15
T°＜35℃或＞39.9℃	+10
心率＞124次/分	+10
动脉血pH＜7.35	+30
血尿素＞10 mmol/L	+20
Na＜131	+20
血糖＞13 mmol/L	+10
血细胞比容＜31%	+10
PaO_2＜60 mmHg或SpO_2＜90%	+10
胸腔积液	+10
总分	

❖ 结果判读（表3-32）：

表3-32　结果判读

	Ⅰ	Ⅱ	Ⅲ	Ⅳ	Ⅴ
分值	0	1～70	71～90	91～130	＞130
死亡率	0.1%	0.6%	2.8%	8.2%	29.2%
分诊	门诊		UHCD或短期住院	肺病科住院	ICU住院

NIHSS评分（表3-33）

❖ 此分数包括11项。
❖ 它使在进行必要的成像检查之前确定卒中的严重程度。
❖ 还能预测病情进展。

表3-33 NIHSS评分

条款	0	1	2	3	4
意识水平（觉醒度）	正常，反应灵活	轻微改变	轻度昏迷，对刺激有反应	深度昏迷，对刺激没有反应	
意识水平（对答能力）	能答对2个问题	只能答对1个问题	没有办法答对问题		
意识水平（理解及执行能力）（睁开或闭上眼睛；握紧或放开拳头）	能执行2个指令	能执行1个指令	不能执行指令		
眼球运动	正常	眼肌部分麻痹或轻微的斜视	眼肌完全性水平麻痹或不可恢复的斜视		
视野	没有问题	部分偏盲	完全偏盲	双眼失明或昏迷	
面瘫	没有问题	轻度中枢性面神经麻痹	重度中枢性面神经麻痹	周围性面神经麻痹	
右上肢运动	没有问题	肢体对抗重力不超过10s	用力抵抗重力，不超过10 s肢体滑落	无法对抗重力	没有肌肉收缩

续　表

条　款	0	1	2	3	4
左上肢运动	同上	同上	同上	同上	同上
右下肢运动	没有问题	下肢抬到30°，5 s下沉，再往上抬，滑落到担架平面	可对抗重力，但在5 s内四肢落在担架平面上	不能对抗重力的影响，但髋部弯曲可屈曲、内收或外展	不能移动
左下肢运动	同上	同上	同上	同上	同上
肢体共济失调（仅当运动障碍时可进行测试）	无	1个肢体出现共济失调	2个肢体出现共济失调		
灵敏度	正常	不明显的改变	面部、上肢和下肢严重麻痹或完全麻痹		
失语症	无	轻度	重度		
构音障碍	无	轻度	重度		
记忆缺失	无	同时进行双侧刺激，只存在一种方式（视觉、感官、听觉、空间认知、自我认知）的障碍	严重的认知功能障碍，超过一种感官模式（例如：不认识自己的手或只在空间的一边定位）		
总分					

策略
技术
备忘录
药物

- 如果得分＞25分，则认为严重。
- 卒中

注释

截肢或关节融合术的存在需要对肢体运动测试或肢体共济失调进行评分“9”。

脑血管意外溶栓风险评估（表3-34）

表3-34　脑血管意外溶栓风险评估

禁　忌　证	是	否
INR＞1.7或PT＜50%		
ACT＞40		
腰椎穿刺或动脉穿刺＜7天		
大手术或分娩（＜14天）		
心包炎＜3个月		
消化道或泌尿系统出血（＜21天）		
可能的细菌性心内膜炎（=发热＞37.5℃+近期心脏病发作）		
可能的主动脉夹层		
任何脑血管意外史＜3个月		
脑出血或已知血管畸形史		
严重肝病（肝细胞衰竭、门脉高压、食管静脉曲张）		

注释：

只有一个“是”不可以溶栓。

与溶栓有关的禁忌证(表3-35)

表3-35　与溶栓有关的禁忌证

禁　忌　证	是	否
症状出现时间≥4.5 h		
NIHSS＜4或＞26		
觉醒改变		
抽搐发作		
血液透析患者		
记录在案的胃十二指肠溃疡＜3个月		
血小板＜100 000/mm^3		
血糖＜0.5 g/L或＞4 g/L		
糖尿病患者有脑血管意外史		
颅脑外伤＜3个月		
年龄＜18或＞80		
已知的凝血功能障碍		
怀孕和哺乳期		
糖尿病出血性视网膜病变		
动脉瘤		

注释:
只有一个"是"相对来说是溶栓的禁忌证。

策略　技术　备忘录　药物

生理学参数（表3-36）

表3-36　生理学参数

	1岁	3岁或＜30 kg	8岁或＞30 kg
心率（次/分）	110～120	100	90
动脉血压（mmHg）	85/60	95/65	100/60
血容量（mL/kg）	80	75	70
呼吸频率（次/分）	25～30	20	16～18
潮气量（mL/kg）	6～8	5～7	5～7
尿量［mL/（kg·h）］	1～3	1～3	1～3

人工辅助呼吸装置（表3-37、表3-38）

表3-37　不同体重适用的装置Ⅰ

体　重	＜10	10～30	＞30	＞50
面　罩	T1	T2	T3	T4
口咽通气道尺寸	0	1	2	3
喉镜弯叶片尺寸	1	2	3	4

表3-38　不同体重适用的装置Ⅱ

体　重	管道直径	球　囊	过滤器
＜30 kg	直径=9 mm（儿童尺码）	1 L	中号
＞30 kg	直径=20 mm	2 L	大号

插管（表3-39）

表3-39　不同年龄适用的装置

年　龄	内　径	距离（到门齿）（cm）
新生儿＜2.7 kg	2.5	9.7
新生儿＞2.7 kg	3	9.7
＜6月龄	3.5	10～11
6个月～2岁	4	11～12
2～4岁	4.5	12～13
5岁	5.5	13～14
6岁	6	15～16
7岁	6.5	
8～10岁	7	
10～12岁	7.5	
＞14岁	7.5～8	

❖ 插管口径估测公式：

直径=（年龄/4）+ 4

❖ 经鼻插管深度（cm），新生儿和婴儿从鼻孔开始测量：

经鼻插管深度 = 7 + 1 cm

婴儿基本参数

❖ 1～10岁儿童的体重：

体重（kg）= 2 × 岁（年）+ 8

❖ 4～10岁儿童身高：

身高（cm）= 5 × 岁（年）+ 85

❖ 头围：

头围（cm）=［身高（cm）^{2}］+ 10

❖ 儿童和青少年的估计体表面积：

体表面积（m^2）=［4 × 体重（kg）+7］/［体重（kg）+90］

❖ 校正血钠：

校正血钠 = Na测量值 + 血糖（mmol）−5.5/3.4

❖ 高钠血症的纠正：

补充水的量（L）= 0.7 × 体重（kg）×（Na/140 − 1）

❖ 纠正低钠血症：

Na（mEq）的补充量 = 0.7 × 体重（kg）×［140 − Na（mEq）］

或：

多余的水量（L）= 0.7 × 体重（kg）×［Na（mEq）/140］

❖ 输血：

浓缩红细胞（mL）=（Hb 目标−Hb 测量）× 体重（kg）× 3

进入成人急诊室的儿科急诊评估(表3-40): 指导和处理

表3-40　儿科急诊评估

	1	2	3
一般情况	好	中等	差
呼吸	呼吸困难	呼吸困难或喘息	发绀
循环	红润	苍白	黏膜干燥、花斑、皮肤皱褶
意识	正常/行为得当	躁动	冷漠
皮疹	无	有	紫癜
发热	无	有	

- ❖ 满足第1列中所有标准: 直接转诊儿科。
- ❖ 第2列中的2个标准或第3列中的1个标准: 由急诊科医生进行快速体检,然后由急诊科医生联系值班儿科医生作出一致决定。
- ❖ T°＞38.5℃的＜1个月婴儿: 应该直接联系值班儿科医生进行协调决策。

冠状病毒感染（COVID-19）

患者转诊评分表（表3-41）

表3-41　转诊评分表

等级	3	2	1	0	1	2	3
年龄				＜65			≥65
呼吸频率	≤8		9～11	12～20		21～24	≥25
SpO_2	≤91	92～93	94～95	≥96			
氧疗		是		否			
收缩压	≤90	91～100	101～110	111～219			≥220
心率	≤40		41～50	51～90	91～110	111～130	≥131
意识				正常			意识障碍
体温（℃）	≤35.0		35.1～36.0	36.1～38.0	38.1～39.0	≥39.1	

并发症

- 年龄＞65岁。
- 心力衰竭NYHA Ⅲ期或＜Ⅳ期。
- 高血压。
- 失代偿1型糖尿病。
- 血液透析。

- ❖ 需氧疗的慢性呼吸衰竭。
- ❖ 药物免疫抑制、HIV失控或CD4＜200/mm^3。
- ❖ 肝硬化Child B级。
- ❖ 器官移植、同种异体。
- ❖ 孕妇。

危重迹象

- ❖ 年龄＞65岁。
- ❖ 言语困难。
- ❖ 呼吸窘迫。
- ❖ 呼吸频率＞25或＜8。
- ❖ 心率＜40或＞130。
- ❖ T°＜35℃或＞39℃。

分值意义（表3-42）

表3-42　分值意义

0～4	根据临床标准+/−胸部影像学（胸部CT）在等待区进行医疗评估和分诊
4～7	分诊至COVID诊疗区
≥7	分诊至COVID-19复苏病房

参考文献

- ❖ 世界卫生组织。疑似新型冠状病毒（nCov）感染卫生保健期间的感染防控暂行指导。
- ❖ 疾病预防控制中心。对医疗机构确诊的2019年新型冠状病毒（2019-nCoV）患者或正在接受2019年nCoV调查的人员的临时感染预防和控制建议2020年2月。

策略
技术
备忘录
药物

临床标准

- ❖ 急性呼吸道感染综合征（流涕、咽喉痛、咳嗽、呼吸困难等）或流感综合征（头痛、发热、多关节肌痛、咽喉气管支气管）。
- ❖ 在疾病发作期，肺听诊时出现啰音，通常是双侧的，也可能主要在右侧或左侧。
- ❖ 全身状况恶化，伴有明显乏力。
- ❖ 可能存在相关或孤立的症状：腹泻、角膜结膜炎、缺血、急性。
- ❖ ARDS。
- ❖ 没有检测到其他病原感染。

影像学诊断标准

- ❖ 胸部X线（相对不敏感）：双侧间质综合征、单侧或双侧肺泡间质综合征。
- ❖ 胸部CT平扫（高度敏感）：双侧间隙综合征、胸膜下和向心延伸的磨玻璃图像。

插管困难预测评分

Cormack评分（表3-43）

可预测的插管困难，随着等级指数的增，困难程度增加。

表3-43　Cormack评分

等　级	咽部视觉评估
Ⅰ	可见悬雍垂、软腭、咽腭弓和腭舌弓
Ⅱ	只可见悬雍垂根部、悬雍垂部分被舌根遮挡
Ⅲ	只能看到软腭
Ⅳ	只能看到硬腭

Mallampati评分（表3-44）

可预测的插管困难，随着等级指数的增，困难程度增加。

表3-44　Mallampati评分

等　级	喉镜直视下评估
Ⅰ	可看到整个声门（前、后联合）
Ⅱ	可见声门后联合
Ⅲ	只能看到会厌
Ⅳ	看不见会厌和声门

简化门诊严重程度指数

❖ 再接受院前治疗或进入急诊室前对生存率和死亡率的预测。

表3-45　严重程度指数

等级	4	3	2	1	0	1	2	3	4
年龄（年）					＜45	46～55	56～65	66～75	＞75
心率（次/分）	＞180	140～179	110～139		70～109		55～69	40～54	＜40
血压（mmHg）	＞190		150～189		80～149		55～79		＜55
T°	＞41	39～40.9		38.5～38.9	36～38.4	34～35.9	32～33.9	30～31.9	＜30
自主呼吸频率（次/分）	＞50	35～49		25～34	12～24	10～11	6～9	机械通气或VSPEP	＜6
GCS					13～15	10～12	7～9	4～6	3

注释

❖ GCS = Glasgow 评分

❖ VSPEP = 正压支持下自主呼吸

❖ 结果判读：

分数从0～24

死亡率随着IGSA评分的增加而增加

评分超过8分生存率开始下降

高血糖时血钠的校正

$$Na\ c = Na\ m + 1.6 \times (\text{glycémie} - 1)$$

注：

- Na c：血钠校正值（mmol/L）。
- Na m：血钠测量值（mmol/L）。
- 血糖（g/L）或血糖（mmol/L）。

$$Na\ c = Na\ m + 0.3 \times (\text{glycémie} - 5)$$

低钠性脱水时补钠量的计算

- 男性：

$$\delta Na = 0.6 \times 体重 \times (Na目标 - Na测量)$$

- 女性：

$$\delta Na = 0.5 \times 体重 \times (Na目标 - Na测量)$$

体重（kg）

高钠性脱水时补水量的计算

- 男性：

$$\delta H_2O = 0.6 \times 体重 \times (Na测量/140 - 1)$$

- 女性：

$$\delta H_2O = 0.5 \times 体重 \times (Na测量/140 - 1)$$

δH_2O（L）

阴离子间隙的计算

❖ 代谢性酸中毒的特征，并可帮助判断病因

$$Na + K-(Cl + HCO_3)$$

❖ 阴离子间隙正常值：10−18（=正常值范围宽）。

❖ 更严格的截断值：AG# 12 mEq/L。

❖ 酸碱失衡图表的应用：

阴离子间隙正常的代谢性酸中毒：

- 腹泻。
- 氯化铵中毒。
- 碳酸酐酶抑制剂中毒。

阴离子间隙增高的代谢性酸中毒：

- 糖尿病酮症酸中毒。
- 肾功能不全。
- 乳酸性酸中毒（由高乳酸血症证实）。

注释

许多病理情况可能会导致代谢性酸中毒。根据阴离子间隙计算值来判断不是很确切。

渗透压的计算

❖ 通过计算的渗透压与实验室测量的渗透压进行比较，可以检测具有渗透活性的未知分子的存在和（或）指导血浆高渗透压或血浆低渗透压时肾功能障碍的病因诊断。

$$Osm\ c = (Na+K) \times 2 + Glucose + urée$$

❖ 注：

Osm c =计算的渗透压（mosm/kg H_2O）；

Glucose = 血糖（mmol/L）；

Urée = 血浆尿素水平（mmol/L）；

275 ＜生理渗透压（mosm/kg H_2O）＜ 300。

❖ 酸碱失衡图表的使用：

血浆高渗：

- 肾病。
  - 糖尿病性肾病。
  - 先天性肾小管病变。
  - 某些肾病。
- 肾前性肾功能障碍。
- 中毒导致的肾功能不全。
  - 高钙血症。
  - 低钾血症。
  - 高渗性昏迷。

血浆低渗状态：

- Schwartz Barter综合征。
- 相当于Schwartz Barter综合征的医源性物质。
- 注射垂体后叶提取物。

碳酸氢钠缺乏量的计算

THAM配方

$$\delta HCO_3 = 0.3 \times BE \times Pds$$

❖ 并且：

－ BE：剩余减；

－ Pds：体重（kg）。

❖ 用量：10 min内给予计算量的1/2，剩下的1 min内给完。

❖ 最大剂量=15 mmol/kg/24 h。

策略
技术
备忘录
药物

紧急情况下的对症治疗：将血浆碳酸氢盐水平恢复到 18 mEq/L

$$\delta HCO_3(mEq) = 18 - HCO_3\ m \times 0.5 \times Pds$$

并且：

❖ HCO_3 m：实验室测量的碳酸氢盐。

❖ Pds：体重（kg）。

注释：

计算量的 1/3 可用于快速静脉输注。

肌酐清除率的计算

❖ 男性：

$$肌酐\ Cl = (140 - 年龄) \times 体重 / 0.814 \times 血肌酐$$

❖ 女性：

$$肌酐\ Cl = [(140 - 年龄) \times Pds / 0.814 \times 血肌酐] \times 0.85$$

❖ 应用：

轻度肾损害：30＜Cl＜80。

严重肾损害：Cl＜30。

❖ 生理值：

男性 Cl=120 ± 20 mL/min。

女性 Cl=95 ± 20 mL/min。

MAP 计算

$$MAP(计算公式) = (收缩压 + 2 \times 舒张压)/3$$

运用：血流动力学监测。

1～10岁儿童体重估计值

体重 = 2 ×（年龄 + 4）

❖ 体重（kg）；年龄（岁）。

❖ 运用：儿科急诊剂量计算。

弗雷德里克·德加J（Frédéric DEGARDIN）

第 4 部分

急救药物 – 药理学

爱通立®

禁忌证

绝对禁忌证

- 脑血管意外或既往脑血管意外病史。
- 10天内的严重创伤或重大手术。
- 脑血管畸形或脑膜出血。
- 脑脊髓手术＜2个月。
- 手术＜6天。
- 先天或获得性凝血功能障碍。
- 近期内严重出血。
- 细菌性心内膜炎、心包炎。
- 急性胰腺炎。
- 严重肝病。
- 肾或肝活检＜15天。
- 腹主动脉造影＜8天。
- Dacron®假体＜2个月。
- 出血性肿瘤。
- 动脉瘤。
- 胃十二指肠溃疡＜3个月，食管静脉曲张。
- 最近没有恢复的血管穿刺。
- 怀孕前5个月或产后。

相对禁忌证

- 心外按压。
- 未出血的溃疡。
- 肺空洞。
- 严重支气管炎。

- 二尖瓣疾病伴心房颤动。
- 治疗中的高血压。
- 颈动脉狭窄，有栓塞的风险。
- 活检。
- 肌内或动脉注射。
- 糖尿病伴严重视网膜病变。
- 怀孕、哺乳。

制备－稀释

- 使用配套的溶媒进行爱丽通溶解 1 mg/mL。
- 严格静脉输注。
- 可用0.9%氯化钠稀释成1 mg/5 mL的溶液。

理化不相容性

- 葡萄糖溶液、灭菌注射用水。
- 不要与其他产品混合，包括输液管内的混合。

起效和持续时间

- 起效时间：30 min。
- 持续时间：5 min需要重复注射。

速效胰岛素®（Actrapid）

禁忌证

- 胰岛素过敏。

使用注意事项

- 单独的静脉通路给药，持续泵入（不要与其他输液混合）。

制备和稀释

- 紧急情况下静脉注射，也可肌内注射。

- 用生理盐水稀释。

理化不相容性

- 含有锌结合剂(柠檬酸盐、磷酸盐等)的药物:胰岛素聚合的风险。
- 硫喷妥钠、碳酸氢钠、苯妥英钠®、苯巴比妥(加德纳尔®)、硝基呋喃妥因、氯噻嗪、氨茶碱(pH 不相溶)、多巴胺。

起效和持续时间

- 起效时间:静脉注射5 min;皮下注射30 min。
- 持续时间:静脉注射1 h;皮下注射6~8 h。

阿库潘®(奈福泮)

禁忌证

- 儿童<15岁。
- 癫痫发作或有癫痫病史。
- 输尿管收缩性疾病。
- 闭角型青光眼。
- 怀孕、哺乳。

使用注意事项

- 静脉给药不要注射太快(不良反应增加的风险:恶心、呕吐、出汗、不适)。

制备-稀释

- 肌内注射,静脉注射或口服。
- 用5%葡萄糖溶液或生理盐水稀释。

理化不相溶性

- 同一个注射器中不能混合其他物质。

起效和持续时间

- 起效时间：静脉注射15 min；肌内注射20 min。
- 持续时间：4～6 h。

硝苯地平®（Adalate）

禁忌证

- 不稳定型心绞痛、心肌梗死<1个月。
- 过敏。
- 怀孕、哺乳。

使用注意事项

- 注意其对老年患者不可产生持久降血压作用。
- 谨慎使用。

注意：舌下含服现在是禁忌证，它被骨髓内给药方法所取代，骨髓内给药的方法的作用时间稍长，其降压作用更渐进稳定。

制备－稀释

- 骨髓内给药。
- 儿童可经直肠内途径。

起效和持续时间

- 起效时间：5～10 min。
- 持续时间：30～60 min。

肾上腺素

禁忌证

- 冠状动脉供血不足。
- 心室节律紊乱。

- 梗阻性心肌病。

制备-稀释

- 静脉、皮下或吸入。
- 成人雾化：2 mg + 3 mL 生理盐水。
- 儿童：1 mg/10 mL 5% 葡萄糖。
- 可用5%葡萄糖或0.9%氯化钠稀释，不得与其他药物混合。

理化不相溶性

- 碳酸氢钠和碱性溶液。
- 钙盐，苯妥英钠（Dilantin®）。
- 利多卡因（Xylocaïne®）。
- 氨茶碱。

起效和持续时间

- 起效时间：1 min。
- 持续时间：5 min。

替罗非班®（Agrastat）

禁忌证

绝对禁忌证

- 对替罗非班或其任何赋形剂过敏。
- 先前服用GP受体拮抗剂ⅡB/ⅢA后出现的血小板减少症。
- 30天内脑血管意外病史。
- 有出血性卒中史。
- 已知的颅内病变（肿瘤、动静脉畸形、动脉瘤）。
- 最近30内有出血情况。
- 恶性高血压。
- 过去6周内严重外伤或大手术。

- 血小板减少＜100 000。
- 血小板功能紊乱。
- 凝血障碍（TQ＞1.3或INR＞1.5）。
- 严重肝损害。

相对禁忌

- 怀孕（未经证实安全性）。
- 哺乳。
- 长期或创伤后心肺复苏。
- 前2周内进行器官活检或碎石术。
- 6周至3个月的严重创伤或大手术。
- 过去3个月内进展性胃十二指肠溃疡。
- 高血压失控（＞180/110 mmHg）。
- 急性胰腺炎。
- 进展性血管炎或已知血管炎病史。
- 怀疑主动脉夹层。
- 出血性视网膜病变。
- 大便隐匿出血或血尿。
- 同时或在48 h内进行溶栓治疗。
- 同时使用增加出血风险的药物。
- 儿童（缺乏临床研究）。

使用注意事项

没有进行分层级联合阿司匹林和肝素治疗。

如果进行股动脉插管，等待凝血恢复正常后再拔出导管。

定期监测血常规、血红蛋白和血细胞比容。

如果出现血小板减少症停止使用替罗非班，给予肝素。

老年患者、女性和低体重患者：加强对肝素效应的监测。

肾功能不全、出血。

注意：

- 最近不到1年的严重出血；

- 在前24 h内对不可压迫止血的内脏器官进行穿刺；
- 严重急性或慢性心力衰竭；
- 心源性休克；
- 轻度或中度肝损害；
- 脊髓损伤；
- 血小板＜150 000；
- 已知有凝血病、血小板功能紊乱或血小板减少症的病史；
- 血红蛋白＜11 g/L，血细胞比容＜34%；
- 或同时服用噻氯匹定、氯吡格雷、腺苷、双嘧达莫、前列环素。

制备-给药途径-稀释

- 配置后即刻使用。
- 严格静脉输液，单独管路输注。

理化不相容性→沉淀

- 地西泮。

起效和作用时间

- 起效时间：15～30 min。
- 持续时间：输液期间。

安易醒®（氟马西尼）

禁忌证

绝对禁忌证

- 对氟马西尼或苯二氮䓬类药物过敏。
- 用苯二氮䓬类药物治疗的癫痫。

相对禁忌证

- 多种药物中毒（特别是三环类）。

- 癫痫（癫痫发作阈值降低）。

使用注意事项

- 如果长期使用苯二氮䓬类药物治疗，特别是癫痫患者（抽搐的风险），或使用三环类药物治疗（或中毒），则有出现戒断综合征的风险。
- 氟马西尼的作用时间短于苯二氮䓬类药物，需要常规地将负荷剂量与维持剂量结合使用，避免二次出现嗜睡甚至昏迷。

制备－给药途径－稀释

- 静脉通路。
- 起始浓度为0.1 mg/mL。如有必要，可在5%葡萄糖溶液或生理盐水中稀释。

起效和持续和时间

- 起效时间：0.5～1 min。
- 持续时间：1～2 h。

艾倍得®（谷赖胰岛素）

禁忌证

- 对胰岛素或其中任何一种辅料（如间甲酚）过敏。

使用注意事项

- 使用电动注射器静脉注射中通过单一途径给药。
- 不要将其加入输液溶液中。
- 不要混合不同的胰岛素。

制备－给药途径－稀释

- 在紧急情况下，首选静脉注射，但也可以采用皮下注射和肌内注射。
- 可在生理盐水中稀释0.1～1 U/mL。

理化性质不相容性

- 锌离子：结晶。
- 不要与5%葡萄糖溶液或乳酸林格溶液混合。
- 一般来说，不要与其他药物混合。

起效和持续时间

- 起效时间：静脉注射5 min；皮下注射5～20 min。
- 持续时间：静脉注射大约间隔1 h；皮下注射间隔3～5 h。

磺达肝葵钠®（Arixtra）

禁忌证

绝对禁忌证

- 对其中一种成分或乳胶（针头的保护尖端）过敏。
- 确诊的病理性出血。
- 急性感染性心内膜炎。
- 严重的肾功能损害（清除率＜20 mL/min）。
- 年龄＜17岁。

相对禁忌证

- 年龄超过75岁。
- 体重较轻＜50 kg。
- 严重的肝功能损害。
- 妊娠。

使用注意事项

- 使用时进行脊髓麻醉或硬膜外麻醉要小心。
- 监测出血，尤其是老年患者。
- 如果轻度肾功能不全（清除率为30～50 mL/min），将每日剂量减少1.5 mg。

- 如果进行血管成形术，停用磺达肝葵钠®。
- 序贯肝素或HBPM：在最后一次注射磺达肝素后等待24 h。
- 维生素K拮抗剂接替：继续磺达肝葵钠，直到达到目标的INR。

制备-给药途径-稀释

- 深部皮下注射。
- 或静脉滴注途径（ST+心肌梗死）：在一袋25 mL或50 mL生理盐水中稀释。

起效和持续时间

- 起效时间：几分钟。
- 持续时间：皮下注射间隔12～20 h。

阿司匹林®（赖氨酸乙酰水杨酸酯）

禁忌证

- 对阿司匹林过敏。
- 消化性溃疡病、裂孔疝。
- 出血风险（可能出血的病变、全身性或获得性出血性疾病、抗凝治疗）。
- 孕晚期：心、肺（肺动脉高压、动脉导管过早闭合）和肾毒性。

制备-给药途径-稀释

- 慢速静脉滴注，经直肠内或经口。
- 在注射用水、5%葡萄糖溶液或生理盐水中稀释。

理化性质不相容

- 不要再注射器内混合任何药物。

起效和持续时间

- 起效时间（静脉注射）：10 min。

策略

技术

备忘录

药物

- 持续间隔（静脉注射）：4～6 h。

阿托品®（硫酸阿托品）

禁忌证

- 对抗胆碱能药物过敏。
- 与其他抗胆碱能药物合用。
- 心力衰竭、心动过速。
- 角膜闭合性青光眼。
- 前列腺腺瘤。
- 胃食管反流、饱胃未插管、麻痹性肠梗阻。

使用注意事项

- 冠心病（室性心律失常的风险）。

制备-给药途径-稀释

- 皮下注射、肌内注射、静脉注射或气管内给药。
- 气管内给药：用生理盐水在10 mL注射器中稀释。
- 气管插管内快速给药呼吸，然后2次用球囊辅助给药。
- 新生儿和儿童可通过直肠途径给药。

理化性质不相容

- 碱性溶液。
- 硫喷妥钠、西咪替丁、儿茶酚胺、溴化物、碘、苄噻嗪、肝素→沉淀。
- 不要与其他药物混在同一注射器中。

起效和持续时间

- 起效时间：气管内给药10～20 s；静脉注射30～90 min；皮下或肌内注射10～30 min。
- 持续时间：气管内给药2～3 h；静脉注射15 min；皮下或肌内注射3 h。

爱全乐®（异丙托溴铵）

并发症

- 对抗胆碱能药物过敏。
- 儿童禁忌使用成人型。

使用注意事项

- 怀孕或哺乳期不建议使用。
- 在闭角型青光眼的情况下使用要保护眼睛（有发生眼球颤动的危险）。

制备－给药途径－稀释

- 可以0.9% NaCl稀释。

起效和持续时间

- 起效时间：3～4 min。
- 持续时间：4～6 h。

奥格门汀®（阿莫西林＋克拉维酸甲）

禁忌证

- 对青霉素过敏。
- 传染性单核细胞增多症。
- 与别嘌醇（Zyloric®）有关。
- 淋巴细胞性白血病。

使用注意事项

- 在严重肾功能损害或与阿莫西林联用的情况下减少剂量。

制备－给药途径－稀释

- 缓慢静脉推注途径3～4 min或静脉输注超过30 min。

- 仅在0.9% NaCl或乳酸林格液中稀释，比例为：
  成人：1 g/20 mL或50 mL静脉推注；
  儿童：500 mg/10 mL，或25 mL静脉微量泵泵入。

理化性质不相容

- 不要与葡萄糖溶液、碳酸氢盐、氨基糖苷类、脂质乳剂、血液制品、地塞米松、氢化可的松、喹诺酮类药物、间苯三酚、甲硝唑和咪达唑仑混合。

碳酸氢盐（4.2%碳酸氢钠）

禁忌证

- 碱化剂：代谢性碱中毒、呼吸性酸中毒。
- 含钠：液体和钠潴留、血浆高渗、心力衰竭、水肿、腹水综合征。

制备-给药途径-稀释

- 严格的缓慢静脉滴注。

理化性质不相容：沉淀

- 复方林格乳酸盐、乳酸钠、氯化钙和葡萄糖酸盐、硫酸镁、硫酸钠。
- β内酰胺类、四环素类、青霉素G、万古霉素（万古霉素®）。
- 阿司匹林、氢化可的松、胰岛素。
- 儿茶酚胺、尼卡地平（Loxen®）、拉贝洛尔（Trandate®）、阿托品。
- 硫喷妥钠（Thiopenthal®）、琥珀胆碱（Celocurine®）、吗啡。
- 可待因、普鲁卡因、利多卡因（Xylocaine®）、甲氧氯普胺（Primperan®）。

起效和持续时间

- 起效时间：5～10 min。
- 持续时间：30～60 min。

艾司洛尔®（Brévibloc）

禁忌证

绝对禁忌证

- 对艾司洛尔过敏。
- 高度房室传导。
- 心动过缓＜50次/分。
- 心源性休克。
- 控制不好的心力衰竭。
- 怀孕和哺乳。
- 雷诺综合征。
- 严重的动脉炎。

相对禁忌证

- 儿童＜12岁。
- 哮喘、支气管痉挛病史。
- 慢性阻塞性肺疾病。

使用注意事项

- 如果肾功能衰竭，减少电动注射器静脉注射率。

制备－给药途径－稀释

- 100 mg安瓿：随时备用。
- 2.5 g安瓿：在250 mL 5%葡萄糖溶液或生理盐水中稀释。
- 严格的静脉途径。

理化性质不相容

- 碳酸氢钠。

起效和持续时间

- 起效时间：＜2 min。

- 持续时间：5～15 min。
- 没有累积效应。

博利康尼®（特布他林）

禁忌证

绝对禁忌证

- 对拟交感神经药物过敏。
- 急性心肌梗死，不稳定心绞痛。
- 子宫出血。

相对禁忌证

- 甲状腺毒症。
- 先天性或后天性心脏疾病、阻塞性心肌病、心律失常。

制备-稀释（表4-1、表4-2）

- 通过电动注射器或吸入皮下、静脉内途径。
- 可以生理盐水稀释。

起效和持续时间

- 起效时间：静脉注射＜1 min；皮下注射5～15 min；雾化5 min。
- 持续时间：静脉注射1 h；皮下注射2～4 h；雾化3～6 h。

布瑞亭®（Sugammadex）

禁忌证

绝对禁忌证

- 严重的肾功能损害（清除率＜30 mL/min）。

相对禁忌证

- 年龄＜17岁

表4-1　博利康尼的稀释 I

博利康尼　在10 mL蒸馏水(250 μg/mL稀释)20 mL注射器中稀释10瓶0.5 mg博利康尼(即10 mL):

剂量[μg/(kg·min)] \ 体重(kg)	5	10	20	30	40	45	50	55	60	65	70	75	80	85	90	95	100
0.1	0.12	0.24	0.48	0.72	0.96	1.08	1.2	1.32	1.44	1.56	1.68	1.8	1.92	2.04	2.16	2.28	2.4
0.2	0.24	0.48	0.96	1.44	1.92	2.16	2.4	2.64	2.88	3.12	3.36	3.6	3.84	4.08	4.32	4.56	4.8
0.3	0.36	0.72	1.44	2.16	2.88	3.24	3.6	3.96	4.32	4.68	5.4	5.4	5.76	6.12	6.48	6.84	7.2
0.4	0.48	0.96	1.92	2.88	3.84	4.8	4.8	5.28	5.76	6.24	6.72	7.2	7.68	8.16	8.64	9.12	9.6
0.5	0.6	1.2	2.4	3.6	4.8	5.4	6	6.6	7.2	7.8	8.4	9	9.6	10.2	10.8	11.4	12
0.6	0.72	1.44	2.88	4.32	5.76	6.48	7.2	7.92	8.64	9.36	10.08	10.8	11.52	12.24	12.96	13.68	14.4
0.7	0.84	1.68	3.36	5.04	6.72	7.56	8.4	9.24	10.08	10.92	11.76	12.6	13.44	14.28	15.12	15.96	16.8
0.8	0.96	1.92	3.84	5.76	7.68	9.6	9.6	10.56	11.52	12.48	13.44	14.4	15.36	16.32	17.28	18.24	19.2

表4-2 博利康尼的稀释Ⅱ

博利康尼 在40 mL蒸馏水中稀释10安瓿0.5 mg博利康尼（即10 mL）（以100 μg/mL稀释）50 mL注射器：																	
剂量[μg/(kg·min)] \ 体重(kg)	5	10	20	30	40	45	50	55	60	65	70	75	80	85	90	95	100
0.1	0.3	0.6	1.2	1.8	2.4	2.7	3	3.3	3.6	3.9	4.2	4.5	4.8	5.1	5.4	5.7	6
0.2	0.6	1.2	2.4	3.6	4.8	5.4	6	6.6	7.2	7.8	8.4	9	9.6	10.2	10.8	11.4	12
0.3	0.9	1.8	3.6	5.4	7.2	8.1	9	9.9	10.8	11.7	12.6	13.5	14.4	15.3	16.2	17.1	18
0.4	1.2	2.4	4.8	7.2	9.6	10.8	12	13.2	14.4	15.6	16.8	18	19.2	20.4	21.6	22.8	24
0.5	1.5	3	6	9	12	13.5	15	16.5	18	19.5	21	22.5	24	25.5	27	28.5	30
0.6	1.8	3.6	7.2	10.8	14.4	16.2	18	19.8	21.6	23.4	25.2	27	28.8	30.6	32.4	34.2	36
0.7	2.1	4.2	8.4	12.6	16.8	18.9	21	23.1	25.2	27.3	29.4	31.5	33.6	35.7	37.8	39.9	42
0.8	2.4	4.8	9.6	14.4	19.2	21.6	24	26.4	28.8	32.2	33.6	36	38.4	40.8	43.8	45.6	48

使用注意事项

- 监测神经肌肉阻滞的恢复情况。
- 监测呼吸功能并始终使用可用的通气辅助设备进行管理。
- 监测出血性疾病患者的止血情况。
- 严重的肝功能损害。
- 老年受试者。
- 严格的低钠饮食：考虑钠含量。

制备–给药途径–稀释

- 口服途径。
- 即用型溶液。

理化性质不相容

- 观察到与胺碘酮、多巴胺和丙胺的不相容性。
- 与生理盐水、5%葡萄糖、0.45%氯化钠和25%葡萄糖、复方林格乳酸盐相容。

起效和持续时间

- 从T4/T1恢复到90%的时间：1.5 min。
- 持续时间：24 h。

替格瑞洛®（Brilique）

禁忌证

绝对禁忌证

- 对噻吩类药物过敏。
- 病理性出血。
- 有颅内出血史。
- 中度至重度肝功能损害。
- 强效CYP3A4抑制剂，因为出血风险增加。

策略　技术　备忘录　药物

相对禁忌证

- 高尿酸血症

使用注意事项

- 有高尿酸血症或痛风病史的患者。
- 良好的依从性非常重要，不要中断治疗。
- 在计划手术的情况下，至少提前5天停止治疗。

制备–给药途径–稀释

- 口服。
- 治疗持续时间：12个月，除非有禁忌证。

起效和持续时间

- 起效时间：＜30 min。
- 持续时间：7～10天（血小板更新）。

布比卡因®

禁忌证

- 对局部麻醉剂过敏。
- 用抗凝血剂治疗。
- 卟啉症。
- 房室传导紊乱。
- 癫痫。
- 感染或发炎的地方。
- 个人或家族有恶性高热病史。
- 用单胺酶氧化剂和三环类抗抑郁药治疗。
- 静脉注射。

制备–给药途径–稀释

- 给药方式：浸润。

起效和持续时间

- 起效时间：缓慢。
  维持时间：长。

布美他尼®（Burinex）

禁忌证

- 对布美他尼过敏。
- 肝性脑病。
- 由于尿路梗阻引起的少尿。
- 孕早期，妊娠。
  未纠正的液体和电解质紊乱。

制备–给药途径–稀释

- 直接静脉途径，或静脉输注。
- 由于沉淀，请勿在NaCl溶液中稀释2 mg（4 mL）安瓿。

理化性质不相容

- 高渗氯化钠溶液（有沉淀的风险）。
  多巴胺（黄染和6 h沉淀）。

起效和持续时间

- 起效时间：2～3 min。
- 持续时间：2～3 h。

钙（10%氯化钙）

禁忌证

- 洋地黄治疗。
- 高钙血症＞3.25 mmol/L。

策略

技术

备忘录

药物

- 高钙尿症＞7.5 mmol/24 h。

制备-给药途径-稀释

- 缓慢的静脉注射途径。

理化性质不相容→沉淀

- 硫酸盐、磷酸盐、碳酸氢钠。
- 利多卡因（Xyloxaine®）。

起效时间

- 1 min。

钙（10% 葡萄糖酸钙）

禁忌证

- 洋地黄治疗。
- 高钙血症、高钙尿症。
- 钙结石。

制备-给药途径-稀释

- 缓慢的静脉注射途径。

理化性质不相容→沉淀

- 头孢类药物、多巴胺（Dobutamine®）、硫酸镁、甲泼尼龙（Solumedrol®）、四环素类药物、磷酸二氢钾、4.2% 碳酸氢钠、柠檬酸盐、叶酸、氨基糖苷类药物（受钙抑制）。

起效和持续时间

- 起效时间：2～3 min。
- 持续时间：30～60 min。

活性炭®(Carbomix)

禁忌证

- 摄入腐蚀性产品、碱性产品、无机酸、氰化物、乙醇、甲醇、有机溶剂、铁盐会中毒。
- 对乙酰氨基酚中毒，当开始用乙酰半胱氨酸治疗时。

制备-给药途径-稀释

- 悬浮液在重组后立即使用。
- 口服。
  50 g稀释在250 mL水中。

可乐定®(Catapressan)

禁忌证

- 怀孕的前3个月(胎儿病)。

制备-给药途径-稀释

- 缓慢静脉注射(7～10 min)，严格卧床，或肌内注射。
- 在5%葡萄糖溶液或生理盐水中稀释。

起效和持续时间

- 起效时间：静脉注射2～5 min；肌内注射10 min。
- 持续时间：静脉注射4 h；肌内注射6～8 h。

头孢孟多®

禁忌证

- 对头孢类药物过敏。
- 脑膜炎(非弥漫性)。

使用注意事项

- 在已有肾功能不全的情况下间断注射。
- 与青霉素类药物交叉过敏的风险（5%～10%的病例）。

制备-给药途径-稀释

- 缓慢静脉注射或深部肌内注射。
  对于肌内注射途径，将1小瓶稀释在3 mL注射用水、生理盐水、5%葡萄糖溶液或0.5%利多卡因（Xyloxaine®）中。
- 对于静脉注射途径，将1小瓶稀释在10 mL注射用水、0.9% NaCl或5%葡萄糖溶液中。

理化不相容→沉淀

- 氯化钙和葡萄糖酸钙、硫酸镁、胺类化合物→沉淀。分别注射药物。

头孢唑啉®（头孢唑啉钠）

禁忌证

绝对禁忌证

- 对头孢类药物过敏。

相对禁忌证

- 对青霉素类药物过敏（5%～10%的病例为交叉过敏）。

使用注意事项

- 根据肾脏清除率调整剂量。
- 严格的低钠饮食：考虑钠含量。

制备-给药途径-稀释

- 最大浓度为100 mg/mL，在50 mL注射器中稀释所需的量。
- 直接静脉注射：溶解在5 mL或10 mL PPI水中，缓慢注射。

可肌内注射。

理化不相容

- 在0.9%氯化钠，5%或10%葡萄糖溶液或乳酸林格盐中冷藏48 h。
- 与胺碘酮、葡萄糖酸钙、西咪替丁、顺阿曲库铵、罗库铵、兰索拉唑、泮托拉唑、盐酸利多卡因、N-乙酰半胱氨酸、硫酸丙胺、硫喷妥钠和丙泊酚的不相容性。

头孢噻肟®（头孢他明）

禁忌证

- 对头孢类药物过敏。

制备-给药途径-稀释

- 缓慢静脉注射（3～5 min内，或静脉输注20～60 min内）或肌内注射。

理化不相容→沉淀

- 不要与其他任何抗生素在同一注射器或输液中混合使用。

倍他米松®（Célestène）

禁忌证

- 进行性消化道溃疡。
- 腹水性肝硬化。
- 不受控制的感染状态，不断发展的病毒性疾病。
- 血小板减少性紫癜（肌内注射的方式）。

使用注意事项

- 20 mg剂型：仅静脉注射。

策略 技术 备忘录 药物

制备-给药途径-稀释

- 静脉注射或肌内注射。

起效时间

- 几分钟。

琥珀胆碱®（Célocurine）

禁忌证

绝对禁忌证

- 对肌肉松弛剂过敏。
- 缺乏通气设备。
- 恶性高热病史。
- 近期广泛的去神经支配、先天性肌肉损伤、肌病。
- 眼睛受伤（睁眼）。
- 妊娠毒血症。
- 预先使用非去极化箭毒进行治疗。

相对禁忌证

- 高钾血症（严重肾衰竭、横纹肌溶解、严重烧伤）。

制备-给药途径-稀释

- 静脉注射。

理化性质不相容

- 不要与巴比妥类药物或任何其他碱性产品混合在同一注射器中。

起效和持续时间

- 起效时间：1 min。
- 持续时间：5～10 min。

阿莫西林®（Clamoxyl）

禁忌证

- 对青霉素类药物过敏。
- 传染性单核细胞增多症（增加皮肤现象的风险）。

制备–给药途径–稀释

- 静脉注射。
- 稀释：1 g/20 mL，在5%葡萄糖溶液或生理盐水中。

理化不相容→沉淀

- 琥珀酸氢化可的松、血液、血浆、含有氨基酸的溶液、蛋白质水解物、脂质乳剂、甘露醇溶液。

人类纤维蛋白原®（Clottafact）

禁忌证

- 已知对任何成分过敏。

使用注意事项

- 肝功能受损的患者。
- 有冠心病或心肌梗死病史，有DIC或血栓栓塞风险的患者。
- 在严格的低盐饮食的情况下要注意。
- 建议接种甲型和乙型肝炎疫苗。

制备–给药途径–稀释

- 小瓶粉末和溶剂应恢复到室温。
- 使用提供的传输装置进行混合。
- 用溶剂瓶冲击转移装置，并确保斜面始终浸入溶剂中。
- 水平放置小瓶并撞击粉末小瓶。

- 快速将粉末瓶直立以完全清空溶剂瓶。
- 轻轻混合以避免起泡并获得澄清溶液。

起效和持续时间

- 起效时间：即刻。
- 持续时间：超过 24 h。

2% 康硫磷®（解磷定硫酸甲酯）

禁忌证

- 对解磷定过敏（在紧急情况下考虑）。

使用注意事项

- 在肾功能不全的情况下减少剂量。
- 视力问题。

制备-给药途径-稀释

- 以 1 mL/min 的速度缓慢注射纯产品或可能用生理盐水或 5% 葡萄糖溶液稀释。
- 如果不紧急，可以使用肌内注射、皮下注射或口服途径（每 5 h 口服 1～3 g 解磷定）。

可达龙®（胺碘酮）

禁忌证

- 直接静脉注射途径。
- 窦性心动过缓、窦性心房阻滞、窦性疾病不适合。
- Ⅱ度房室传导阻滞。
- 严重的动脉低血压。
- 甲状腺功能减退。

- 对碘过敏。
- 怀孕（除非治疗被认为是必要的）。
- 联用单胺氧化酶类药物。

制备－给药途径－稀释

- 静脉内途径（最好在中央KT）。
- 用5%葡萄糖溶液或生理盐水稀释。

理化不相容→沉淀

- 请勿与任何其他产品在同一注射器中混合使用。

起效和持续时间

- 抗心律失常作用时间：5 min/4 h，15～20 min后达到最大值。
- 作用时间：4 h。
- 效果持续：1～3天。

可罗培®（米力农）

禁忌证

- 严重阻塞性心脏病和瓣膜病。
- 对米力农过敏。
- 儿童（不建议使用）。

使用注意事项

- 我们建议你开始的剂量低于推荐的最低剂量，因为风险是低血压和心肌灌注压下降，逐渐增加剂量。
- 持续监测血压、心率、心电图。

制备－给药途径－稀释

- 静脉注射。
- 在5%葡萄糖溶液中稀释。

起效和持续时间

- 起效时间：5～15 min。
- 持续时间：6 h → 在紧急情况下难以控制。

羟钴胺素®（Cyanokit）

禁忌证

- 对钴胺类物质和维生素 B_{12} 过敏。
- 恶性肿瘤。
- 特异性体质。

制备-给药途径-稀释

- 缓慢静脉注射。
- 用200 mL生理盐水重组冻干小瓶。

理化不相容

- 硫酸盐溶液。如果有必要，先注射羟钴胺，然后再注射硫代硫酸钠。

达拉辛®（克林霉素）

禁忌证

- 对林可酰胺类药物过敏。
- 婴儿＜30天。
- 脑膜炎（非弥漫性）。

使用注意事项

- 如果肾功能不全，请减少剂量。
- 右心室衰竭不要注射（可能导致动脉低血压，甚至心搏骤停）。
- 有哮喘病史或过敏史者慎用。
- 未经证实妊娠无害。

制备–给药途径–稀释

- 肌内注射或静脉注射。
- 用生理盐水或5%葡萄糖溶液进行稀释。
- 肌内注射时每次不要超过600 mg。
- 静脉输液时，最小稀释度为6 mg/mL，速度不要超过30 mg/min。

理化不相容

- 氨苄西林（Unacim®）、苯妥英钠（Dilantin®）、巴比妥酸盐、氨茶碱、葡萄糖酸钙、硫酸镁。

丹曲林®（Dantrium）

禁忌证

- 理论上：严重肝功能不全、重症肌无力、怀孕、哺乳期。
- 在实践中：对于这些严重的紧急情况，静脉注射可能没有禁忌证。

制备–给药途径–稀释

- 缓慢的静脉注射途径（因为有皮肤坏死的风险，所以只能用中心管）。
- 仅在注射用水（WFI）中稀释，每瓶60 mL。

理化不相容→沉淀

- 生理盐水和葡萄糖溶液。

起效和持续时间

- 起效时间：3～4 min。
- 持续时间：3 h。

德巴金®（丙戊酸钠）

禁忌证

- 对丙戊酸钠过敏。

- 肝脏疾病。
- 有严重肝炎的家族史。
- 怀孕（除非有效的治疗，需要专门的产前监测）。

使用注意事项

- 静脉注射最多72 h。

制备-给药途径-稀释

- 静脉注射。
- 用0.9% NaCl稀释。
- 与生理盐水、乳酸林格液、葡萄糖和1.4%碳酸氢钠兼容。

乙酰唑胺®（Diamox）

禁忌证

- 对磺胺类药物过敏（交叉过敏）。
- 严重的肝脏、肾脏或肾上腺功能不全。
- 慢性阻塞性肺病。
- 有肾绞痛病史。
- 妊娠（致畸）。
- 代谢性酸中毒和未经纠正的低钾血症。
- 慢性闭角型青光眼的长期治疗。

制备-给药途径-稀释

- 缓慢静脉注射或肌内注射。

起效和持续时间

- 起效时间：15 min。
- 持续时间：6～8 h。

地高辛®（Digoxine nativelle）

禁忌证

绝对禁忌证

- 未治愈的二度和三度房室传导阻滞。
- 由于收缩射血通路障碍导致的心力衰竭。
- 严重的室性心律失常。
- 梗阻性肥厚性心肌病。
- 继发于洋地黄中毒的心律失常。

相对禁忌证

- 双侧束支传导阻滞。
- 鼻窦疾病。
- 先前存在的缺氧和酸碱紊乱。

使用注意事项

- 治疗指数窄的药物（治疗剂量为0.8～2 ng/mL，毒性剂量从2.5 ng/mL开始）。
- 根据肾脏清除率调整剂量。

理化不相容

- 与生理盐水和5%葡萄糖溶液的相容性。
- 在与乳酸米力农的混合物中显示出稳定性，时间为4 h。

起效和持续时间

- 起效时间：10 min。
- 持续时间：2～3天。

苯妥英钠®（Dilantin）

禁忌证

- 对乙内酰脲过敏。

- 窦性心动过缓、窦房传导阻滞。
- 二度和三度房室传导阻滞。
- 阿—斯综合征。
- 怀孕、哺乳。

使用注意事项

- 肝衰竭，贫血。
- 注射后用生理盐水冲洗输液管，以减少静脉刺激。
- 输液过程中监测血流动力学和心电图。

制备-给药途径-稀释

- 在使用前进行重组。
- 大口径静脉注射或在中央KT上更好。
- 只用生理盐水进行稀释。

理化不相容→沉淀

- 葡萄糖溶液、儿茶酚胺、pH＜11溶液、氨茶碱、Xylocaine®（利多卡因）、Lenitral®（三硝胺）、Atarax®（羟嗪）、阿托品→沉淀。
- 可待因、吗啡、奈斯多纳®（penthotal）、普鲁卡因。

起效和持续时间

- 起效时间：10～30 min。
- 持续时间：8～10 h。

德普利麻®（丙泊酚）

禁忌证

绝对禁忌证

- 对丙泊酚、鸡蛋蛋白、大豆过敏。
- 缺少插管设备。

相对禁忌证

- 不平衡的癫痫。
- 怀孕、儿童＜3岁。
- 15岁以下儿童的镇静。

使用注意事项

- 对低血容量的受试者（甚至是不可取的）、老年人和心力衰竭者要非常谨慎。
- 缓慢注射（痛苦→建议：在之前静脉注射10 mg的利多卡因）。

制备－给药途径－稀释

- 诱导时在同一注射器中加入1 mL 1%利多卡因®。
- 缓慢的静脉注射或连续的IVSE输液。
- 在5%葡萄糖溶液中可能会被稀释。
- 使用前应摇晃预装的注射器。

起效和持续时间

- 起效时间：30～40 s。
- 持续时间：5～10 min（重复注射后5 min苏醒，连续给药后20 min苏醒）。

多巴酚丁胺®

禁忌证

- 对多巴酚酊胺过敏。
- 阻塞性心肌病。
- 主动脉狭窄。

制备－给药途径－稀释

参见表4-3、表4-4。

- 严格静脉注射，电子输液泵（最好是在监测下深静脉内使用，PVC材质，动脉血压、心率）。

表 4-3　多巴酚丁胺的稀释 I

多巴酚丁胺　稀释 1 安瓿 250 mg 多巴酚丁胺，即 20 mL 纯品（以 5 000 μg/mL 稀释）20 mL 注射器：															
体重（kg） 剂量［μg/（kg·min）］	10	20	30	35	40	45	50	55	60	65	70	75	80	85	90
2.5	0.12	0.25	0.35	0.4	0.45	0.5	0.6	0.65	0.7	0.75	0.8	0.85	0.9	0.95	1
5	0.25	0.5	0.7	0.8	0.9	1	1.2	1.3	1.4	1.5	1.6	1.7	1.8	1.9	2
7.5	0.35	0.7	1.05	1.2	1.4	1.5	1.8	2	2.1	2.25	2.4	2.55	2.7	2.85	3
10	0.45	0.9	1.4	1.6	1.8	2	2.4	2.6	2.8	3	3.2	3.4	3.6	3.8	4
15	0.75	1.5	2.1	2.4	3	3	3.6	3.9	4.2	4.5	4.8	5.1	5.4	5.7	8
20	0.9	1.8	2.8	3.2	3.6	4	4.8	5.2	5.6	6	6.4	6.8	7.2	7.6	8
25	1.1	2.25	3.5	4	4.5	5	6	6.5	7	7.5	8	8.5	9	9.5	10

表4-4　多巴酚丁胺的稀释 Ⅱ

多巴酚丁胺　在30 mL蒸馏水（5 mg/mL稀释）50 mL注射器中稀释1安瓿250 mg多巴酚丁胺（即20 mL）：

剂量[μg/(kg·min)] \ 体重(kg)	10	20	30	35	40	45	50	55	60	65	70	75	80	85	90
2.5	0.3	0.6	0.9	1.1	1.2	1.3	1.5	1.7		1.9	2.1	2.3	2.4	2.6	2.7
5	0.6	1.2	1.8	2.1	2.4	2.7	3	3.3	3.6	3.9	4.2	4.5	4.8	5.1	5.4
7.5	0.9	1.8	2.7	3.2	3.6	4	4.5	5	5.4	5.8	6.3	6.8	7.2	7.7	8.1
10	1.2	2.4	3.6	4.2	4.8	5.4	6	6.6	7.2	7.8	8.4	9	9.6	10.2	10.8
15	1.8	3.6	5.4	6.3	7.2	8.1	9	9.9	10.8	11.7	12.6	13.5	14.4	15.3	16.2
20	2.4	4.8	7.2	8.4	9.6	10.8	12	13.2	14.4	15.6	16.8	18	19.2	20.4	21.6
25	3	6	9	10.5	12	13.5	15	16.5	18	19.5	21	22.5	24	25.5	25.5

策略
技术
备忘录
药物

- 5%葡萄糖溶液或0.9% NaCl（稀释至少50 mL）。

理化不相容

- 碱性液、＞5%碳酸氢钠、氨茶碱、苯妥英钠、磷酸二钾→失活。
- 布美他尼→黄色沉淀。
- 葡萄糖酸钙、地西泮（安定）、呋塞米、胰岛素、肝素。

起效和持续时间

- 起效时间：1～2 min。
- 持续时间：10 min。

多巴胺®

禁忌证

- 对亚硫酸盐（辅料）过敏。
- 室性期前收缩、室性心动过速。
- 阻塞性心肌病。
- 嗜铬细胞瘤。

制备-给药途径-稀释

参见表4-5、表4-6。

- 静脉注射，或电子微量泵泵入（最好是中心静脉导管）。
- 5%葡萄糖溶液或0.9% NaCl稀释。

理化不相容

- 碱性溶液，苯妥英钠（在一个注射器中）→失活。
- 青霉素和庆大霉素→抗生素的分解。

起效和持续时间

- 起效时间：2～4 min。
- 持续时间：10 min。

表4-5　多巴胺的稀释 I

多巴胺　稀释1安瓿200 mg多巴胺，即5 mL纯品20 mL注射器（稀释到4 000 μg/mL）：															
剂量[μg/(kg·min)] ＼ 体重(kg)	10	20	30	35	40	45	50	55	60	65	70	75	80	85	90
2.5	0.1	0.3	0.4	0.5	0.6	0.65	0.7	0.8	0.9	0.95	1	1.1	1.2	1.25	1.3
5	0.3	0.6	0.9	1	1.2	1.35	1.5	1.6	1.8	1.9	2.1	2.2	2.4	2.5	2.7
7.5	0.4	0.9	1.3	1.5	1.8	2	2.2	2.4	2.7	2.85	3.1	3.3	3.6	3.75	4
10	0.6	1.2	1.8	2.1	2.4	2.7	3	3.2	3.6	3.8	4.2	4.4	4.8	5	5.4
15	0.9	1.8	2.7	3.1	3.6	4.05	4.5	4.8	5.4	5.7	6.3	6.6	7.2	7.5	8.1
20	1.2	2.4	3.6	4.2	4.8	5.4	6	6.4	7.2	7.6	8.4	8.8	9.6	10	10.8
25	1.5	3	4.5	5.2	6	6.8	7.5	8	9	9.5	10.5	11	12	12.5	13.5

表 4-6　多巴胺的稀释Ⅱ

多巴胺　稀释 10 安瓿 0.5 mg 多巴胺，即 10 mL 纯品 45 mL 注射器（稀释到 4 mg/mL）:															
剂量［μg/（kg·min）］＼体重（kg）	10	20	30	35	40	45	50	55	60	65	70	75	80	85	90
2.5	0.4	0.7	1.1	1.3	1.5	1.7	1.9	2	2.3	2.5	2.7	2.9	3	3.2	3.4
5	0.7	1.5	2.2	2.6	3	3.4	3.7	4.1	4.5	4.9	5.2	5.6	6	6.4	6.7
7.5	1.1	2.2	3.3	3.9	4.5	5.1	5.6	6.1	6.8	7.4	7.9	8.5	9	9.6	10.1
10	1.5	3	4.5	5.2	6	6.7	7.5	8.2	9	9.7	10.5	11.2	12	12.7	13.5
15	2.2	4.5	6.7	7.9	9	10.1	11.2	12.4	13.5	14.6	15.7	16.8	18	19.1	20.2
20	3	6	9	10.5	12	13.5	15	16.5	18	19.5	21	22.5	24	25.5	27
25	3.7	7.5	11.2	13.1	15	16.9	18.7	20.6	22.5	24.4	26.2	28.1	30	31.8	33.7

普拉格雷®(Efient)

禁忌证

绝对禁忌证

- 对噻吩并吡啶过敏。
- 卒中或者短暂性脑缺血发作史。
- 病理性出血。
- 严重的肝功能不全。

相对禁忌

- 年龄＞75岁且体重＜60 kg。

使用注意事项

- 如果计划在48 h内进行冠状动脉造影，在经皮冠状动脉介入治疗时给予负荷剂量的普拉格雷以降低出血风险。
- 至少在手术前7天停用普拉格雷。
- 坚持的重要性，不要中断治疗。

制备－给药途径－稀释

- 口服给药。

起效和持续时间

- 起效时间：＜30 min。
- 持续时间：7～10天（血小板更新）。

麻黄碱®(Éphédrine)

禁忌证

- 心室过度兴奋、冠状动脉供血不足、梗阻性心肌病。
- 动脉高血压。

- 甲亢。
- 闭角型青光眼。

制备-给药途径-稀释

- 皮下注射、肌内注射或静脉缓慢注射。

理化不相容

- 苯巴比妥（Gardénal®）、硫喷妥钠（Thiopental®）→沉淀。
- 氢化可的松半琥珀酸酯。

起效和持续时间

- 起效时间：静脉注射30 s；肌内注射3～4 min。
- 持续时间：静脉注射10～20 min；肌内注射40～60 min。

罗库溴铵®（Esmeron）

禁忌证

绝对禁忌证

- 罗库溴铵过敏。

相对禁忌证

- 妊娠。

使用注意事项

- 如果出现肝功能或肾功能衰竭、体温过低、低钾血症、高镁血症、低蛋白血症、脱水、酸中毒、高碳酸血症，则延长其作用时间。
- 如果循环时间延长，则起效时间延迟。

制备-给药途径-稀释

- 静脉注射。
- 用5%葡萄糖溶液、乳酸林格溶液、注射用水进行稀释。

理化不相容→沉淀

- 地塞米松、地西泮、呋塞米、氢化可的松、胰岛素、甲泼尼龙、泼尼松、硫喷妥钠、万古霉素。

起效和持续时间

- 起效时间：气管插管1 min。
- 持续时间：30～40 min。

乌拉地尔®（Eupressyl）

禁忌证

- 对乌拉地尔过敏。
- 主动脉瓣狭窄。

制备–给药途径–稀释

- 静脉注射。

理化不相容性

- 碳酸氢钠。

起效和持续时间

- 起效时间：5 min。
- 持续时间：5～6 h。

氨甲环酸®（Exacyl）

禁忌证

- 动脉和静脉血栓栓塞疾病（卒中、心绞痛、肺栓塞等）。
- 癫痫发作史。

使用注意事项

- 肾功能不全时减少剂量。
- 服用雌、孕激素的女性血栓形成的风险增加。

制备-给药途径-稀释

- 用100 mL 0.9% NaCl稀释，10 min内注射。
- 与乳酸林格溶液、5%葡萄糖溶液和氨基酸溶液相容。

理化不相容

- 尿激酶。
- 去甲肾上腺素、苄青霉素、四环素、双嘧达莫和地西泮：变色或沉淀。

起效和持续时间

- 起效时间：立即静脉注射。
- 持续时间：约6 h。

芬太尼®（Fentanyl）

禁忌证

- 肺通气功能障碍。
- 分娩阶段（宫颈扩张超过5 cm）。

使用注意事项

- 缓慢注入。
- 血容量不足时减少剂量。
- 如果用于静脉镇痛，在夹住脐带后注射，以免新生儿呼吸抑制。

制备-给药途径-稀释

- 静脉注射。

理化不相容→沉淀

- 硫喷妥钠→沉淀。

起效和持续时间

- 起效时间：30 s。
- 持续时间：20～30 min。

甲硝唑®（Flagyl）

禁忌证

- 对咪唑衍生物过敏。
- 因为药物可通过胎盘，避免在怀孕的前3个月使用。

制备－给药途径－稀释

- 静脉输液。

氟卡尼®（Flécaïne）

禁忌证

绝对禁忌证

- 急性或陈旧性心肌梗死，除非出现危及生命的室性心动过速。
- 心力衰竭。
- 不完全束支或房室传导阻滞。
- 舒托必利。

相对禁忌证

- Ⅰ类抗心律失常药。
- 妊娠前3个月。

制备－给药途径－稀释

- 在5%葡萄糖溶液中稀释：1.5 mg/（kg · 10 mL）。

理化不相容→沉淀

- 盐溶液-沉淀。

甲吡唑®（Fomépizole）

禁忌证

- 已知对吡唑类药物（如苯丁唑酮、炔诺酮、苯唑酮等）过敏。

使用注意事项

- 请勿以纯品或弹丸式快速使用该产品。
- 过敏风险，注意皮肤反应和嗜酸粒细胞增多——用乙醇（Curethyl®）代替甲吡唑。
- 每8～12 h监测一次生物学参数：酸中毒和血清肌酐。
- 肝功能不全患者慎用。

制备-给药途径-稀释

- 用250 mL生理盐水或5%葡萄糖溶液稀释后在45 min内缓慢输注。

起效和持续时间

- 持续时间：8～12 h。

伽马羟丁酸®（羟丁酸钠）

禁忌证

- 子痫。
- 震颤、谵妄、酒精中毒。
- 严重的动脉高血压。
- 心内传导障碍引起的心动过缓、严重心律失常。
- 低钾血症。

使用注意事项

- 注意它的不良反应。
- 与苯二氮䓬类药物联合使用(降低血容量的患者在诱导时出现一过性高血压的风险)。
- 结合中枢镇痛药以限制躁动的风险。

制备-给药途径-稀释

- 缓慢静脉内注射。

理化不相容→沉淀

- 硫喷妥钠→沉淀。

起效和持续时间

- 起效时间：4～10 min。
- 持续时间：90～120 min。

苯巴比妥®(Gardénal)

禁忌证

- 对巴比妥类药物过敏。
- 严重呼吸衰竭、卟啉症。
- 母乳喂养,妊娠前3个月。

制备-给药途径-稀释

- 皮下注射或肌内注射(不规则吸收)。
- 静脉使用。
- 用0.9% NaCl或注射用水稀释。

理化不相容

- 氯丙嗪(Largactil®)、可待因、儿茶酚胺、肼苯哒嗪(Nepressol®)、

策略 技术 备忘录 药物

氢化可的松半琥珀酸酯、胰岛素、吗啡、四环素、普鲁卡因、万古霉素(Vancocin®)、阿曲库铵(Tracrium®)、琥珀酰胆碱(Célocurine®)、喷他佐辛(在同一注射器)、氟哌利多(Droleptan®)、泮库溴铵(Pavulon®)、西咪替丁(Tagamet®),酸溶液→沉淀。

起效和持续时间

- 起效时间:静脉注射5 min。
- 持续时间:12～24 h。

胰高血糖素®(Glucagen)

禁忌证

- 酒精或磺胺类药物、胰岛素、胰高血糖素、嗜铬细胞瘤引起的低血糖。

使用注意事项

- 注射后结合口服用药。
- 如果溶液中有纤维,请勿给药。

制备-稀释

- 在专用溶剂(EPPI)中稀释。
- 皮内、肌内注射或静脉注射。

理化不相容

- 没有。

起效和持续时间

- 起效时间:静脉注射1 min;肌内注射或皮下注射5 min。
- 持续时间:静脉注射10 min;肌内注射或皮下注射20～30 min。

30%葡萄糖

禁忌证

- 在急诊状况下没有。

制备－给药途径－稀释

- 严格缓慢静脉注射。

理化不相容→沉淀

- 全血、浓缩红细胞。

起效时间

- 1 min。

特利加压素®（Glypressine）

禁忌证

绝对禁忌证

- 怀孕、哺乳。
- 感染性休克。

相对禁忌证

- 年龄＞70岁。
- 慢性肾功能衰竭。
- 哮喘、呼吸衰竭。
- 冠状动脉供血不足或有心肌梗死病史。
- 心律失常。
- 无法控制的高血压。
- 脑血管或外周血管功能不全。

使用注意事项

- 不要将特利加压素(Glypressine®)注入输液瓶中。
- 注入粗大口径的静脉。
- 如果使用多种药物共用的静脉注射途径，在使用特利加压素(Glypressine®)前后冲洗管路。

理化不相容

- 碱性溶液。
- 含有还原糖的溶液。

起效和持续时间

- 起效时间：40～60 min。
- 半衰期：9 min。

氟哌啶醇®(Haldol)

禁忌证

绝对禁忌证

- 对氟哌啶醇过敏。
- 恶性高热病史。

相对禁忌证

- 锂。
- 母乳喂养、怀孕。

制备-给药途径-稀释

- 肌内注射。

理化不相容→沉淀

- PVC输液器。

- 肝素钠。

起效和持续时间

- 起效时间：20～40 min。
- 半衰期：24 h。

肝素钠®（Héparine）

禁忌证

- 肝素血小板减少症病史。
- 出血表现或倾向（DIC除外）。
- 急性细菌性心内膜炎。
- 心包积液。
- 进行性消化性溃疡。
- 脑血管意外（栓塞除外）。
- 易出血的器质性病变。
- 脑或脊髓手术后的术后时期。
- 怀孕。
- 关节内或交感神经浸润。

制备－稀释

- 静脉使用（不要与其他药物合用）。
- 用5%葡萄糖溶液稀释。

理化不相容

- 乳酸钠、可待因、氨基糖苷类、透明质酸酶、氢化可的松半琥珀酸盐、硫酸吗啡、青霉素G、儿茶酚胺、pH＜5的溶液→沉淀。

起效和持续时间

- 起效时间：＜1 min。

- 持续时间：2～4 h。
- 血浆水平：开始治疗4 h后稳定，第6小时后失活。

N-乙酰半胱氨酸®（Hidonac）

禁忌证

- 急性中毒的情况下没有任何禁忌。

制备-给药途径-稀释

- 缓慢静脉输液。

缓慢静脉输液→沉淀

- 四环素、氨苄青霉素、红霉素。

起效和持续时间

- 30 min。

赖脯胰岛素®（Humalog）

禁忌证

- 对胰岛素或其中一种赋形剂（例如间甲酚）过敏。

使用注意事项

- 电子注射泵单独给药。
- 不要将其加入输液溶液中。
- 不要混合不同的胰岛素。

制备-给药途径-稀释

- 在紧急情况下优先使用静脉通道，但也可以皮下注射或者肌内注射。
- 可在0.9% NaCl中稀释0.1～1 u/mL。

理化不相容

- 锌离子结晶。
- 不要与含有硫醇或亚硫酸盐基团的分子（肾上腺素、N-乙酰半胱氨酸、青霉素G等）混合。
- 一般情况下，不要与其他药物混合使用。

起效和持续时间

- 起效时间：静脉注射5 min；皮下注射5～20 min。
- 持续时间：静脉注射约1 h；皮下注射3～5 h。

氢化可的松半琥珀酸酯®（Hydrocortisone Upjohn）

禁忌证

- 急诊情况下无。
- 活动性消化性溃疡。
- 糖尿病酮症酸中毒。
- 活动性结核病和病毒性疾病。

制备－给药途径－稀释

- 用5%葡萄糖溶液或0.9% NaCl稀释。
- 静脉注射。

理化不相容

- 氨苄西林、麻黄碱、肝素钠、利多卡因（Xylocaine®）、硫喷妥钠（Thipental）、苯巴比妥（Gardénal®）、四环素、硫酸镁、血液。

起效和持续时间

- 起效时间：30 min。
- 持续时间：6～8 h。

羟嗪®(Hydroxyzine)

禁忌证

- 对羟嗪过敏。
- 怀孕前3个月。
- 闭角型青光眼、前列腺腺瘤。

制备-给药途径-稀释

- 肌内注射或静脉注射。
- 可以用0.9% NaCl稀释。

理化不相容→沉淀

- 硫喷妥钠(Thiopental®)。
- pH＞7的溶液。
- 氨茶碱、苯巴比妥(Gardénal®)、苯妥英钠(Dilantin®)。
- 肝素(沉淀)。

起效和持续时间

- 起效时间：静脉注射2～4 min；肌内注射10～20 min。
- 持续时间：静脉注射4～6 h；肌内注射6～8 h。

依托咪酯®(Hypnomidate)

禁忌证

- 2岁以下儿童。
- 肾上腺功能不全。
- 癫痫。
- 卟啉症。

使用注意事项

- 在血流动力学稳定的患者中预先注射苯二氮䓬类药物或阿片类药物。

制备－稀释

- 以5%葡萄糖溶液或生理盐水稀释（强制要求125 mg安瓿）。

起效和持续时间

- 起效时间：30 s。
- 持续时间：4～6 min。

异丙肾上腺素®（Isuprel）

禁忌证

- 窦性心动过速。
- 心房或心室过度兴奋。
- 急性冠状动脉功能不全（有梗死风险或原有梗死加重）。
- 甲状腺功能亢进。
- 阻塞性心肌病。
- 主动脉狭窄。

制备－给药途径－稀释

参见表4-7、表4-8。

- 在静脉给药时行心电监测。
- 单独用药。
- 给药期间避光。
- 以5%葡萄糖稀释。

理化不相容

- 碱性溶液、氨茶碱、利多卡因（xylocaine®）、巴比妥酸盐、碱性抗生素、苯妥英钠（Dilantin®）→灭活。

起效和持续时间

- 起效时间：＜1 min。
- 持续时间：5 min。

表4-7 异丙肾上腺素的稀释 Ⅰ

异丙肾上腺素 在10 mL蒸馏水中稀释10安瓿0.2 mg(即10 mL)(以10 μg/mL稀释)20 mL注射器:									
体重(kg) 剂量[μg/(kg·min)]	20	30	40	50	60	70	80	90	100
0.01	0.13	0.18	0.25	0.3	0.36	0.42	0.48	0.54	0.6
0.03	0.37	0.54	0.75	0.9	1.08	1.26	1.44	1.62	1.8
0.05	0.62	0.9	1.25	1.5	1.8	2.1	2.4	2.7	3
0.07	0.87	1.26	1.75	2.1	2.52	2.94	3.36	3.78	4.2
0.1	1.25	1.8	2.5	3	3.6	4.2	4.8	5.4	6

表4-8 异丙肾上腺素的稀释 Ⅱ

异丙肾上腺素 在38 mL蒸馏水中稀释2安瓿0.2 mg(即10 mL)(以10 μg/mL稀释)50 mL注射器:											
体重(kg) 剂量[μg/(kg·min)]	5	10	20	30	40	50	60	70	80	90	100
0.01	0.3	0.6	1.2	1.8	2.4	3	3.6	4.2	4.8	16.2	6
0.03	0.9	1.8	3.6	5.4	7.2	9	10.8	12.6	14.4	27	18
0.05	1.5	3	6	9	12	15	18	21	24	37.8	30
0.07	2.1	4.2	8.4	12.6	16.8	21	25.2	29.4	33.6	54	42
0.1	3	6	12	18	24	30	36	42	48		60

硝酸异山梨酯®(Isocard)

禁忌证

- 没有绝对禁忌证。

使用注意事项

- 由于存在动脉低血压的风险(降低冠状动脉灌注压力),尤其是在高血压患者和老年人中,这种风险快速且持续时间长,因此始终以单次抽吸开始。
- 只有在第一次剂量对疼痛没有影响和测量血压后才更新剂量。
- 如果患者血压＜100 mmHg,则不要给药。

制备－给药途径－稀释

- 舌下含服。

起效和持续时间

- 起效时间：1～2 min。
- 持续时间：30～60 min。

氯胺酮®

禁忌证

- 对氯胺酮过敏。
- 动脉高血压。
- 动脉瘤。
- 不稳定型心绞痛或近期心肌梗死(＜3个月)、心力衰竭。
- 头部外伤。
- 出血或脑肿瘤。
- 眼睛受伤或眼内高压。
- 甲状腺毒症。

- 先兆子痫和子痫。
- 精神问题。

使用注意事项

- 让患者在平静的状态中入睡。
- 通过在麻醉期间注射苯二氮䓬类药物来预防苏醒时精神障碍的风险（尤其是成人）。

制备–给药途径–稀释

- 在5%葡萄糖溶液或生理盐水中稀释。

理化不相容

- 不要将巴比妥类药物或地西泮（Valium®）与氯胺酮混合在同一注射器中。

起效和持续时间

- 起效时间：静脉注射5～60 s。
- 持续时间：静脉注射5～10 min。

腺苷®（Krenosin）

禁忌证

- 心动过缓与心动过速交替出现。
- 三度房室传导阻滞。
- 冠状动脉供血不足。
- 哮喘。
- 老年。
- 卒中史。
- 房性或室性快速性心律失常病史。
- 在重症监护室之外使用。

- 心房扑动和房颤。
- 室性心动过速和室颤。

使用注意事项

- 仅在连续心电监测下使用，在建立允许注射阿托品和肾上腺素（1 mg，必要时事先准备）的静脉途径后使用。
- 严格低钠饮食的患者应考虑钠含量。

制备–给药途径–稀释

- 在心电图监测下快速静脉使用。
- 静脉管路必须有足够大的尺寸以确保良好的流动。
- 由于产品的半衰期非常短，注射必须快速进行，然后通过增加溶液流量冲洗输液管。

起效和持续时间

- 起效时间：20 s～1 min。
- 持续时间：＜3 min。

氯丙嗪®（Largactil）

禁忌证

绝对禁忌证

- 肺通气障碍。
- 怀孕和哺乳。
- 闭角型青光眼。
- 巴比妥酸盐或酒精昏迷。

相对禁忌证

- 帕金森综合征。
- 癫痫。

- 重症肌无力。
- 尿道-前列腺疾病。
- 心律和传导障碍。
- 严重的肾功能或肝功能不全。
- 与单胺氧化酶抑制剂（MAOI）结合使用。

使用注意事项

- 降低癫痫发作阈值（癫痫患者慎用）。
- 在肾或肝功能不全的情况下有使用过量的风险。
- 严重心血管疾病慎用。

制备-给药途径-稀释

- 肌内注射或静脉注射。

理化不相容→沉淀

- 肝素、肾上腺素、氨茶碱、巴比妥类药物。
- 碱性溶液沉淀。

起效和持续时间

- 起效时间：＜30 min（肌内注射或静脉注射）。
- 持续时间：3～4 min。

呋塞米®（Lasilix）

禁忌证

- 对磺胺类药物过敏。
- 低血容量、脱水。
- 肝性脑病。
- 未纠正的水电解质紊乱。
- 尿路障碍引起的少尿。

- 哺乳。
- 怀孕（妊娠毒血症发生胎儿胎盘缺血伴胎儿营养不良的风险）。

制备－给药途径－稀释

- 静脉注射。

理化不相容→沉淀

- 尼卡地平（Loxen®）、洋地黄、酸溶液（沉淀）、多巴酚丁胺（Dobutamine®）、氨基糖苷类、肾上腺素、去甲肾上腺素、四环素、抗坏血酸（维生素C）。

起效和持续时间

- 利尿起效时间：5 min。
- 持续时间：2～3 h。

西比林®（Legalon）

相对禁忌证

- 对水飞蓟宾或其中成分过敏。

使用注意事项

- 监测对注射液、电解质、酸碱和水参数的过敏反应的发生。
- 可以在2次输注之间进行血液透析。

制备－给药途径－稀释

- 用35 mL 5%葡萄糖溶液或0.9%氯化钠溶液（10 mg/mL）重新配制药瓶。
- 取所需的量加到适当的输液量。
- 所得溶液的稳定性在30℃下可保持6 h，在+2℃和+8℃下可保持24 h。但出于卫生原因，最好立即使用。
- 以每天25 mL/h（6 h、12 h、18 h和22 h）的速度管理4个自动脉冲50 mL

策略 技术 备忘录 药物

注射器。
- 疗程：一般为48 h或直至临床症状消失。

托帕特平®（Lepticur）

禁忌证

- 闭角型青光眼。
- 食管痉挛。
- 失代偿性心脏病。
- 智力退化。
- 与其他抗胆碱能药合用。

制备-给药途径-稀释

- 缓慢静脉注射或肌内注射。

依诺肝素钠®（Lovenox）

禁忌证

绝对禁忌证

- 对依诺肝素过敏。
- 肝素作用下血小板减少病史。
- 止血障碍导致的出血倾向。
- 易出血的器质性病变。
- 急性感染性心内膜炎。
- 心包炎。
- 怀孕（预防）。

相对禁忌证

- 出血性卒中。
- 顽固性动脉高血压。

- 进行性消化性溃疡。

使用注意事项

- 不要通过肌内注射使用。
- 注意腰麻或硬膜外麻醉。
- 在整个治疗过程中监测血小板计数。

制备－给药途径－稀释

- 皮下注射或静脉注射。

起效和持续时间

- 起效时间：几分钟。
- 持续时间：皮下注射12～20 h。

洛沙平®（Loxapac）

禁忌证

- 酒精或巴比妥类药物中毒导致昏迷。
- 已知过敏。
- 怀孕和哺乳（作为预防措施）。

使用注意事项

- 不得同时使用乙醇或其他中枢神经系统抑制剂。
- 有过敏史时要谨慎。

制备－给药途径－稀释

- 肌内注射。

起效和持续时间

- 起效时间：10～20 min。

- 持续时间：6 h。

尼卡地平®（Loxen）

禁忌证

- 酒精或巴比妥类药物中毒导致昏迷。
- 已知过敏。
- 怀孕和哺乳（作为预防措施）。

使用注意事项

- 不得同时使用酒精或其他中枢神经系统抑制剂。
- 有过敏史时要谨慎。

制备–给药途径–稀释

- 肌内注射。

理化不相容

- pH＞6（碳酸氢盐、乳酸林格）的溶液、地西泮（Valium®）、呋塞米（Lasilix®）、硫喷妥钠（Nesdonal®）→沉淀。
- 含盐液体：在盐水溶液中时，尼卡地平有吸附到塑料输液材料上的风险。

起效和持续时间

- 起效时间：10～20 min。
- 持续时间：6 h。

普拉西泮®（Lysanxia）

禁忌证

- 对苯二氮䓬类药物过敏。

- 严重呼吸衰竭。
- 重症肌无力。
- 怀孕、哺乳。

制备－给药途径－稀释

- 口服。

持续时间

- 长。

15%硫酸镁®（Magnésium）

禁忌证

- 动脉低血压、心动过缓、房室传导阻滞。
- 严重的肾功能衰竭。
- 重症肌无力。

使用注意事项

- 中度肾功能不全时减少剂量。

制备－给药途径－稀释

- 静脉用药。

理化不相容→沉淀

- 钙、多黏菌素B、普鲁卡因、碳酸氢钠、磷酸盐、碱性溶液、克林霉素（Dalacine®）、半琥珀酸氢化可的松→沉淀。
- 镁抑制氨基糖苷类和四环素。

起效和持续时间

- 起效时间：立刻。

- 持续时间：30 min。

替奈普酶®（Métalyse）

禁忌证

- 6个月以内的出血事件。
- 口服抗凝药物治疗。
- 任何中枢神经系统损伤史（瘤形成、动脉瘤、脑内或椎管内手术）。
- 已知的出血体质。
- 无法控制的严重高血压。
- 2个月内的重大手术或重大创伤。
- 最近头部外伤史。
- 在过去15天内进行了长时间的心肺复苏（＞2 min）。
- 急性心包炎或亚急性细菌性心内膜炎。
- 急性胰腺炎。
- 肝功能显著改变、门脉高压和活动性肝炎。
- 糖尿病性出血性视网膜病变或其他眼部出血。
- 进行性消化性溃疡。
- 已知的动脉瘤或动脉、静脉畸形。
- 增加出血风险的肿瘤。
- 任何卒中、短暂性脑缺血发作或痴呆病史。
- 对替奈普酶过敏。

使用注意事项

- 如果收缩压＞160 mmHg、脑血管疾病、近期消化道或泌尿生殖道出血（＜10天）、严重怀疑左心血栓（二尖瓣狭窄伴心房颤动）、任何近期（＜48 h）肌内注射，年龄＞75岁，体重＜60 kg，评估收益风险比。
- 溶栓治疗后24 h内避免母乳喂养。
- 与复苏设备一起使用。

制备-给药途径-稀释

- 用预充注射器在溶剂中重组冻干剂，比例为50 mg/10 mL。
- 严格静脉内使用，5～10 s内注射。
- 可在0.9% NaCl中稀释。

起效和持续时间

- 起效时间：130 min。
- 持续时间：2 h。

甲基麦角新碱®（Méthergin）

禁忌证

- 对黑麦麦角衍生物过敏。
- 怀孕期间生殖器出血。
- 多胎妊娠。
- 严重高血压。
- 妊娠毒血症。
- 分娩阵痛。
- 严重肝肾功能不全。
- 退行性动脉疾病。
- 卒中史。
- 严重感染状态。

制备-给药途径-稀释

- 肌内注射。

起效和持续时间

- 起效时间i：2～5 min。
- 持续时间：4～6 h。

咪达唑仑®(Midazolam)

禁忌证

- 对苯二氮䓬类药物过敏(非常罕见)。
- 重症肌无力。
- 怀孕的前3个月(除非绝对必要)。

使用注意事项

- 老年人、呼吸衰竭(非插管)、低血容量患者减少剂量。

制备-给药途径-稀释

- 静脉注射。
- 直肠内途径。
- 新生儿和婴儿可能通过鼻内途径。

起效和持续时间

- 起效时间:静脉注射2 min(双相动力学),鼻内5 min,气管内15 min。
- 持续时间:麻醉10～20 min,鼻内30～60 min,静脉镇静1～2 h。

盐酸吗啡(Morphine)

禁忌证

绝对禁忌证

- 吗啡过敏。
- 肺通气功能障碍。
- 病因不明的急性腹部综合征。

相对禁忌证

- 哮喘。
- 严重的呼吸、肝或肾功能不全。

- 失血性休克，低血容量（血管扩张作用）。
- 头部外伤、颅内高压（镇静作用可导致有害的高碳酸血症）。
- 痉挛状态、震颤、谵妄。
- 急性酒精中毒。
- 30个月以下的儿童。

制备－给药途径－稀释

- 皮下注射、肌内注射或静脉注射。

理化不相容

- 氨茶碱、肝素、硫喷妥钠（Nesdonal®）、碳酸氢盐、巴比妥酸盐、苯二氮䓬类、氢化可的松。

起效时间和持续时间

- 起效时间：静脉注射5 min；皮下注射或肌内注射15 min。
- 持续时间：静脉注射2～3 h；皮下注射或肌内注射3～4 h。

磺前列酮®（Nalador）

禁忌证

- 哮喘、痉挛性支气管炎。
- 冠状动脉疾病史、失代偿性心力衰竭、既往心脏损伤。
- 血栓栓塞和静脉炎病史。
- 严重的动脉高血压。
- 严重的肝和（或）肾功能障碍。
- 糖尿病失代偿。
- 癫痫病史。
- 青光眼。
- 甲状腺毒症。
- 消化性溃疡、溃疡性结肠炎。

- 急性妇科感染。
- 瘢痕子宫。
- 吸烟或戒烟时间少于2年的女性。
- 35岁以上的女性。

使用注意事项

- 在催产素(Syntocinon®)失效后给药。
- 重症监护病房中持续的医疗监测,定期监测呼吸和循环功能。
- 不要动脉内注射。

制备-给药途径-稀释

- 通过电子微量泵或静脉途径输注。
- 用生理盐水稀释。

理化不相容

- 氯胺酮:在妊娠中期增加子宫压力。
- 催产素。
- 非甾体抗炎药:降低磺胺酮疗效,增加不良反应。

起效和持续时间

- 起效时间:静脉注射45~60 min。
- 持续时间:5 h。

纳布啡®(Nalbuphine)

禁忌证

- 吗啡过敏。
- 呼吸衰竭。
- 严重的肝细胞衰竭。
- 病因不明的急性腹部综合征、头部受伤。

- 抽搐状态。
- 急性酒精中毒。
- 18个月以下的儿童。
- 单胺氧化酶抑制剂治疗。

使用注意事项

- 如果认为需要在第二阶梯中使用纯激动剂阿片类药物（例如：可能需要快速手术的多发性创伤患者），请不要使用。

制备－给药途径－稀释

- 皮下（疼痛）、肌内或静脉内使用。
- 儿童直肠内途径。

理化不相容→沉淀

- 地西泮（Valium®）、硫喷妥钠（Thiopenthal®）→沉淀。

起效和持续时间

- 起效时间：静脉注射2～3 min，肌内注射或者皮下注射15 min。
- 持续时间：静脉注射3～6 h，肌内注射或者皮下注射4～8 h。

纳洛酮®（Narcan）

禁忌证

绝对禁忌证

- 对纳洛酮过敏。

相对禁忌证

- 心脏或冠状动脉供血不足。
- 重度高血压。
- 怀孕、哺乳。

使用注意事项

- 由于纳洛酮半衰期远短于阿片类，因此，存在复苏后再发生呼吸抑制的风险，所以静脉注射或肌内注射后仍需密切监测。
- 注意开始解除呼吸抑制可能引起疼痛再次出现。
- 院前对于服药过量的患者，呼吸抑制解除后立即停止滴定注射，因患者完全苏醒后可能会因为住院问题而拒绝住院。

制备-给药途径-稀释

- 使用5%葡萄糖溶液或0.9% NaCl稀释。

起效及作用时间

- 起效：静脉给药：1～2 min；皮下注射或肌内注射3 min。
- 作用时间：静脉给药20～30 min；皮下注射或肌内注射2.5～3 h。

纳洛平®（盐酸罗哌卡因）

禁忌证

- 局部麻醉用药过敏。
- 低血容量。
- 儿童＜12岁（授权限制上市）。

使用注意事项

- 外周阻滞，使用浓度7.5 mg/mL。
- 部分或完全性房室传导阻滞、严重肾功能衰竭、肝病晚期。

制备-给药途径-稀释

- 浸润麻醉。
- 不要稀释。

理化性质不相容

- 不要和其他物质混合。

- 碱性溶液→沉淀。
- 其他麻醉药物和酰胺类抗心律失常药增加→药物毒性。
- 全身麻醉剂和阿片类协同作用增加不良反应。
- 维拉帕米®（异搏定）→增高纳洛平的血药浓度

起效和作用时间（表4-9）

表4-9　纳洛平起效和作用时间

	起　效	作用时间
全身麻醉	10～20 min	3～6 h
外周阻滞	10～25 min	6～10 h
急性疼痛治疗	10～15 min	30 min～1.5 h

强力硝酸甘油®（三硝酸喷雾）

禁忌证

- 无绝对禁忌证。

使用注意事项

- 开始使用一喷（400 mg）有低血压的风险，从而降低冠脉灌注压力，尤其是高血压和老年患者会引起快速持续的血压下降。
- 只有在进行首剂治疗后疼痛未改善，测量血压后方可重复给药。
- 对于平时正常血压＜100 mmHg的患者，请勿使用。

制备－给药途径－稀释

- 舌下含服。

起效和作用时间

- 起效：1～2 min。

- 作用时间：30～60 min。

利普素®（双肼屈嗪）

禁忌证

- 未控制的心绞痛。
- 充血性心力衰竭。
- 不推荐使用于患有嗜铬细胞瘤患者→交感神经张力反射。

用药注意事项

- 因利普素作用时间长，需严密监测血流动力学谨慎逐渐加量。

制备-给药途径-稀释

- 使用生理盐水或者5%葡萄糖溶液稀释至浓度（25 mg/25 mL）。

理化性质不相容

- 肼屈嗪，苯巴比妥。
- 葡萄糖溶液→快速讲解。

起效和作用时间

- 起效：5～10 min。
- 作用时间：2～4 h。

尼莫通®（尼莫地平）

禁忌证

- 妊娠期。

使用注意事项

- 在严重肝损害（分解代谢降低）的情况下减少剂量。

- 在急诊情况下，动脉造影结果明确影像学诊断之前最好不要使用尼莫地平（尼莫通®）。

制备－给药途径－稀释

- 静脉注射。
- 不要使用PVC管路。
- 不要稀释。

去甲肾上腺素®

禁忌证

- 以左心衰为主的心源性休克患者中禁用→因α_1的主要效应会增加心脏后负荷。

制备－给药途径－稀释

- 中心静脉导管静脉注射和持续输注。
- 使用5%葡萄糖进行稀释。

理化性质不相容→沉淀

- 巴比妥酸盐、氨茶碱、利多卡因（利多卡因®）、硫喷妥钠、苯妥英（苯妥英钠®）、碳酸氢钠、血液制品、0.9% NaCl、碱性溶液和氧化剂、单胺氧化酶抑制剂。

起效和作用时间

- 起效：立即。
- 作用时间：5～10 min。

诺和锐®（门冬胰岛）

禁忌证

- 对胰岛素或赋形剂过敏（如美曲酚）。

使用注意事项

- 使用电动经皮静脉单通道给药。
- 不要混入溶液中。
- 不要和其他胰岛素混用。

  制备-给药路径-稀释
- 紧急情况优先使用静脉注射,也可以使用皮下注射甚至肌内注射。
- 可生理盐水中稀释到0.05～1 U/mL。

理化性质不相容

- 和锌离子会结晶。
- 不要与含有硫醇或亚硫酸盐的分子混合(肾上腺素、N-乙酰半胱氨酸、青霉素G等)。
- 通常情况下不要与其他药物混合。

起效和作用时间

- 起效:静脉注射5 min,皮下注射5～20 min。
- 作用时间:静脉注射大约1 h,皮下注射3～5 h。

对乙酰氨基酚®(扑热息痛)

禁忌证

- 对扑热息痛、盐酸扑热息痛或其赋形剂过敏。
- 严重的肝细胞功能不全。

使用注意事项

- 15 min内输注完毕。
- 每次输注之间至少间隔4 h。
- 成人最大量4 g/d。
- 肝细胞功能不全、严重肾功能不全、慢性酒精中毒。
- 慢性营养不良、脱水时慎用。

制备–给药途径–稀释

- 输注用瓶装，即开即用。
- 最多15 min输注完。

理化性质不相容

- 不要和其他药物混合。
- 丙磺舒：降低对乙酰氨基酚的清除率，有使用过量的风险。
- 水杨酰胺：延长扑热息痛的半衰期。
- 酶诱导剂：用药过量的风险。

起效和作用时间

- 止痛作用
  起效：5～10 min；
  作用时间：4～6 h。
- 退热作用
  起效：30 min；
  作用时间：6 h。

依诺昔酮®（依诺昔酮）

禁忌证

- 对依诺昔酮过敏。
- 严重的心脏疾病剂心脏瓣膜疾病。
- 严重失代偿低血容量。
- 室上性快速性心律失常。
- 心室动脉瘤。
- 妊娠期、哺乳期。

使用注意事项

- 存在低血压冠脉灌注减少风险，小剂量起始。

- 存在肺血管扩张，分流量增加的风险（低氧血症）。

制备-给药途径-稀释

- 严格静脉使用（最好通过中心静脉导管和单独静脉通路）。
- 使用生理盐水或注射用水稀释。

理化性质不相容

- 葡萄糖溶液→结晶。
- 不要在玻璃注射器中进行稀释→沉淀。
- 但可与利尿剂、洋地黄、钾盐、抗心律失常药、血管扩张剂、阻滞剂、钙通道阻滞剂、抗凝药、镇痛剂和镇静剂配伍。

起效和作用时间

- 起效：1～30 min。
- 作用时间：3～6 h。

氯吡格雷®（波立维）

绝对禁忌证

- 过敏。
- 确诊的病理性出血、活动期的消化道溃疡、严重肝功能不全。

使用注意事项

- 由于CYP2C19酶个体差异大或使用CYP2C19抑制剂可能导致氯吡格雷疗效不足。
- 密切观察因依从性不足中断治疗。
- 在计划手术的情况下，至少提前停药5天。

制备-给药途径-稀释

- 口服给药。

起效和作用时间

- 起效：数小时。
- 作用时间：7～10天（血小板更新）。

吡苯三唑®（阿立必利）

禁忌证

- 迟发性神经运动性障碍病史。
- 嗜铬细胞瘤。
- 妊娠期，哺乳期。

使用注意事项

- 严重肾功能不全减少剂量。

制备－给药途径－稀释

- 肌内注射或静脉途径。

起效和作用时间

- 作用时间：4～6 h。

马来酸游氯苯那敏®（右旋扑尔敏）

禁忌证

- 闭角型青光眼。
- 尿道前列腺疾病。
- 妊娠期、哺乳期。

制备－给药途径－稀释

- 静脉注射、肌内注射、皮下注射。

理化性质不相容

钙、去甲肾上腺素、硫喷妥钠(硫喷妥钠®)、氨基糖苷类。

钾®(5%氯化钾)

禁忌证

- 高钾血症。
- 未经治疗的酸中毒。
- 严重肾功能不全。
- 肾上腺功能不全。

使用禁忌

- 应该始终在心电监护下进行静脉输注或使用电动经皮静脉通路输注(稀释在溶液中)。
- 在治疗必须明确患者血钾。在很多院前急救中使用的便携式设备可在几分钟内测定血清钾,否认必须明确低钾血症的诊断(根据背景、临床因素、心电图)才能在电动经皮静脉通路输注KCl。
- 在进行补钾治疗前需抽取一个血清钾标本,并把标本交给接收部门。

制备-给药途径-稀释

- 严格静脉通路使用,使用电动经皮静脉装置或在溶液中进行稀释。
- 使用5%葡萄糖,0.9% NaCl或乳酸林格液。

理化性质不相容→沉淀

- 两性霉素B、抗生素、20%和25%甘露醇。

起效时间

- 立刻。

灭吐灵®（胃复安）

禁忌证

- 神经运动性障碍。
- 胃肠道出血。
- 消化道梗阻或穿孔。
- 嗜铬细胞瘤。
- 癫痫。

用药注意事项

- 严重肾功能不全减少用量。

制备－给药途径－稀释

- 使用5%葡萄糖溶液或生理盐水稀释。

理化性质不相容

- 不在同一个注射容器中和其他药物混合。
- 碳酸氢钠➞沉淀。

起效和持续时间

- 起效：静脉注射1～3 min；肌内注射10～15 min。
- 作用时间：1～2 h。

丙地丁®（磷苯妥英）

禁忌证

- 对催产素过敏。
- 窦性心动过缓、窦房传导阻滞、二度或三度房室传导阻滞。
- 阿斯综合征。
- 急性间歇性卟啉病。

使用注意事项

- 肌内注射或电动经皮静脉注射。

制备-给药途径-稀释

- 用生理盐水或5%葡萄糖稀释。

理化性质不相容

- 增加苯妥英钠的血清浓度：酒精、胺碘酮、氯霉素、氯氮䓬、安定、双香豆素、双硫仑、雌激素、H_2受体拮抗剂、氟烷、异烟肼、哌酸甲酯、吩噻嗪类、保泰松、水杨酸盐、磺胺类、甲苯磺丁脲、曲唑酮、维洛沙嗪、抗真菌药、奥美拉唑。
- 联用降低血药浓度：卡马西平、利血平、叶酸、硫糖铝、氨己烯酸。

起效和作用时间

- 起效：10～20 min。
- 作用时间：8～0 h。

酮洛芬®（含酮洛芬）

禁忌证

- 对丙酸衍生物或阿司匹林过敏。
- 哮喘。
- 胃-十二指肠溃疡活动期。
- 严重功能或肾功能不全。
- 妊娠第一和第三期（心肺毒性）。
- 哺乳期。
- ＜15岁儿童。

制备-给药途径-稀释

- 静脉途径。
- 使用5%葡萄糖或生理盐水稀释，避光。

起效和作用时间

- 起效：＜15 min。
- 作用时间：4 h。

新斯的明®（甲基硫酸新斯的明）

禁忌证

绝对禁忌证

- 明确过敏
- 哮喘。
- 帕金森病。

相对禁忌证

- 妊娠期。

使用注意事项

- 监测神经肌肉阻滞恢复情况。
- 监测呼吸功能，全过程准备可用的呼吸辅助设备。

理化性质不相容

- 和帕洛诺司琼（阿洛西®）相容。
- 在聚丙烯注射器中表现稳定。

起效和作用时间

- 起效：1 min。
- 作用时间：70～80 min。

鱼精蛋白®（硫酸鱼精蛋白）

禁忌证

- 对鱼精蛋白过敏。

- 肌内注射。

使用注意事项

- 间隔30 min～4 h使用。

制备-给药途径-稀释

- 缓慢静脉注射，10 min内不超过5 mL。

理化性质不相容→沉淀

- 头孢菌素和青霉素。

起效和作用时间

- 起效：1 min。
- 作用时间：2 h。

亚甲蓝®（亚甲基蓝或甲基硫氯）

禁忌证

- 对主要活性成分或其他吩噻嗪类染色剂过敏（甲苯胺蓝、硫氨酸、甲蓝等）。
- G6PD缺乏或有倾向性溶血风险。
- NADPH缺乏或失效、亚甲蓝活性不足。
- 严重肾功能不全。

使用注意事项

- 因其通过尿液排泄，注意中度肾功能不全进展到重度肾功能不全。
- 总剂量不超过1 mg/kg。

制备-给药途径-稀释

- 仅限于静脉途径。
- 可在5%葡萄糖溶液中稀释，避免因低渗引起的局部疼痛。

理化性质不相容→沉淀

- 0.9%氯化钠降低其可溶性。
- 不要与氧化还原分子混合（碘等）。

雷替普酶®（瑞替普酶）

禁忌证

- 明确出血性疾病。
- 口服抗凝药物治疗中。
- ＜3个月的大出血。
- 颅内肿瘤。
- 动静脉畸形或动脉瘤。
- 肿瘤伴有出血高风险。
- 卒中病史。
- 近期（＜10天）延长和剧烈的心外按压。
- 未控制的严重高血压。
- 胃－十二指肠溃疡活动期。
- 门脉高压（食管静脉曲张）。
- 严重肝功能或肾功能不全。
- 心包炎。
- 细菌性心内膜炎。
- 出血性糖尿病视网膜病变或其他眼科出血疾病。
- 严重创伤或重大手术。
- 剖宫产。
- 活检。
- 能预估不能进行压迫的血管穿刺。
- 妊娠期（除非预后不良，危及生命）。

使用注意事项

- 如果溶栓前收缩压＞160 mmHg出血风险增加。

- 溶栓后24 h内停止哺乳。

制备-给药途径-稀释

- 静脉通路。

理化性质不相容→沉淀

- 在输注管道中不要和其他药物混合。

起效和作用时间

- 起效：20 min。
- 作用时间：5～6 h。

硝酸酯®（硝酸异山梨酯）

禁忌证

- 严重低血压。
- 特异性体质。

制备-给药途径-稀释

- 静脉输注或静脉注射。
- 无需稀释。

理化性质不相容

- 不要在同一注射器中与其他药物混用。

起效和作用时间

- 起效：30 s～1 min。
- 作用时间：30～60 min。

氯硝安定®（氯硝西泮）

禁忌证

绝对禁忌证

- 苯二氮䓬类药物过敏。
- 严重的呼吸功能不全。
- 重症肌无力。
- 闭角型青光眼。

相对禁忌证

- 妊娠期，哺乳期。

使用注意事项

- 严重肝功能不全、呼吸功能不全、肝硬化（肝代谢）、低血容量、高龄患者减量使用。

制备－给药途径－稀释

- 缓慢静脉注射或肌内注射。
- 将所需氯硝西泮和溶剂同量稀释至注射器中（1 mL）。

起效和作用时间

- 起效：静脉注射 5 min。
- 作用时间：静脉注射 8～12 h。

强力喘乐灵®（硫酸舒喘宁）

禁忌证

绝对禁忌证

- 心肌梗死急性期。
- 不稳定心绞痛。

- 严重冠脉缺血。
- 羊水感染、子宫出血。

相对禁忌证

- 胸腺毒症。
- 出血或子宫出血风险。
- 梗阻性心肌病。
- 心律失常。
- 使用拟交感神经药物。

使用注意事项

- 不要使用注射针剂进行雾化。

制备–稀释

参见表4–10、表4–11。

- 皮下电动注射器或输注。
- 5% 葡萄糖溶液0.9% NaCl稀释。

起效和作用时间

- 起效：5 min。
- 作用时间：3～4 h。

善得定®（奥昔三胺）

禁忌证

- 对奥曲肽过敏。
- 妊娠期、哺乳期。

制备–给药途径–稀释

- 静脉途径。
- 使用生理盐水稀释。

表4-10　强力喘乐灵的稀释 I

强力喘乐灵®使用15 mL蒸馏水稀释一支5 mg喘乐灵（是5 mL）．使用20 mL注射器（稀释到250 μg/mL）																	
剂量[μg/(kg·min)] \ 体重(kg)	5	10	20	30	40	45	50	55	60	65	70	75	80	85	90	95	100
0.1	0.12	0.24	0.48	0.72	0.96	1.08	1.2	1.32	1.44	1.56	1.68	1.8	1.92	2.04	2.16	2.28	2.4
0.2	0.24	0.48	0.96	1.44	1.92	2.16	2.4	2.64	2.88	3.12		3.6	3.84	4.08	4.32	4.56	4.8
0.3	0.36	0.72	1.44	2.16	2.88	3.24	3.6	3.96	4.32	4.68	5.04	5.4	5.76	6.12	6.48	6.84	7.2
0.4	0.48	0.96	1.92	2.88	3.84	4.8	4.8	5.28	5.76	6.24	6.72	7.2	7.68	8.16	8.64	9.12	9.6
0.5	0.6	1.2	2.4	3.6	4.8	5.4	6	6.6	7.2	7.8	8.4	9	9.6	10.2	10.8	11.4	12
0.6	0.72	1.44	2.88	4.32	5.76	6.48	7.2	7.92	8.64	9.36	10.08	10.8	11.52	12.24	12.96	13.68	14.4
0.7	0.84	1.68	3.36	5.04	6.72	7.56	8.4	9.24	10.08	10.92	11.76	12.6	13.44	14.28	15.12	15.96	16.8
0.8	0.96	1.92	3.84	5.76	7.68	9.6	9.6	10.56	11.52	12.48	13.44	14.4	15.36	16.32	17.28	18.24	19.2
1	1.2	2.4	4.8	7.2	9.6	10.8	12	13.2	14.4	15.6	16.8	18	19.2	20.4	21.6	22.8	24
2	2.4	4.8	9.6	14.4	19.2	21.6	24	26.4	28.8	31.2	33.6	36	38.4	40.8	43.2	45.6	48

表 4-11　强力喘乐灵的稀释 Ⅱ

强力喘乐灵®使用 15 mL 蒸馏水稀释一支 5 mg 喘乐灵（是 5 mL），使用 50 mL 注射器（稀释到 100 μg/mL）																	
剂量［μg/（kg·min）］＼体重（kg）	5	10	20	30	40	45	50	55	60	65	70	75	80	85	90	95	100
0.05	0.1	0.3	0.6	0.9	1.2	1.3	1.5	1.7	1.8	2	2.1	2.3	2.4	2.6	2.7	2.9	3
0.1	0.3	0.6	1.2	1.8	2.4	2.7	3	3.3	3.6	3.9	4.2	4.5	4.8	5.1	5.4	5.7	6
0.15	0.4	0.9	1.8	2.7	3.6	4.1	4.5	5	5.4	5.9	6.3	6.8	7.2	7.7	8.1	8.6	9
0.2	0.6	1.2	2.4	3.6	4.8	5.4	6	6.6	7.2	7.8	8.4	9	9.6	10.2	10.8	11.4	12
0.25	0.8	1.5	3	4.5	6	6.8	7.5	8.3	9	9.8	10.5	11.3	12	12.8	13.5	14.3	15
0.5	1.5	3	6	9	12	13.6	15	16.6	18	19.6	21	22.6	24	25.6	27	28.6	30
1	3	6	12	18	24	27.2	30	33.2	36	39.2	42	45.2	48	51.2	54	57.2	60
2	6	12	24	36	48	54.4	60										

理化性质不相容→沉淀

- 葡萄糖溶液。

起效和作用时间

- 作用时间：90 min。

钠®（10%高渗氯化钠）

禁忌证

- 水钠潴留。
- 心功能不全。
- 稀释性低钠血症。
- 肝硬化水肿－腹水综合征。

制备－给药途径－稀释

- 静脉通路。

理化性质不相容→沉淀

- 红霉素（使用5%葡萄糖溶液稀释）。
- 20%和25%甘露醇→甘露醇沉淀。
- 链霉素→抑制。

钠®（0.9% 氯化钠溶液）

禁忌证

- 水钠潴留。
- 心功能不全。
- 稀释性低钠血症。
- 肝硬化水肿－腹水综合征。

制备-给药途径-稀释

- 静脉通路。

理化性质不相容→沉淀

- 红霉素（使用5%葡萄糖溶液稀释）。
- 20%和25%甘露醇沉淀。
- 链霉素→抑制。

甲泼尼龙®（甲基泼尼松龙）

禁忌证

- 对甲泼尼龙过敏。
- 消化道溃疡。
- 病毒感染进展期。
- 哺乳。

制备-给药途径-稀释

- 紧急情况下可使用静脉通路或者当静脉通路不可行时使用深部肌内注射。
- 一瓶500 mg：缓慢静脉注射＞20 min，或者静脉输注。
- 使用0.9% NaCl或者5%葡萄糖溶液。

理化性质不相容→沉淀

＞乳酸林格液或氯化钠（浓度＞500 mg/L）、氨茶碱、葡萄糖酸钙、青霉素G。

起效和作用时间

- 起效：30 min～2 h。
- 作用时间：4～6 h。

生长抑素®（UCB）

禁忌证

- 妊娠期和哺乳期（谨慎）。

使用注意事项

- 使用超过8 h无效不再使用。
- 治疗全程监测血糖。
- 不要突然停止输注（反跳风险）。

理化性质不相容→沉淀

- 碱性容易（pH＞7.5）→失活。

起效和作用时间

- 作用时间：短。

斯帕丰®（间苯三酚）

禁忌证

- 妊娠期、哺乳期。

制备－给药途径－稀释

- 肌内注射或静脉缓慢注射。

理化性质不相容

- 去甲氨基比林（阿瓦福坦®）→沉淀。

起效和作用时间

- 起效：静脉注射10～15 min；肌内注射15～30 min。
- 作用时间：静脉注射6～7 h；肌内注射7～8 h。

三磷酸腺苷®

禁忌证

- 心动过缓与心动过速交替发作。
- 三度房室传导阻滞。
- 冠状动脉功能不全。
- 哮喘。
- 高龄。
- 卒中病史。
- 房性或室性快速型心律失常病史。
- 房扑和房颤。
- 心动过速和室颤。

使用注意事项

- 仅在持续心电监测下使用，必要时预先使用静脉注射阿托品和肾上腺素（1 mg）。

制备-给药途径-稀释

- 心电监测下静脉注射。
- 静脉通路确保良好的流量。
- 由于药物半衰期很短应快速推注，然后快速冲管，提高浓度。

起效和作用时间

- 起效：＜1 min。
- 作用时间：＜3 min。

枸橼酸舒芬太尼®

禁忌证

绝对禁忌证

- 阿片类不耐受。

- 缺乏通气辅助装置。

相对禁忌证

- 使用单胺氧化酶抑制剂。
- 慢性阻塞性肺病。
- 重症肌无力。
- 自主呼吸的颅脑损伤和颅高压患者（高碳酸血症的风险）。
- 分娩产程中（宫口＞5 cm）。

使用注意事项

- 半衰期长（高度脂溶性）、有蓄积和延长麻醉作用的风险。

制备－给药途径－稀释

- 静脉途径。

理化性质不相容→沉淀

- 硫喷妥钠（硫喷妥钠®）→沉淀。

起效和作用时间

- 起效：45 s。
- 作用时间：20～30 min。

缩宫素®

禁忌证

- 难产。
- 子宫催乳。
- 子宫肌张力过高。
- 严重妊娠毒血症。
- 羊水栓塞倾向（胎死宫内、胎盘后血肿）。
- 前置胎盘。

- 指导分娩规程中进行肌内或静脉注射。

制备-给药途径-稀释

- 肌内注射或缓慢静脉注射。
- 使用5%葡萄糖溶液稀释。

理化性质不相容

- 纤维蛋白溶解剂,华法林(双香豆素®)。

起效和作用时间

- 起效:静脉注射30 s;肌内注射3～5 min。
- 作用时间:静脉注射20～40 min;肌内注射2～3 h。

疼即息®(丁丙诺啡)

禁忌证

绝对禁忌证

- 缺少呼吸辅助装置(静脉大剂量给药时)。
- 严重呼吸功能不全。
- 严重肝细胞功能不全。
- 急性酒精中毒。
- 不明原因的急腹症。
- 明确的颅脑损伤。
- ＜15岁的儿童(静脉给药),＜7岁儿童(舌下给药)。
- 使用单胺氧化酶抑制剂治疗中。

相对禁忌证

- 妊娠期。
- 哺乳期。

使用注意事项

- 如果认为有必要在第二阶段使用纯的吗啡激动剂，则不要使用（例如：多创伤，可以快速手术）。
- 老年：剂量减半。

制备－给药途径－稀释

- 静脉注射、肌内注射、舌下含服或皮下注射。
- 使用0.9% NaCl稀释。

理化性质不相容→沉淀

- 地西泮（安定®）沉淀。

起效和作用时间

- 起效：静脉注射10～15 min；舌下含服15 min；肌内注射或皮下注射15～25 min。
- 作用时间：静脉注射或舌下含服5～6 h；肌内注射或皮下注射6～8 h。

特诺明®（阿替洛尔）

禁忌证

绝对禁忌证

- 对阿替洛尔过敏。
- 哮喘，慢性阻塞性肺疾病。
- 心功能不全未控制，心源性休克。
- 心动过缓＜45～50次/分，二度和三度房室传导阻滞，未植入起搏器。
- 变异型心绞痛。
- 病窦综合征。
- 雷诺综合征。
- 嗜铬细胞瘤未治疗。

- 低血压。
- 弗洛非宁、舒托必利。

相对禁忌证

- 胺碘酮。

制备-给药途径-稀释

- 静脉通路。

起效和作用时间

- 起效时间：几乎立即。
- 作用时间：24 h。

硫喷妥钠®（硫喷妥钠）

禁忌证

- 对巴比妥酸盐过敏。
- 急性间歇性卟啉病。
- 需要插管的严重急性哮喘。
- 缺乏辅助通气设备。

使用注意事项

- 在老年人、肾或肝损害、肝硬化、营养不良、肥胖或休克患者，将剂量减半，缓慢注射。
- 慢性酒精成瘾患者增加诱导剂量。
- 不能对新生儿使用。
- 高度脂溶性→对于肥胖患者可能蓄积并伴有二次再分布→如果再次注射药物，减少剂量。

制备-给药途径-稀释

- 严格静脉输注。

- 成人患者，稀释1 g到40 mL（或者500 mg/20 mL）用灭菌注射用水稀释5%葡萄糖溶液或者生理盐水，得到2.5%浓度（或者25 mg/mL）。
- 对于儿童，稀释500 mg至50 mL（得到浓度1%，也就是10 m g/mL）。

理化性质不相容→沉淀

- 箭毒→在管路中沉淀。
- 乳酸林格液、氨基糖苷、可待因、麻黄碱、儿茶酚胺、纤溶剂、脑益嗪（安太乐®）、尼卡地平（洛克森®）、酸性溶液、碱性溶液、氯丙嗪（氯普马嗪®）、吗啡、氢化可的松、胰岛素、苯妥英（苯妥英钠）、头孢菌素类、青霉素、四环素、钙盐和镁盐、芬太尼、氟哌啶醇（氟哌利多）、硫酸阿托品（阿托品®）、羟基丁酸钠（羟丁酸钠®）。

起效和作用时间

- 起效：静脉注射30 s；直肠内8～10 min。
- 作用时间：静脉注射10～15 min；直肠内20～40 min。

遁宁®（奥硝唑）

禁忌证

- 咪唑类过敏。
- 妊娠期、哺乳期。

制备－给药途径－稀释

- 缓慢静脉注射。
- 使用5%葡萄糖溶液或者生理盐水稀释。

蒂尔定®（地尔硫䓬）

禁忌证

- 妊娠期、哺乳期。

- 心动过缓、二度和三度房室传导阻滞未植入起搏器。
- 病态窦房结未植入起搏器。
- 房颤或房扑伴心室预激综合征。
- 低血压。
- 使用胺碘酮（可达龙®）、丹曲林（丹曲洛林®）。
- 左心功能不全伴肺淤血。

制备-给药途径-稀释

- 静脉途径。
- 使用5%葡萄糖溶液或者0.9% NaCl稀释。

舒洛芬®（曲马多）

禁忌证

绝对禁忌证

- 对阿片类或曲马多过敏。
- 与丁丙诺啡、纳布啡、戊唑辛联用。
- 15天内使用过单胺氧化酶抑制剂治疗。
- 严重呼吸功能不全。
- 严重肝细胞功能不全。
- ＜15岁儿童。
- 未控制的癫痫。
- 哺乳期。

相对禁忌证

- 妊娠。

使用注意事项

- ＞75岁的患者间隔使用（间隔9 h）。
- 肝肾功能不全：加倍给药间隔时间（间隔12 h）。
- 颅脑创伤和颅高压患者谨慎使用。

制备－给药途径－稀释

- 缓慢静脉注射或静脉输注。

理化性质不相容→沉淀

- 双氯芬酸、吲哚美辛（消炎痛®）、地西泮（安定®）、吡罗昔康、乙酰水杨酸（阿司匹基克®）。

起效和作用时间

- 起效时间：10 min。
- 作用时间：6～8 h。

威科达®（活性炭）

禁忌证

- 因食用腐蚀剂、制酸药、无机酸、氰化物、乙醇、甲醇、有机溶剂、铁盐中毒。
- 使用乙酰半胱氨酸治疗扑热息痛中毒时。

制备－给药途径－稀释

- 口服。

卡肌宁®（阿曲库铵）

禁忌证

绝对禁忌证

- 卡肌宁过敏®。
- 没有呼吸机，或事先使用麻醉剂。

相对禁忌证

- 重症肌无力。

- 插管困难。
- 妊娠。
- 哮喘,特殊体质。

使用注意事项

- 在全身麻醉剂使用之前使用。

制备-给药途径-稀释

- 静脉通路。
- 使用5%葡萄糖溶液、0.9% NaCl,乳酸林格液稀释。

理化性质不相容→沉淀

- 遇碱性溶液、硫喷妥钠(硫喷妥钠®)和巴比妥酸盐都会沉淀。

起效和作用时间

- 起效时间:＜3 min。
- 作用时间:10～30 min。

依保®(阿托西班)

禁忌证

- 实际胎龄＜24周或＞33周。
- 妊娠30周以上胎膜早破。
- 宫内生长迟缓和胎儿心率异常。
- 需要立即分娩的产前子宫出血。
- 子痫或者严重子痫前期需要分娩。
- 宫内突然死亡。
- 怀疑子宫感染。
- 前置胎盘。
- 胎盘后血肿。

- 任何来源与母亲或胎儿使继续妊娠都处于高风险的因素。
- 已知对其中一个成分过敏。

使用注意事项

- 在产科病房开始的治疗，并由一位在早产治疗方面有经验的医生监督。
- 治疗时间不应超过48 h。
- 使用时需要持续监测宫缩和胎儿心率。
- 控制产后出血。

制备－给药途径－稀释

- 严格静脉给药。
- 可以使用0.9% NaCl溶液，乳酸林格液或5%葡萄糖溶液。

理化性质不相容→沉淀

- 不要和其他物质混合。

起效和作用时间

- 起效时间（子宫肌肉上）：10 min。
- 作用时间（子宫肌肉上）：12 h。

盐酸拉贝洛尔®（拉贝洛尔）

禁忌证

绝对禁忌证

- 过敏。
- 持续的严重低血压。
- 心功能不全未控制，心源性休克。
- 心动过缓，＜50次/分，高度房室传导阻滞未植入起搏器。
- 哮喘。

- 严重肝功能不全。
- 妊娠早期。

相对禁忌证

- 和胺碘酮联用(可达龙®)。

使用注意事项

- 有加重心力衰竭、心动过缓和血压下降、支气管痉挛的风险。
- 慢性阻塞性肺病、房室传导阻滞、嗜铬细胞瘤和老年患者慎用。
- 由于其作用时间长,在给要药前仔细检查患者的情况(过敏倾向、传导障碍病史、低血容量失代偿、慢性阻塞性肺病伴有突发的痉挛型呼吸衰竭)。

制备-给药途径-稀释

- 静脉通路。

理化性质不相容

- 碳酸氢钠。

起效和作用时间

- 起效:2～5 min。
- 作用时间:2～4 h。

安定羧酸钾®(二甲氯拉西酯)

禁忌证

- 苯二氮䓬类过敏。
- 严重呼吸功能不全。
- 重症肌无力。
- 妊娠早期、哺乳期。

制备-给药途径-稀释

- 肌内注射或缓慢静脉注射。

起效和作用时间

- 起效时间：30 min～1 h。
- 作用时间：长效（＞24 h）。

氧异安定®（氯巴占）

禁忌证

- 苯二氮䓬类药物过敏。
- 呼吸衰竭失代偿。

使用注意事项

- 重症肌无力患者，加强监测。

制备－给药途径－稀释

- 肌内注射或缓慢静脉注射。

安定®（地西泮）

禁忌证

- 对苯二氮䓬类过敏（罕见）。
- 严重呼吸功能不全。
- 重症肌无力。
- 严重心功能不全。
- 孕早期、早产、哺乳期。

制备－给药途径－稀释

- 缓慢静脉注射或肌内注射。
- 婴儿癫痫发作时直肠内使用。
- 使用5%葡萄糖溶液0.9% NaCl溶液稀释。

理化性质不相容

- 尼卡地平（洛森®）、纳布啡（纳布啡®）、博来霉素。
- 不要与其他药物或溶液混合。
- 乳酸林格液→沉淀。

起效和作用时间

- 起效时间：静脉注射2 min；直肠内给药＜10 min。
- 作用时间：直肠内和静脉注射后1～3 h。

喘乐灵®（沙丁胺醇）

禁忌证

不能进行吸入的。

制备-给药途径-稀释

- 吸入使用。
- 0.9% NaCl溶液稀释。

起效和作用时间

- 起效时间：＜2 min。
- 作用时间：3～4 h。

维博法福®（免疫球蛋白）

禁忌证

- 对源于马的异源蛋白过敏。

制备-给药途径-稀释

- 使用0.9% NaCl溶液稀释。

维生素K_1

禁忌证

- 对维生素K过敏。
- 妊娠期。
- 严重的低凝血酶原血症。

制备－给药途径－稀释

- 肌内注射或缓慢静脉注射。
- 使用5%葡萄糖或0.9% NaCl溶液稀释。

理化性质不相容→沉淀

- 苯妥英（地仑丁®）。

起效和作用时间

- 起效时间：静脉注射1 h。
- 作用时间：数小时。

1%赛罗卡因（利多卡因）

禁忌证

- 利多卡因过敏。
- 患者服用抗凝剂（浸润）。
- 房室传导阻滞未植入起搏器。
- 充血性心力衰竭所致心源性休克。
- 未控制的癫痫。
- 严重神经、心理疾病病史。
- 卟啉病。
- 恶性高热病史。
- 麻醉部位有炎症或感染。

制备-给药途径-稀释

- 局部注射或静脉注射。
- 如果需要的话使用5%葡萄糖溶液或0.9% NaCl溶液稀释。

理化性质不相容→沉淀

- 氨茶碱、氯化钙、青霉素、碱性溶液、铁蛋白（地仑丁®）→沉淀。
- 两性霉素B（抗真菌剂®）。
- 肾上腺素、去甲肾上腺素、异丙肾上腺素（治喘灵®）→降低溶液pH。

起效和作用时间

- 起效时间

  对于心律失常几乎立即生效。

  局部麻醉10 min。
- 作用时间

  治疗心律失常20～30 min。

  局部麻醉45～75 min。

利多卡因2%®（盐酸利多卡因）

禁忌证

- 已知对酰胺结合组麻醉剂过敏。
- 急性卟啉症。
- 未经治疗的癫痫。

使用注意事项

- 监测心电图或心电示波器。
- 肝功能不全患者：减少半量使用。
- 神经毒性的表现出现在心脏毒性表现之前。

制备-给药途径-稀释

- 静脉通路。

• 使用5%葡萄糖溶液或者0.9%NaCl溶液稀释。

起效时间

• 数秒。

枢复宁®（昂丹司琼）

禁忌证

• 昂丹司琼过敏。
• 不建议妊娠或哺乳期使用。

制备－给药途径－稀释

• 静脉通路（微量泵泵入）。
• 使用生理盐水、5%葡萄糖溶液、乳酸林格液稀释。

理化性质不相容→沉淀

• 碳酸氢盐溶液。
• 不应同时在同一注射器或输液器中混用多种药物。

帕特里克·普莱森斯（Patrick PLAISANCE）